Monica Linford

Fit und ausgeglichen
mit der Chi-Ball-Methode

Monica Linford

Fit und ausgeglichen mit der Chi-Ball-Methode

Ganzheitliches Körpertraining für jeden Tag

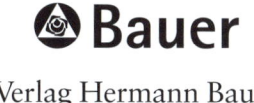

Verlag Hermann Bauer
Freiburg im Breisgau

Die Deutsche Bibliothek – CIP-Einheitsaufnahme

Ein Titeldatensatz für diese Publikation ist bei
Der Deutschen Bibliothek erhältlich.

Die englische Originalausgabe erschien 2000 bei
Thorsons, a Division of HarperCollinsPublishers Ltd,
unter dem Titel *Awaken Your Body, Balance Your Mind*
© 2000 by Monica Linford

Aus dem Englischen von Christine Bendner
Lektorat: Martina Klose

1. Auflage 2001
ISBN 3-7626-0839-3
© für die deutsche Ausgabe 2001 by
Verlag Hermann Bauer GmbH & Co. KG, Freiburg i. Br.
www.hermann-bauer.de
Umschlag: Accentus Werbeagentur Stalter, Freiburg i. Br.
Satz: Fotosatz Reinhard Amann, Aichstetten
Druck und Bindung: Kessler Verlagsdruckerei, Bobingen
Printed in Germany

Inhalt

Dank 9
Anmerkung des Herausgebers 10
Vorwort 11

Einleitung

Wirklich fit sein – innerlich und äußerlich 15

Gesund bleiben 17
Die Chi-Ball-Methode 18
Wie ich zum Chi-Ball kam 19

Kapitel 1

**Die Prinzipien der Traditionellen
Chinesischen Medizin 25**

Yin und Yang 26
Die Fünf Elemente 32
Das Meridian-System 37
Chi – die vitale Energie 42

Kapitel 2

**Die altüberlieferten und die modernen
Wurzeln der Chi-Ball-Methode 47**

Energetisieren und Kräftigen 48
Tai Ji 49

Qi Gong 53
Chi-Ball-Dance 59
Yoga 63
Body-Conditioning 68
Die Feldenkrais-Methode 73
Tiefenentspannung 79

Kapitel 3

Eine Chi-Ball-Trainingseinheit 99

Die Entwicklung des Chi-Balls 100
Farben und Düfte des Chi-Balls 100
Die fünf Elemente des
    Chi-Ball-Trainings 101
Energetisieren und Kräftigen
    mit dem Chi-Ball 102
Tai Ji mit dem Chi-Ball 102
Qi Gong mit dem Chi-Ball 111
Chi-Ball-Dance 119
Yoga mit dem Chi-Ball 128
Body-Conditioning mit dem Chi-Ball 150
Feldenkrais mit dem Chi-Ball 173
Atmung, Tiefenentspannung und
    Meditation 189

Kapitel 4

**Die Chi-Ball-Methode
und die natürlichen Körperrhythmen 205**

Frühling – das Element Holz 208
Sommer – das Element Feuer 210
Spätsommer – das Element Erde 211
Herbst – das Element Metall 212
Winter – das Element Wasser 214
Im Einklang mit den Jahreszeiten
    trainieren – eine einfache Methode 215

Kapitel 5

Fallstudien 217

Mavis – starke Nacken- und
    Schulterschmerzen 218
Suzanne – Gewichtsprobleme 219
Leonie – chronisches Müdigkeits-
    syndrom 221

Verdauungsstörung bei Bewohnern
    eines Pflegeheims 222
Anne-Marie – Rückenschmerzen 222

Kapitel 6

Auf den Körper hören und lange leben 225

Sich mit der eigenen Gesundheit
    beschäftigen 226
Die Körperwahrnehmung schulen 226
Der östliche und der westliche Ansatz 227
Dem Körper zuhören 227
Auf Warnsignale des Körpers
    reagieren 228
Unser natürlicher Seinszustand –
    Losgelöstheit 229

Literaturempfehlungen und Quellen 230
Stichwortverzeichnis 233

Dank

Im Jahre 1993 beschloss ich, mein Leben ganz dem Studium und der Praxis der Philosophien und wirkungsvollsten Übungsdisziplinen des Ostens und des Westens zu widmen. Ich könnte ein ganzes Buch mit den Namen der unzähligen Menschen füllen, die mir während dieser frühen Jahre des Lernens mit fachmännischem Rat, persönlicher Unterstützung und bedingungsloser Liebe und Freundschaft zur Seite standen.

Ganz besonders danken möchte ich:

Julie Toyama – einer lieben und geschätzten Freundin, die mir in all diesen Jahren mit ihrer herzlichen, bescheidenen und leidenschaftlichen Art des Lehrens ein großes Vorbild war.

Nicole Brammy von *Precinct Physiotherapy* in Adelaide, die mir die neuesten wissenschaftlichen Erkenntnisse in Bezug auf die Rückenbehandlung zugänglich machte und mir einprägte, dass Einfachheit in der Bewegung immer die beste Wahl ist.

Meinem lieben Freund Alex Rees, der mir im Hinblick auf Ausdauer, Mut, innere Stärke und Entschlossenheit mit gutem Beispiel vo-

ranging. Seine Beständigkeit in der Freundschaft und die zehn Jahre währende Unterstützung werde ich immer zu schätzen wissen.

Diana und Phil Jaquillard für ihre Dienste und ihre Freundschaft.

Steve Hardacre für seinen wunderbaren Sinn für Humor und seine liebevolle Unterstützung als Fotograf und Freund in Zeiten, als das Geld besonders knapp war.

Brent und Jane Hallo von *Fitness Professionals Education* für die Anerkennung und Ermutigung, die sie mir im Laufe meiner fast zehnjährigen Arbeit in der »Fitness-Industrie« zuteil werden ließen.

Dean Taylor für seine unschätzbar wertvolle Rolle als Freund und Gefährte in den fünf besonders harten Jahren meines Lernens. Meine Genesung vom chronischen Müdigkeitssyndrom habe ich zum großen Teil seiner unglaublichen Geduld und seinem Verständnis zu verdanken.

Michael Porter und John Wigg für die »Erweckung« meines Körpers und Surya Silva und Michael Domeyko-Rowland, deren Arbeit mich geistig aufweckte und ins Gleichgewicht brachte.

Jennai Cox einerseits für ihre Freundschaft und ihr herausragendes Talent als Journalistin, Autorin und Lektorin und andererseits dafür, dass sie den Wert der Chi-Ball-Methode als einzigartiges Trainingssystem erkannte, als sie noch in den Kinderschuhen steckte. Ich bin ihr als meiner »Ghostwriterin« und Lektorin dafür zu Dank verpflichtet, dass sie mir half, in den schwierigen Tagen der Arbeit an diesem Manuskript auf dem rechten Weg zu bleiben.

Jennifer Harper, die als treibende Kraft mit dafür sorgte, dass dieses Buch überhaupt entstehen konnte, dafür, dass sie mich mit dem wunderbaren, hilfsbereiten Team von *Thorsons* zusammenbrachte.

Wanda Whiteley von Thorsons dafür, dass sie mich sanft in die richtige Richtung schubste, als ich mein erstes Manuskript schrieb, und Barbara Vesey für ihre freundliche und fachmännische Unterstützung der redaktionellen Arbeit an der Endfassung.

All jenen Menschen, die zu begeisterten Anwendern oder Lehrern der Chi-Ball-Methode geworden sind – insbesondere meinen ersten Schülern und Kursteilnehmern in Adelaide, Australien, für ihre Zustimmung und Anerkennung, ihre Rückmeldungen und Berichte. Diese wertvollen Kommentare haben zur Weiterentwicklung einer Trainingsmethode beigetragen, die dem Wohle aller dienen soll.

Dem lieben Nigel dafür, dass er mir so viel Liebe und emotionale Unterstützung zuteil werden ließ, und für die unzähligen inspirierenden Gespräche. Danke, dass du mich daran erinnert hast, offen für das Leben und seine vielen Möglichkeiten zu bleiben.

Zum Schluss möchte ich noch meinen lieben Eltern, Tony und Elaine Linford danken. Vieles, was ich bis zum heutigen Tag in meinem Leben erreicht habe, wäre ohne ihre Liebe und wertvolle Unterstützung nicht möglich gewesen. Dafür sage ich aus tiefstem Herzen: »Danke«.

Anmerkung des Herausgebers

Monica Linfords Chi-Bälle können per Post bestellt werden (siehe Seite 232).

Auch wenn Sie keinen Chi-Ball benutzen möchten, können Sie von den Übungen profitieren – in den meisten Fällen kann der Ball durch ein kleines Handtuch ersetzt werden.

Vorwort

Unsere zivilisierte, technisierte und intellektgläubige westliche Gesellschaft hat eine Veräußerlichung der Werte erlebt. Zwar ist es uns gelungen, unser alltägliches Leben komfortabler zu gestalten, dennoch ist es mehr denn je von einem fast unerträglichen Leistungsdruck bestimmt. Unser Fortschritt konnte weder das Leid dieser Welt lindern noch die Fragen nach dem Sinn des Daseins beantworten. Das Leben in Extremen hat einen leeren Raum in der Mitte geschaffen. Auf Dauer wird auf diese Weise unsere Gesundheit geschwächt, unser Leistungsvermögen beeinträchtigt und unser Wohlbefinden gemindert. Wer angespannt ist, gerät leichter aus dem Gleichgewicht, verbraucht mehr Energie und ist anfälliger für Krankheiten. Diese wiederum können ein Hinweis darauf sein, dass wir uns von unserer Mitte entfernt haben und unser wesensgerechtes Leben missachten. Die wachsende Unzufriedenheit mit dieser einseitigen Weltsicht hat viele Menschen zu einem Umdenken und zu einer alternativen Betrachtungsweise der Dinge geführt.

In den vergangenen zwanzig Jahren hat sich das allgemeine Interesse in Westeuropa mehr und mehr den ganzheitlichen Heilmethoden zugewandt. Einmal mehr verschmelzen im Westen verschiedenste Systeme. Dieser Schmelztiegel besteht aus einem Gemisch heiliger Traditionen des Ostens und einigen modernen Methoden, die sich mit Körper, Geist und Seele befassen. So vollzieht sich eine Neubestimmung der Werte, ausgelöst durch den Wunsch, ein Gleichgewicht herzustellen zwischen Innen und Außen, und durch ein wachsendes Verantwortungsgefühl gegenüber der Natur und der Zukunft des Planeten Erde.

Parallel dazu erlebt das naturwissenschaftliche Weltbild einen ähnlichen Wandel. Das menschliche Leben ist mehr als ein aus Einzelteilen zusammengesetztes Ganzes, so wie der menschliche Körper nicht die Summe seiner Einzelteile ist. Er ist eine Einheit, die über physikalische und chemische Gesetzmäßigkeiten hinausgeht. Es muss also eine Kraft geben, welche diese Anteile, die beim Tode auseinander fallen, zu unseren Lebzeiten zusammenhält. Die Frage nach dem, was den Menschen ausmacht, ist in der heutigen Zeit, in der wir oft an die Grenzen der naturwissenschaftlichen Medizin stoßen, aktueller denn je. Jedes medizinische System scheint eine andere Antwort darauf zu haben und doch geht es immer nur um eines: um unsere Lebensenergie.

Eine wissenschaftliche Betrachtungsweise beginnt sich abzuzeichnen, die eine deutliche Ähnlichkeit mit der klassischen Sichtweise der großen östlichen Kulturen und Religionen zeigt. Die Grundparadigmen der Physik und Biologie gleichen immer mehr einem Modell, in welchem der Mensch einen Mikrokosmos innerhalb des Universums darstellt – so wie es die chinesische Philosophie und Naturwissenschaft schon seit Jahrtausenden geprägt hat. Diese beiden Grundtendenzen – das Heranwachsen eines veränderten, ganzheitlichen Bewusstseins und der naturwissenschaftliche Paradigmenwechsel – treffen nun langsam in der Praxis aufeinander, und zwar in der holistischen Medizin, und beeinflussen auch den Bereich »Freizeitsport«.

Die Traditionelle Chinesische Medizin vertritt die Ansicht, dass Körper, Geist und Seele miteinander verbunden sind und eine Einheit bilden. Ein ausgeglichener Energiefluss im Körper ist verantwortlich für Zufriedenheit und Gesundheit. Ist er gestört oder blockiert, so entsteht ein Ungleichgewicht, welches sich zuerst in einem Unwohlsein, später sogar als Krankheit ausdrücken mag. Einer der wichtigsten Faktoren, um den Energiefluss anzuregen, ist die Bewegung. Die körperliche und geistige Leistungsfähigkeit lässt nach, wenn dem Organismus nicht die notwendigen Bewegungsimpulse und Trainingsreize vermittelt werden. Ein ausgewogenes, maßvolles Training wie die Chi-Ball-Methode ist ideal, denn einseitige Bewegungsabläufe werden hier vermieden. Die Schulung der Körperwahrnehmung ist dabei ebenso wichtig wie das gezielte Training der körperlichen Funktionen Ausdauer, Kraft, Beweglichkeit, Koordination und Atmung. So werden der Energiefluss aktiviert und die Konzentrations- und Entspannungsfähigkeit gefördert. Freude und Lust an der Bewegung werden geweckt und auf diese Weise wird das Bewegungstraining ganz natürlich und regelmäßig in den Alltag integriert.

Die Chi-Ball-Methode ist also eine Synthese aus fernöstlichen Disziplinen und westlichen Trainingsmethoden und verbindet asiatische Philosophie mit dem modernen Wissen der Anatomie und der Trainingslehre – ein sinnvolles und ausgleichendes Programm, welches den Körper lockert, strafft und entspannt und mit harmonisierenden Übungen geistige, seelische und körperliche Verspannungen löst.

Nachdem unser Körper in den vergangenen Jahren immer wichtiger geworden ist, wird mehr und mehr deutlich, dass er ein Spiegel der Seele ist, und die Defizite, die sich während all der Jahre angesammelt haben, sich letztendlich doch bemerkbar machen. Innere Unzufriedenheit kann jedoch auf keinen Fall mit körperlichem Training kompensiert werden und so sind ganzheitliche Bewegungskonzepte wie die Chi-Ball-Methode zunehmend gefragt. Was Chi-Ball nun von anderen Formen des Körpertrainings unterscheidet, ist die Art, wie geübt wird. Haltung, Atmung und Konzentration spielen eine entscheidende Rolle und sind ausschlaggebend dafür, wie viel jemand von dieser Methode profitieren kann. Von entscheidender Wichtigkeit ist, dass die Bewegungen bewusst und mit einer nach innen gerichteten Aufmerksamkeit ausgeführt werden. Durch die Harmonisierung von Körper, Geist und Seele kann man sich in Stresssituationen gelassener verhalten und schläft entspannter. Ebenso wird die Koordination verbessert und es wird Rückenbeschwerden vorgebeugt. Der Körper wird straffer und geschmeidiger, was eine positive Ausstrahlung und mehr Selbstbewusstsein verleiht.

Fit und ausgeglichen mit der Chi-Ball-Methode gibt einen Einblick in diese einzigartige, fernöstlich inspirierte Körperlehre: Deren Philosophie und die grundlegenden Prinzipien der Technik werden vorgestellt. Es ist sowohl für jene bestimmt, die bereits Chi-Ball praktizieren und mit seiner Hilfe Details überprüfen können, als auch für Interessierte, denen es nicht vergönnt ist, einen Kurs zu besuchen: Die Früchte persönlicher Erfahrungen der Autorin, gesammelt in mehr als fünfzehnjähriger Praxis und Lehrtätigkeit in den Bereichen Tanz, Fitness, Yoga und Meditation ließen ein Bewegungskonzept entstehen, welches es möglich macht, sich den Voraussetzungen und Bedürfnissen westlicher Menschen anzupassen und sie in angemessener Weise mit der Chi-Ball-Methode vertraut zu machen.

Viel Erfolg, Freude und Entspannung wünsche ich Ihnen beim Praktizieren dieser Übungen.

Lucia Schmidt
im Oktober 2001

Einleitung

Wirklich fit sein –
innerlich und äußerlich

*Wenn Sie voller Spannungen und Ängste sind, rea-
gieren Ihre Körperzellen nicht so, wie sie sollen. Und
manchmal werden sie »taub« und reagieren überhaupt nicht mehr. Wenn das geschieht, haben Sie ein
echtes Problem.*

Dr. Hong Liu, *Mastering Miracles*

Viele Menschen erkennen – oft durch bittere
eigene Erfahrungen –, dass ein guter Gesundheitszustand und körperliche und geistige
Fitness weit mehr erfordern als nur bestimmte Richtlinien einzuhalten, die die
Ernährung und unsere körperliche Bewegung
anbelangen. Weil wir uns die Schönheits-
ideale der Gesellschaft zu Eigen gemacht haben, unterwerfen wir uns in zunehmender
Zahl quälenden Fitness-Programmen und
Diäten, haben »fette Tage« und »magere Tage«, während wir uns ständig Sorgen darüber
machen, ob wir auch richtig essen und genug
trainieren. Gelingt es uns nicht, weniger zu
essen oder uns mehr zu bewegen – was oft der
Fall ist –, werden wir depressiv, und so löst
die Ernährungs- oder Übungsdisziplin, die
uns eigentlich von unserer Unzufriedenheit
befreien sollte, nur noch negativere Gefühle
in uns aus. Deshalb ist bei vielen Menschen
Angst das Motiv für körperliches Training:
die Angst, nie die Idealfigur zu erreichen; die
Angst vor einem zu hohen Cholesterinspiegel
oder die Angst vor dem plötzlichen Herztod.
Heute trifft man kaum noch Menschen, die
sich einfach deshalb bewegen, weil es sich gut
anfühlt oder Spaß macht. Jede Aktivität aber,
die auf einem Minderwertigkeitsgefühl beruht – das so viele von uns ins Fitnessstudio
treibt oder um den Block joggen lässt –, ist
unserem allgemeinen Gesundheitszustand
eher abträglich, als dass sie uns nützt.

Deshalb besteht der erste Schritt zu wirk-
licher Gesundheit – auch wenn er vielen von
uns vielleicht schwer fällt – darin, unserem
Wohlbefinden und nicht unserem Aussehen
Aufmerksamkeit zu schenken. Die zwang-
hafte Beschäftigung mit unserem äußeren Erscheinungsbild und unsere Ignoranz in Bezug
auf die inneren Funktionsabläufe des Körpers
führen letztendlich zu einem schlechten Gesundheitszustand – innerlich und äußerlich.
Da wir mit unserem Körper im Grunde nie
wirklich zufrieden sind, können wir ihm ge-

genüber geradezu feindselige Gefühle entwickeln, die zusammen mit anderen negativen Emotionen sogar Einfluss auf unsere inneren Organe ausüben. Und wenn diese nicht richtig arbeiten, werden wir bestimmt nicht gut aussehen und uns mit Sicherheit nicht gut fühlen.

Frustration und Wut über unsere Unfähigkeit abzunehmen schädigt die Leber und Diäten mit ihrem Jojo-Effekt (bei denen man eine Woche lang fast gar nichts und in der nächsten wieder zu viel isst) strapazieren den Magen, die Milz und den Darm. Exzessive sportliche Aktivitäten entziehen dem Körper die Energie, die er braucht, um zum Beispiel die Nieren richtig funktionieren zu lassen. Und während wir den Körper immer mehr aus dem Gleichgewicht bringen, speichert er verzweifelt Fett für sein Überleben. Beschäftigen wir uns zu viel mit unserer Figur, so werden wir depressiv, was wiederum unseren Stoffwechsel zusätzlich strapaziert und so das Problem verschlimmert.

Gesund bleiben

Bewegung kann und sollte ein Mittel sein, das unserem Körper hilft, gesund zu bleiben oder wieder gesund zu werden. Körperliches Training ist eine Form der Behandlung, die wir zu diesem Zweck selbst in der Hand haben und nutzen können. Mit Hilfe der richtigen Übungen und unter Berücksichtigung anderer Faktoren, die unser Leben beeinflussen – wie Stress, Ernährung und Umwelteinflüsse –, können wir uns regenerieren und unseren Körper wieder ins Gleichgewicht

bringen, indem wir die Funktion des Zentralnervensystems, der inneren Organe, Muskeln, Gewebe, Bänder und Sehnen verbessern. So trainieren wir ihn innerlich und äußerlich.

Wenn wir mit dieser Einstellung an unsere Übungspraxis herangehen können, wenn unsere Gesundheit Vorrang hat, verändert sich auch unser äußeres Erscheinungsbild auf ganz natürliche, positive Weise. Hat der Stoffwechsel sich erst einmal eingespielt, pendelt sich auch das Körpergewicht auf einem für uns gesunden Niveau ein, und da die körperliche Bewegung uns außerdem hilft, innerlich ausgeglichener zu werden, ist das in der Regel ein Gewicht, mit dem wir zufrieden sind.

Davon sind die meisten Menschen in westlichen Ländern allerdings weit entfernt. Statistiken weisen darauf hin, dass nur zehn bis zwanzig Prozent der Bevölkerung ihren Körper regelmäßig trainieren. Viele Menschen wurden schon früh durch unangenehme Erfahrungen beim Schulsport abgeschreckt und jede Art körperlicher Aktivität löst fortan die »alten« Gefühle aus.

In der Einleitung zu seinem Buch *Body, Mind and Sport* weist John Douillard, ein früherer Profi-Sportler – der ayurvedische Medizin studierte, um herauszufinden, welche Art von körperlicher Aktivität zu welchem Menschentyp passt – darauf hin, dass fünfzig Prozent der amerikanischen Kinder ihre erste Erfahrung zu versagen in irgendeinem Bereich des Sports machen.

Ich glaube, die Ursache des Problems liegt darin, dass körperliches Training nicht als etwas betrachtet wird, das Spaß machen soll. Es ist ein Training, das auf der Theorie basiert, dass man den Körper erst einmal »auseinander nehmen« muss, um ihn dann wieder aufzubauen ... Doch der Schlüssel liegt genau in der entgegengesetzten Richtung: Bezieht man mehr und mehr Körper und Geist ein, so entsteht ein angenehmes, sicheres Fitness-Programm, das Sie für den Rest Ihres Lebens ausüben können.

John Douillard, Body, Mind and Sport

Die Ayurvedische Lehre (*Ayurveda* bedeutet so viel wie »Wissenschaft vom Leben«) geht davon aus, dass es drei verschiedene Körpertypen gibt: Der Vata-Typ ist der dünne, drahtige, schnelle »Rennpferd-Typ« (Sprinter, Leichtathleten und Balletttänzer); der Pitta-Typ ist meist von mittlerem Körperbau, der hoch motivierte, konkurrenzorientierte Team-Chef (Tennisspieler, Bergsteiger, Tänzer im Bereich *Modern Dance*, Kampfsportler, Basketballspieler und Läufer); der Kapha-Typ ist der eher stämmige, langsame Typ (Bodybuilder, Speer- und Diskuswerfer). Die meisten von uns sind allerdings »Mischtypen« mit Anteilen aus zwei oder sogar allen drei Kategorien, wobei jedoch normalerweise eine überwiegt.

Die Chi-Ball-Methode

Körperliches Training sollte mehr ein Spiel sein. Und wenn wir öfter spielen wollen, sollten wir uns hinterher nicht erschöpft und ausgelaugt, sondern körperlich, geistig und seelisch erfrischt fühlen.

Was die Chi-Ball-Methode wirklich einzigartig macht, ist ihre Verbindung zur Traditionellen Chinesischen Medizin, deren Philoso-

phie für ein gesundes Leben zwei Prinzipien des Ausgleichs einbezieht: die Theorie von Yin und Yang und die Theorie von den Fünf Elementen. Diese beiden Konzepte bieten uns eine einfache, aber wirkungsvolle Methode, mit deren Hilfe wir beginnen können, unseren körperlichen und seelischen Zustand in ein harmonisches Gleichgewicht zu bringen. Die Verbindung der Übungen der Chi-Ball-Methode mit der Traditionellen Chinesischen Medizin entspricht den höheren Zielen von Tai Ji, Qi Gong und Yoga, jenen fernöstlichen Übungsdisziplinen, die dazu dienen, den Körper von innen zu reinigen, zu verjüngen und zu vitalisieren, was sich im Außen in strahlender Gesundheit zeigt.

In der Chi-Ball-Methode geht es hauptsächlich darum, sich wohl zu fühlen. Sie ist für alle Altersstufen attraktiv und geeignet und kann praktisch von jedem Menschen ausgeübt werden. Sie macht Spaß, ist spielerisch und führt zu einer geistigen Konzentration, die keinerlei willentliches Bemühen erfordert. Die schnellen, anstrengenden Fitness-Programme, denen sich so viele von uns unterziehen, spiegeln oft nur die Hektik unseres täglichen Lebens wider. Wenn wir im Dauerstress leben, wählen wir oft, vielleicht unbewusst, ein Trainingsprogramm, das zu diesem Lebensstil passt.

Da unser Geist durch die tägliche Informationsflut und die Alltagssorgen bereits überlastet ist, fällt es vielen von uns schwer, sich eine gewisse Zeit lang auf eine Sache zu konzentrieren. Langsame Übungsdisziplinen widerstreben uns, und die reineren Formen von Tai Ji, Qi Gong, Yoga, Body-Conditioning, Feldenkrais und Tiefenentspannung schrecken uns ab, weil sie ein Maß an Konzentration und Engagement erfordern, das wir nicht mehr aufbringen. Doch diese offensichtliche Schwierigkeit zu überwinden birgt den Schlüssel zur Wiederherstellung eines harmonischen Gleichgewichts in unserer stressbeladenen Existenz. Viele der oben erwähnten Bewegungsmethoden werden heutzutage gerade den Menschen empfohlen, die an durch Stress verursachten Krankheiten leiden. Hier begegnen wir erneut der Idee des »Ausgleichs«.

Die Chi-Ball-Methode ist das Ergebnis meines Versuchs, aus uralten und modernen Körper-Geist-Seele-Übungen ein einfaches, sanftes und abwechslungsreiches Körpertraining zusammenzustellen. Die einzelnen Bewegungen sind Ihnen vielleicht gar nicht so neu, aber die Auswirkungen darauf, wie Sie atmen, wie viel Energie Sie haben und wie gut Sie sich entspannen können, werden es bestimmt sein.

Wie ich zum Chi-Ball kam

Eine wirklich gute medizinische Behandlung erkennt eine Krankheit, bevor sie ausbricht; eine mittelmäßige Behandlung konzentriert sich auf die Heilung einer Krankheit, wenn sich die ersten Anzeichen zeigen; eine schlechte Behandlung beginnt mit der Heilung, wenn die Krankheit sich bereits manifestiert hat.

Sun Simiao (chinesischer Arzt
aus dem 5. Jahrhundert)

Im Jahre 1991 wurde bei mir während eines Ferienaufenthalts in Australien die Diagnose »chronisches Müdigkeitssyndrom« gestellt.

Ich war damals eine »fitte und gesunde« Übungsleiterin und arbeitete vorwiegend in England. Mein Lebensstil war von Hektik und Stress geprägt und ließ mir kaum Zeit zur Entspannung. Freunden und Kollegen, die mir rieten, mich eine Zeit lang auszuruhen, erklärte ich, ich sei viel zu beschäftigt und könne mir das zeitlich gar nicht leisten.

Von den späten achtziger Jahren an plagten mich immer wieder Erkältungen und grippale Infekte, ich verletzte mich häufig und hatte trotz der von mir abgehaltenen, hochenergetischen Trainingskurse oft keine Energie mehr für andere Dinge. Die Schwankungen meines Energieniveaus und meine zunehmende Infektanfälligkeit, häufige Verstauchungen oder andere Schmerzen schob ich auf das Wetter oder die harte Arbeit. Ich tat nichts gegen meinen oft schlechten Gesundheitszustand, und in den drei Jahren, die der Diagnose »chronisches Müdigkeitssyndrom« vorausgingen, verschlimmerten sich die Symptome zunehmend. Obwohl ich über den neuesten Stand der Forschung in Sachen »Gesundheit und Fitness« informiert war und als Expertin alle neuen Trainingsmethoden kannte, ignorierte ich Tag für Tag meine eigenen Grenzen und nahm gar nicht wahr, wie es wirklich um mein Wohlbefinden und meine Gesundheit stand.

Dann geschah im Juni 1990 etwas Alarmierendes: Mitten in einem anstrengenden Aerobic-Kurs schoss ein scharfer Schmerz durch meine rechte Nacken- und Kopfseite, und plötzlich war meine gesamte rechte Körperseite gefühllos und wie gelähmt. Ich unterrichtete weiter, gab nun die Handzeichen mit der linken Hand und zog keinen Augenblick in Erwägung, das Training abzubrechen. Nachdem die Teilnehmer gegangen waren und ein bisschen Gefühl in meine rechte Körperseite zurückgekehrt war, beschloss ich, nach Hause zu gehen, aber ich war so ausgelaugt, dass ich kaum in der Lage war, die Treppe hinunterzusteigen. Es fühlte sich an, als hätte jemand mein »Lebenslämpchen« ausgeknipst und den Stecker herausgezogen.

Am nächsten Tag wies mich ein Arzt ins Krankenhaus ein, wo mit Hilfe einer radiologischen Untersuchung und eines EEGs ein Schlaganfall ausgeschlossen wurde. Obwohl ich nie zuvor unter Kopfschmerzen gelitten hatte, diagnostizierte man bei mir nach diesem Zusammenbruch eine Migräne und schickte mich mit Beta-Blockern gegen die Schmerzen nach Hause. Ich beschloss, nicht zuzulassen, dass dies meine Erfolgschancen zunichte machte, und arbeitete härter als je zuvor, denn ich befand mich gerade in der Vorbereitungsphase für einen bedeutenden Sportkongress, für den ich die Zusage bekannter Sponsoren erhalten hatte. Selbst riesige Abszesse, die plötzlich unter meinem Arm und in der Leiste auftauchten, konnten mich nicht davon abhalten, mein Pensum, das ich mir vorgenommen hatte, durchzuziehen.

Da ich alle warnenden Vorboten meiner körperlichen Krise ignoriert hatte, wurde ich im September 1992 durch einen enorm großen Abszess in meiner linken Kniebeuge schließlich endgültig lahm gelegt. Innerhalb von achtundvierzig Stunden schwoll mein Bein auf das Doppelte seines normalen Umfangs an, und ich fand mich plötzlich als Notfall im Krankenhaus wieder. Noch während ich im Aufwachzimmer lag, schaute ein Arzt

vorbei und sagte zu mir: »Sie haben ein vier Zentimeter tiefes und fünf Zentimeter breites Loch im Bein. Wir haben zwei Stunden gebraucht, um den ganzen Eiter herauszubekommen. Finden Sie heraus, worüber Sie wütend sind … was immer es sein mag.« Seine Worte halfen mir, mein Leben zu ändern. Zum ersten Mal wurde mir bewusst, dass meine Gesundheit wirklich in Gefahr war und dass ich einiges zu diesem Zustand beigetragen hatte.

In der chinesischen Medizin heißt es, dass wir meist sechs bis neun Monate vor dem Ausbruch einer Krankheit bestimmte Warnhinweise erhalten. Wie oft ignorieren wir aber die irritierenden Signale unseres Körpers?

Um mich von der Operation zu erholen und wieder zu Kräften zu kommen, gab ich meine Arbeit auf und kehrte nach Australien zurück. Wieder zu Hause in Adelaide, wurde ich durch Zufall jemandem vorgestellt, der chinesische Medizin praktizierte. Michael Porter diagnostizierte bei mir, was im Westen als »chronisches Müdigkeitssyndrom« bezeichnet wird. Er erklärte, dass es in seiner medizinischen Richtung als Erschöpfung der Lebensenergie (die die Chinesen *Chi* nennen) betrachtet wird. Um mich behandeln zu können, müsse er zunächst herausfinden, was das allmähliche Schwinden meines Chi verursacht hatte.

Der Einfluss unserer Gefühle auf unseren körperlichen Gesundheitszustand wird erst jetzt (allmählich) von der westlichen Medizin anerkannt und bei mir lag eine der Hauptursachen für meinen körperlichen Verfall eindeutig im emotionalen Bereich. Durch die Behandlung der körperlichen Symptome einer

Krankheit kann man zwar einiges erreichen, aber wenn wir uns nicht gleichzeitig um unsere destruktiven emotionalen Muster kümmern, wird das unserer Gesundheit nicht zuträglich sein.

Michael machte mir die Zusammenhänge zwischen geistiger und körperlicher Gesundheit klar. So wie die Genesung von einer Krankheit unseren emotionalen Zustand verbessern kann, können sich emotionale Heilungsprozesse deutlich positiv auf unseren Körper auswirken. Da der Geist im Allgemeinen übermäßig aktiv ist, ist eines der vielen Symptome des chronischen Müdigkeitssyndroms die Unfähigkeit, nachts gut und tief zu schlafen, selbst wenn man tagsüber völlig erschöpft war.

Meistens warf ich mich nachts ruhelos im Bett hin und her, und wenn ich dann morgens aufwachte, hatte ich Kopfschmerzen und weder den Willen noch die Energie, aus dem Bett zu steigen. Michael empfahl mir, an einem sanften, nicht anstrengenden Yoga-Kurs teilzunehmen und zu lernen, zweimal täglich mit geschlossenen Augen zehn bis zwanzig Minuten still zu sitzen (mit anderen Worten: zu meditieren). Dadurch würde mir bewusst werden, wie überlastet mein Geist tatsächlich war. Es war eine Qual. Nun kamen mit einem Mal all die Gefühle an die Oberfläche, die ich verleugnet, unterdrückt oder nicht ausgedrückt hatte. Schuldgefühle, Frustration, Wut, Angst, Enttäuschung und Scham waren die ersten Gefühle, die ich wahrnahm. Heute weiß ich, dass all dies zu unterdrücken mir viel Energie geraubt und zu meiner »Erkrankung« beigetragen hatte.

Nach sechs Monaten, in denen ich akupunktiert wurde, chinesische Kräuter einnahm und mich an Michaels Empfehlungen, was Yoga und Meditation anbelangt, gehalten hatte, kehrten meine Kräfte allmählich zurück. Die Yoga- und Meditationsübungen verlangten mir ungeheure Disziplin und Entschlossenheit ab und ich empfand sie manchmal mehr als Strafe denn als Wohltat. Aber allmählich gelang es mir, immer länger still zu sitzen, und schließlich schaffte ich es mühelos eine halbe Stunde lang.

Meine Persönlichkeit, mein allgemeiner Gesundheitszustand, das Maß an Energie, das mir zur Verfügung stand, veränderten sich innerhalb der folgenden drei Jahre tief greifend. Ich lernte, meine Gefühle bewusst wahrzunehmen und zu steuern, anstatt zuzulassen, dass sie mich unter Kontrolle hatten. Immer öfter gelang es mir, Herausforderungen und persönlichen Krisen ruhig und gelassen zu begegnen, anstatt in Panik zu geraten und mir Sorgen zu machen. Ich wurde äußerst sensibel dafür, wie viel Energie mir zur Verfügung stand. Übertriebene physische Aktivitäten jeglicher Art zogen meistens Symptome wie Fieber, Muskel- oder Gelenkschmerzen, Kopfschmerzen, Konzentrationsschwäche und einen drastischen Energieverlust nach sich (und tun es heute noch, obgleich ich nur noch sehr selten in eine solche Situation gerate). Jetzt ignoriere oder verharmlose ich die Signale nicht mehr, sondern setze mich sofort zwanzig Minuten lang still hin und mache ein paar Atemübungen. Danach kann ich jedes Mal sehr bald spüren, wie ich mehr und mehr Energie bekomme. Nachdem ich all diese Übungen ein Jahr lang praktiziert hatte, konnte ich wieder vier bis sechs Stunden täglich arbeiten, ohne müde oder lethargisch zu werden, während ich zuvor kaum noch in der Lage gewesen war, irgendetwas zu tun.

Ich bin zu der Überzeugung gelangt, dass Menschen, die am chronischen Müdigkeitssyndrom leiden, unter enormen Schuld- und Frustrationsgefühlen leiden und schließlich depressiv werden, wenn diese Gefühle zunehmend ihren körperlichen Zustand bestimmen. Die Depression hängt dann ständig wie eine dicke schwarze Wolke über ihnen. Daraus entstehen Hoffnungslosigkeit und Hilflosigkeit und es erscheint den Betroffenen unmöglich, wieder gesund zu werden ... und so setzt sich der Teufelskreis fort.

Den Schlüssel zu meiner Heilung fand ich, als ich diesen Gefühlen schließlich Raum gab und mir erlaubte, sie auszudrücken. Der Versuch, die Krankheit zu ignorieren oder zu leugnen, und die verzweifelte Suche nach irgendeiner »schnellen Lösung« hatten meine Situation nur verschlimmert. Als ich meinen wahren Zustand annahm, löste dies ein ungeheures Gefühl der Erleichterung aus und das war der Anfang meines Heilungsprozesses. Ich verschwendete meine Energie nicht länger damit, gegen mich selbst anzukämpfen, sondern sammelte meine Kräfte, um etwas gegen die Krankheit zu tun.

Die Entwicklung der Chi-Ball-Methode

In der Zeit, als Michael mich behandelte und beriet, machte er mir deutlich, dass in der Traditionellen Chinesischen Medizin großer Wert darauf gelegt wird, dass der Patient selbst zu seiner Heilung beiträgt. So gönnte ich mir nicht nur viel Ruhe, meditierte und ging zweimal wöchentlich in den Yoga-Kurs, sondern nahm auch ausschließlich gesunde, nahrhafte, selbst zubereitete Mahlzeiten zu mir. Vor der Meditation ging ich jedes Mal eine Viertelstunde spazieren, um meinen Kreislauf und den Energiefluss anzuregen. Als ich sechs Monate später wieder zu arbeiten begann und zweimal wöchentlich unterrichtete, erschien es mir ganz natürlich, diesen östlichen Ansatz des Energieausgleichs in meine Kurse zu integrieren. Und ich war verblüfft, wie leicht sich diese Prinzipien tatsächlich übertragen ließen.

Wir erreichen ein energetisches Gleichgewicht, wenn wir auf dynamische Bewegung tiefe Entspannung folgen lassen. Man bewegt, dehnt und streckt den Körper zunächst eine Zeit lang – was die Blutzirkulation anregt und den Energiefluss zu allen inneren Organen steigert – und entspannt sich darauf tief oder meditiert, was Körper, Geist und Seele wieder zur Ruhe kommen lässt und die Energie stabilisiert. Von meiner Begeisterung getragen, begann ich also, Techniken der Tiefenentspannung in meine Trainingskurse aufzunehmen. Viele Gruppenteilnehmer blieben dem Training nun leider fern, aber das zeigte mir nur, dass sie noch immer an jenem Punkt waren, an dem ich selbst vor ein paar Jahren gewesen war – unfähig, einfach still zu sein und zu entspannen. Etwas Ähnliches geschah, als ich versuchte, die langsamen, feinen Bewegungen der Feldenkrais-Methode zu integrieren – einer Technik, auf die ich während meines eigenen Heilungsprozesses gestoßen war und die uns hilft, uns mittels feiner Bewegungen unseres Körpers bewusster zu werden. Die Menschen, die an meinen Kursen teilnahmen, konnten sich auf diese Methode nicht einlassen.

Da ich seit meiner Behandlung alles mit anderen Augen betrachtete, fiel mir nun auch auf, wie viel Mühe es meinen Schülern und Schülerinnen machte, ihre Körper zu dehnen, und wie sehr sie sich dabei anstrengten. Das Dehnen und Strecken soll aber etwas Befreiendes sein, keine Anstrengung. Um ihnen zu helfen, sich ihrer physischen Einschränkungen bewusst zu werden, musste ich ihnen zeigen, wie sie sich entspannen konnten, ohne es überhaupt zu merken. Außerdem sollten sie anfangen, Freude daran zu haben. Ich musste also ein »östliches« Training entwickeln und quasi als »westlichen Aerobic-Kurs« verkaufen.

Wie ich diese Verbindung zwischen Ost und West erfolgreich herstellen könnte, das begann ich einige Zeit später zu begreifen, als ich wegen Rückenschmerzen einen Physiotherapeuten aufsuchte. Die Idee kam mir, während ich meinen unteren Rücken über den kleinen Ball rollte, den er mir gegeben hatte, um die Schmerzen zu lindern, die ein eingeklemmter Nerv verursachte. Indem ich mich mit Hilfe dieses kleinen Balls bewegte, streckte und dehnte, stimulierte ich die Energiekanäle in meinem Körper fast mühelos und stellte fest, dass durch das verstärkte Atmen der Chi-(Energie-)Fluss angeregt wurde. Ein Ball, so dachte ich bei mir, ist das passende Symbol für Energie – ein Objekt, auf das meine Kursteilnehmer ihren Geist ausrichten konnten. Er fördert jene Art von achtsamer Wahrnehmung, Stabilität und anmu-

tiger Bewegung, die Tai-Ji- und Yoga-Lehrer gewöhnlich erst nach Jahren erreichen. In diesem kleinen Ball steckte das Potenzial zur Entwicklung einer Methode, die schnell zu erlernen ist und mit der man in der gleichen Zeit in den Genuss der Resultate östlicher Übungspraxis kommen kann, die ein durchschnittliches westliches Aerobic-Training dauert.

So wurde die Idee zur Chi-Ball-Methode geboren. Mir ging auf, dass die hinter der östlichen Medizin steckende Philosophie den passenden Rahmen bot, um ein Training zu entwickeln, das auf der Idee des Gleichgewichts der Kräfte aufbaute. Ein intensives Studium kann Jahre dauern, aber ich war durch meine eigene Heilung zu der Überzeugung gelangt, dass es ausreicht, die Essenz dieser östlichen Philosophien zu verstehen, um davon zu profitieren. Mit der Entwicklung der Chi-Ball-Methode wollte ich dazu beitragen, die Prinzipien einiger der heute populären uralten und auch neueren Disziplinen zu entmystifizieren.

Die Chi-Ball-Methode integriert Elemente aus dem Tai Ji, dem Qi Gong, dem Hatha-Yoga, einer Weiterentwicklung der Arbeit des verstorbenen Joseph Pilates, die ich »Body-Conditioning« nenne, der Feldenkrais-Methode und unterschiedlichen Techniken der Tiefenentspannung. All diese Methoden werde ich in den folgenden Kapiteln genauer beschreiben.

Fit und ausgeglichen mit der Chi-Ball-Methode erklärt keine der bereits aufgezählten Disziplinen erschöpfend, es soll Ihnen vielmehr zu verstehen helfen, wie und warum sie in diese Methode integriert wurden.

Ich nutzte die Grundlagen jeder dieser Disziplinen, um meine Arbeit mit dem Energiemuster der Fünf Elemente der östlichen Medizin und dem als »Yin und Yang« bekannten Prinzip des Ausgleichs zu ergänzen und habe mich bemüht, eine Brücke zwischen unseren westlichen Übungsformen und der Weisheit der östlichen zu schlagen. Ein kostbarer Schatz des Wissens und der Weisheit wartet auf diejenigen von Ihnen, die sich schließlich eines Tages dafür entscheiden, diese Brücke zu überschreiten, um die reinen Formen von Tai Ji, Qi Gong, Yoga, Pilates®, Feldenkrais, Tiefenentspannung und Meditation zu studieren.

In der Traditionellen Chinesischen Medizin werden Krankheiten als Versuch des Körpers verstanden, sich selbst herauszufordern und wieder ein Gleichgewicht zu finden. Ein Knochen, der einmal gebrochen war, ist hinterher stärker als zuvor. Und unser Immunsystem profitiert häufig von seinen Kämpfen gegen Viren oder Bakterien. Betrachten Sie jede Krankheit oder Disharmonie als Gelegenheit, zu lernen und aktiv an Ihrem eigenen Heilungsprozess teilzuhaben.

Mit der Chi-Ball-Methode habe ich also versucht, denjenigen unter Ihnen eine Brücke zu bauen, die bisher vielleicht überhaupt nicht trainierten oder eher traditionelle Trainingsprogramme absolvierten und tiefer gehen möchten. Durch die Anpassung der wirkungsvollsten Elemente aus dem Tai Ji, Qi Gong, Yoga, Pilates®, Feldenkrais und der Tiefenentspannung an vertrautere westliche Übungsformen habe ich ein einfaches, sanftes und wohltuendes Übungsprogramm geschaffen, das Ihnen hoffentlich viel Spaß machen wird. Ich vertraue darauf, dass Sie dieses Buch nutzen können, um ausgeglichener, gesünder und glücklicher zu werden.

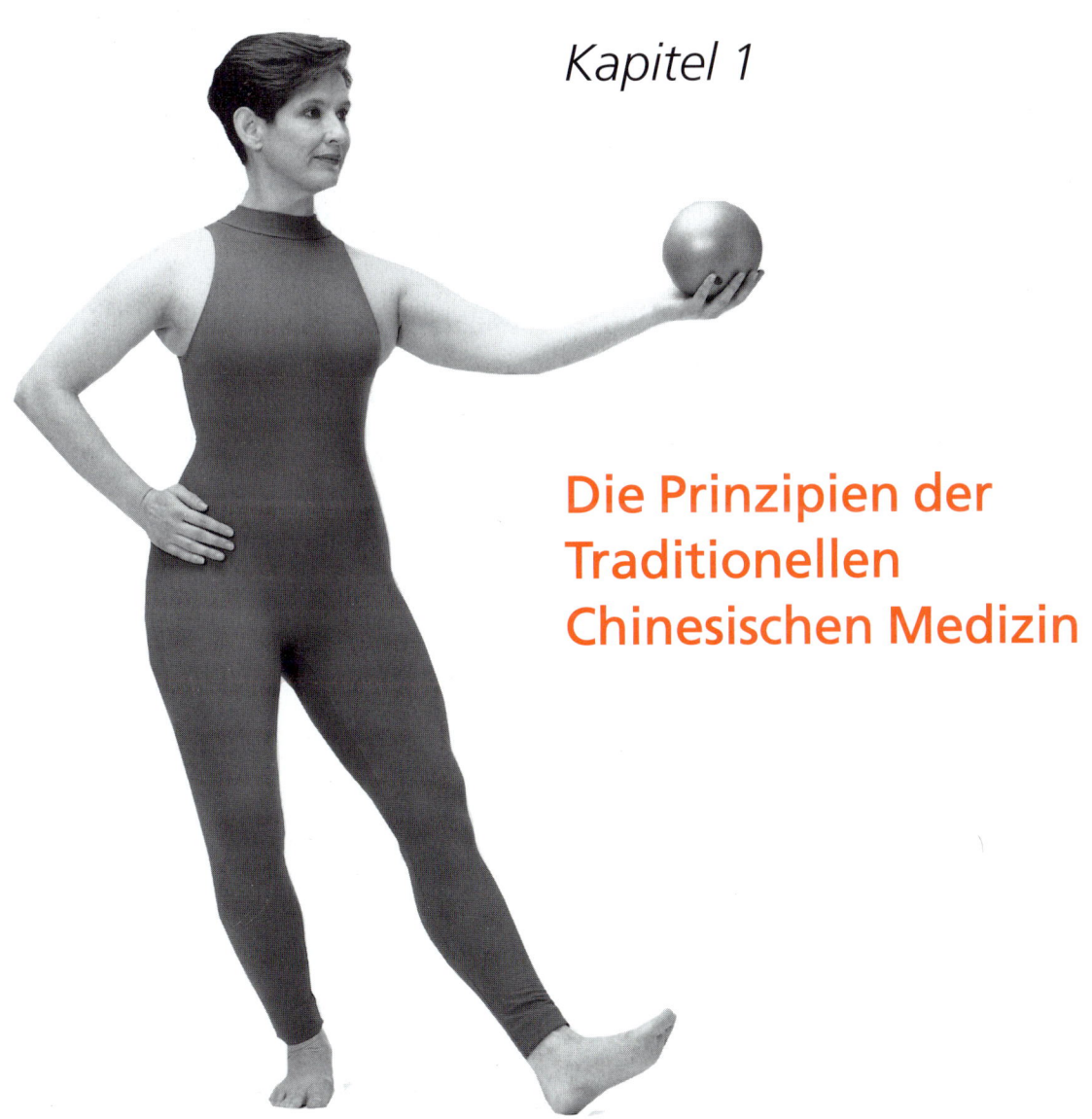

Kapitel 1

Die Prinzipien der Traditionellen Chinesischen Medizin

Die Traditionelle Chinesische Medizin basiert auf der Philosophie des *Tao*, was so viel wie »der Weg« bedeutet. Seine Praxis, der Taoismus, ist zwischen fünftausend und achttausend Jahre alt. Dem Tao folgen heißt, im Einklang mit den Gesetzen der Natur zu leben und zu arbeiten, deren Rhythmen unser Energieniveau, unsere körperliche Gesundheit und unseren geistigen Zustand beeinflussen. Stress, Depressionen, Unwohlsein und Krankheiten weisen nach den Prinzipien der Traditionellen Chinesischen Medizin stets darauf hin, dass wir gegen den Fluss des Tao leben und arbeiten.

Heiler, die die chinesische Medizin anwenden, helfen ihren Klienten, auf der körperlichen, emotionalen und geistigen Ebene ein harmonisches Gleichgewicht herzustellen, damit sie auf eine Weise leben können, die ihrer Gesundheit förderlich ist. Im Gegensatz zum konventionellen westlichen Ansatz, bei dem stets nur der Teil unseres physischen Körpers behandelt wird, der Krankheitssymptome zeigt, schenkt die Traditionelle Chinesische Medizin auch unseren Gedanken und Gefühlen, unserer Vitalität sowie dem Bedürfnis unseres Körpers nach Behandlung Beachtung. All diese Faktoren haben einen wesentlichen Einfluss auf unser Wohlbefinden.

Die Traditionelle Chinesische Medizin ruht auf vier grundlegenden Säulen, die bei der Diagnose des Gesundheitszustandes eines Menschen und beim Versuch, Körper, Geist und Seele wieder ins Gleichgewicht zu bringen, beachtet werden:

- der Theorie von Yin und Yang
- den Fünf Elemente
- dem Meridian-System
- Chi – unserer Lebensenergie

Yin und Yang

Yang wurzelt im Yin,
Yin wurzelt im Yang.
Ohne Yin kann Yang nicht aufsteigen.
Ohne Yang kann Yin nicht geboren werden.
Yin kann nicht allein aufsteigen;
Yang allein kann nicht wachsen.
Yin und Yang sind unterscheidbar, aber untrennbar.

Nei Jing

Die meisten Menschen kennen das klassische, schwarz-weiße Symbol für die entgegengesetzten Kräfte Yin und Yang.

Die Art und Weise, auf welche diese beiden Gegensätze miteinander verwoben sind, zeigt, wie sie zusammenwirken, um ein Gleichgewicht herzustellen. Sie werden als die Polaritäten des Lebens betrachtet. Weder Yang noch Yin ist je dominant, denn jedes enthält ein Element des anderen. So werden sie durch eine energetische Spannung zusammengehalten. Obwohl Yin und Yang individuelle Kräfte sind, können sie nicht als solche wirken: Dies ist das Tao (der Weg der Natur).

In ihrem Streben nach Ausgleich sind die Yin- und Yang-Energien ständig in Bewegung, wobei Yin das stille, ruhige, verdichtete und Yang das aktive, expressive und expansive Prinzip verkörpert. Dieselbe Dualität existiert in unserem Körper, unserem Geist und unserer Seele. Beispiele für das Wirken des Tao – also für den ständigen Kompromiss zwischen Yin und Yang – können wir überall um uns herum beobachten. Nehmen wir einmal die Jahreszeiten: Die Yang-Energie, die im Sommer ihren Höhepunkt erreicht, weicht im Herbst schließlich der zunehmenden Yin-Energie, und am Ende des Winters muss das eiskalte Yin der warmen, expansiven Frühlingsenergie des Yang weichen. Im Kreislauf des Wassers (Yin) geschieht Ähnliches: Das Wasser verdunstet durch die Hitze der Sonne und steigt als Dampf (Yang) nach oben. Der Dampf kühlt wieder ab und wird zu Regen (Yin).

Obwohl in jedem von uns ein natürlicher Ausgleich dieser energetischen »Gezeiten« (Ebbe und Flut) stattfindet, missachten viele Menschen den natürlichen Rhythmus und werden entweder zu sehr yin oder zu sehr yang. Denken Sie einmal daran, wie unser Körper zu Beginn des Winters reagiert. Wenn es kalt ist (Yin), wird unser Blut dicker und unsere Verdauung verlangsamt sich, so dass wir als Schutz gegen die Kälte mehr Fett speichern – alles Hinweise auf eine Zeit der Ruhe und des Stillstands. Und was tun wir? Wir geraten in Panik über jedes Gramm, das wir zunehmen, und versagen uns bestimmte Nahrungsmittel, die der Körper in kalten Zeiten braucht, arbeiten weiter wie bisher oder füllen unsere Tage mit den gleichen sozialen Aktivitäten wie zu allen anderen Jahreszeiten und unterziehen unseren Körper oft einem quälenden Training, um für die Exzesse der weihnachtlichen Schlemmereien oder anderer festlicher Anlässe zu büßen. Ist es dann ein Wunder, dass wir Erkältungen bekommen und uns ausgelaugt fühlen?

Der Kampf gegen die ausgleichenden Maßnahmen der Natur führt zu Krankheit und oft steht unser ganzer Lebensstil im Widerstreit mit diesem natürlichen Prozess. Wir »Westler« sind im Allgemeinen ziel- und erfolgsorientiert, auf die falsche Weise und zur falschen Zeit (übermäßig) aktiv und dadurch häufig ungeduldig, frustriert und schlecht gelaunt. Unser Lebensstil ist zu sehr yang, und viele von uns würden sicher profitieren, wenn sie mehr Yin in ihr Leben hineinbringen würden – mehr Losgelöstheit, Empfänglichkeit, stilles Beobachten und Akzeptieren.

Die Traditionelle Chinesische Medizin weist darauf hin, dass wir Anzeichen eines Yin-Yang-Ungleichgewichts in unserem Körper, unserem Geist oder unserer Seele bereits bis zu sechs Monate vor seiner Manifestation als Krankheit oder Verletzung wahrnehmen können. Sie versucht, überall dort, wo es nötig ist, das natürliche Gleichgewicht wiederherzustellen und so Krankheiten jeglicher Art bereits im Vorfeld zu vermeiden.

Der Einfluss von Yin und Yang auf unsere Gesundheit

Wie ich bereits erwähnte, werden wir krank, wenn wir die Gesetze der Natur missachten. Je nachdem, wie weit wir uns in Richtung Yin

oder Yang vom Gleichgewicht entfernen, wird die Natur schwächere oder stärkere Maßnahmen zur Korrektur ergreifen, um einen Ausgleich zu erzwingen.

Der Winter ist eine Zeit der Ruhe und Erholung. Es herrscht mehr Dunkelheit als Helligkeit, die Außentemperaturen fallen stark. Und es scheint, als sei der Winter auch die Zeit für häufige Erkältungen, grippale Infekte oder Allergien. Unsere Vorfahren gingen im Winter zu Bett, wenn es dunkel wurde, und standen auf, wenn der Morgen däm-

Yang

dynamische Persönlichkeit, ständig unterwegs, setzt sich Stress erzeugenden Situationen aus, emotional beherrscht, gönnt sich praktisch keine Ruhe, unregelmäßige Ernährungsgewohnheiten

äußerst gestresst, extreme Überarbeitung, zu viel Alkohol, übermäßiger emotionaler Ausdruck: Wut, Zorn, Angst, Besorgnis

wenig Ruhepausen, wenig Schlaf, schlechte Ernährung, Überarbeitung

acht Stunden arbeiten/dreißig Minuten Bewegung, dreißig Minuten Entspannung pro Tag

Gleichgewicht

emotionale Stabilität, starkes Immunsystem, ausgeglichener Gesundheitszustand

Erkältungen, Grippe, Allergien, Viruserkrankungen, chronische Kopfschmerzen, Lethargie

Neigung zu Unfällen oder Verletzungen: Rückenschmerzen, Verstauchung oder Verrenkung von Knöcheln, Schultern etc.
geringere Beeinträchtigungen: hoher Blutdruck, Panikattacken, schlechte Verdauung

Drüsenfieber, chronisches Müdigkeitssyndrom, Depression, persönliche Krisen, schwere Beeinträchtigungen: chirurgische Eingriffe

Yin

Die Polarität von Yin und Yang in der Gesundheit

merte. Der menschliche Körper reagiert ganz natürlich auf Licht und Dunkelheit; ihn belasten die Zwänge unserer modernen Zeitplanung, und durch den fast schon zur westlichen Lebensart gehörenden zwanghaften Umgang mit Diäten und Schlankheitskuren wird er noch zusätzlich angegriffen und geschwächt. Die Traditionelle Chinesische Medizin aber empfiehlt, im Winter Gewicht zuzulegen und wärmende Nahrungsmittel zu essen. Die Ernährungsempfehlungen sind sehr einfach: Essen Sie im Sommer Nahrung, die über dem Boden wächst, und sehr wenig rotes Fleisch, im Winter dagegen Gemüse, die unter dem Boden wachsen (vor allem gut gekocht), und etwas rotes Fleisch. Diese »dichteren«, wärmenden Yang-Nahrungsmittel gleichen das im Winter im Übermaß vorhandene Yin aus. Wenn wir im Winter einen zu stark Yang-betonten Lebensstil pflegen, werden wir krank. Die Natur greift zu Erkältungen und grippalen Infekten und zwingt uns so, langsamer voranzuschreiten. Leben, arbeiten und bewegen wir uns dagegen im Einklang mit den Rhythmen von Yin und Yang, können wir in Körper, Geist und Seele ein harmonisches Gleichgewicht herstellen und bleiben gesund.

Den Kreislauf von Yin und Yang verstehen

Das Tao lehrt uns, dass alle Lebensprozesse zyklisch geschehen. Ein schönes Beispiel für diesen Energiekreislauf sind die Jahreszeiten:

Im Frühling erleben wir das »ansteigende Yang«, eine Zeit, in der die Osterglocken und

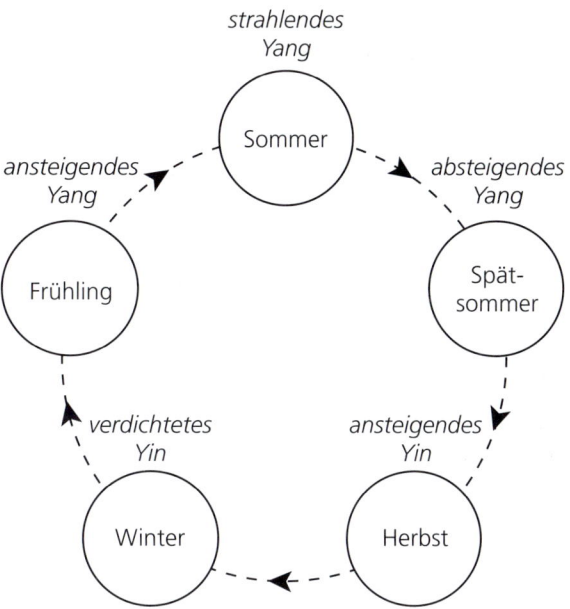

Der Yin-Yang-Energiekreislauf der Jahreszeiten

Tulpen aus der Erde kommen, die Bäume zu blühen beginnen und die Sonne früher aufgeht.

Zum Sommer hin sprechen wir dann vom »strahlenden Yang«. Bäume und Blumen entfalten ihre ganze Pracht und alles scheint zu leuchten.

Nun geht der Sommer in den Spätsommer über und wir sprechen vom »absteigenden Yang«. Es ist die Zeit der Ernte, in der die vitalen Energien und das Tageslicht stetig abnehmen.

Zu Beginn des Herbstes haben wir das »ansteigende Yin«, die Natur zieht sich in Vorbereitung auf den Winter in sich selbst zurück, die Bäume werfen ihre Blätter ab und alles wird ruhiger.

Schließlich sind wir bei der völligen Stille des Winters angekommen, die wir als »verdichtetes Yin« bezeichnen. Die Natur befindet sich im Winterschlaf und aus dieser Stille erwächst eine neue große Kraft.

Beachten Sie die Gesetzmäßigkeiten des Energiekreislaufs von Yin und Yang, so wird sich in Ihrem Leben ein tiefes Gleichgewicht einstellen und Ihnen zu einem vollkommenen Wohlbefinden verhelfen. Unser natürlicher Orientierungspunkt sollte stets unsere persönliche Erfahrung in Bezug auf Gesundheit, Kraft und Energie sein. Beginnt unser Gesundheitszustand von diesem Gleichgewicht abzuweichen, kann uns die erneute bewusste Hinwendung zum Yin-Yang-Kreislauf helfen, unsere Lebensenergie zu bewahren und Krankheiten, Unwohlsein oder chronische Müdigkeit zu vermeiden. Die Theorie von Yin und Yang hilft uns, aktiv an unserer eigenen Heilung mitzuwirken.

Dieser Kreislauf ist auch auf den Ablauf einer Woche oder eines Tages übertragbar.

Der 24-stündige Yin-Yang-Kreislauf

Die Zeit von der Morgendämmerung bis zum Vormittag wird vom ansteigenden Yang beherrscht. Es ist eine ideale Zeit für Meditation, körperliche Bewegung oder intensive geistige Arbeit. Wenn wir die Disziplin aufbringen, eine Stunde früher aufzustehen, um in der Morgendämmerung Körperübungen zu machen, wirkt sich das für den Rest des Tages positiv auf unseren Energiehaushalt und unsere Konzentrationsfähigkeit aus.

Vom Vormittag bis zum frühen Nachmittag

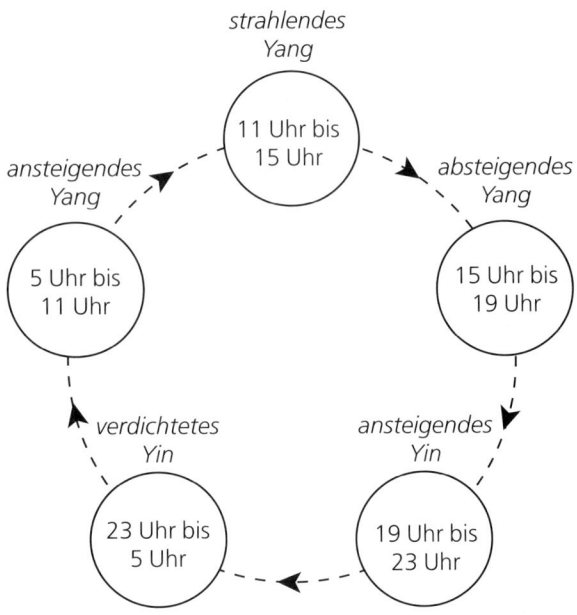

Der 24-stündige Yin-Yang-Energiekreislauf

herrscht strahlendes Yang. Hier sind wir normalerweise am gastfreundlichsten; es ist eine gute Zeit für Begegnungen, Diskussionen, Debatten und Vorstellungsgespräche. Wir können nun ebenfalls gut Körperübungen oder ein Bewegungstraining machen.

Die Zeit vom frühen bis zum späten Nachmittag wird vom absteigenden Yang beherrscht. Wir fühlen uns dann oft ein bisschen träge. Eine kurze Pause, die wir für einen Spaziergang oder ein paar Atemübungen nutzen, lässt uns wieder Energie tanken.

Vom späten Nachmittag bis zum späten Abend haben wir dann ansteigendes Yin. Der Körper kommt allmählich zur Ruhe, um sich auf den Schlaf vorzubereiten. Das ist nicht die richtige Zeit für übermäßige körperliche oder geistige Aktivität, doch in unserer westlichen Kultur ist dieser Rhythmus schwer einzuhalten, weil unser Arbeitstag normalerweise erst zwischen 17.00 und 18.00 Uhr endet und dann unsere gesellschaftlichen Aktivitäten beginnen.

Vom späten Abend bis zur Morgendämmerung herrscht verdichtetes Yin vor. Stille und tiefer Schlaf regenerieren Körper, Geist und Seele und stellen das Gleichgewicht wieder her. Ist unser Schlaf tief und erholsam, dann ist auch die ansteigende Yang-Energie stark und kräftig, so dass uns ein dynamisches Training am frühen Morgen überhaupt keine Mühe bereitet.

Der wöchentliche Yin-Yang-Energiekreislauf

Auch hier beginnt der Zyklus wieder mit dem ansteigenden Yang am Montag. Er eignet sich gut für ein sanftes bis mäßiges Training. Dienstag und Mittwoch werden mit dem strahlenden Yang assoziiert, jenem Zeitraum, in dem am meisten Energie verfügbar ist. Übungsprogramme, die Hitze erzeugen und Kraft und Beweglichkeit fördern (wie beispielsweise Aerobic), bringen den Körper zu einem energetischen Höhepunkt. Donnerstag ist der Tag des absteigenden Yang. Die körperlichen Aktivitäten sollten weniger anstrengend sein. An diesem Tag beginnen wir oft schon mit der Planung des Wochenendes. Es ist interessant, dass Fitness-Kurse am Donnerstagabend oft deutlich weniger besucht sind als zu Beginn der Woche.

Freitag und Samstag werden vom ansteigenden Yin beherrscht. Jetzt erreicht unsere Energie ihren Tiefpunkt. Übungsformen, die

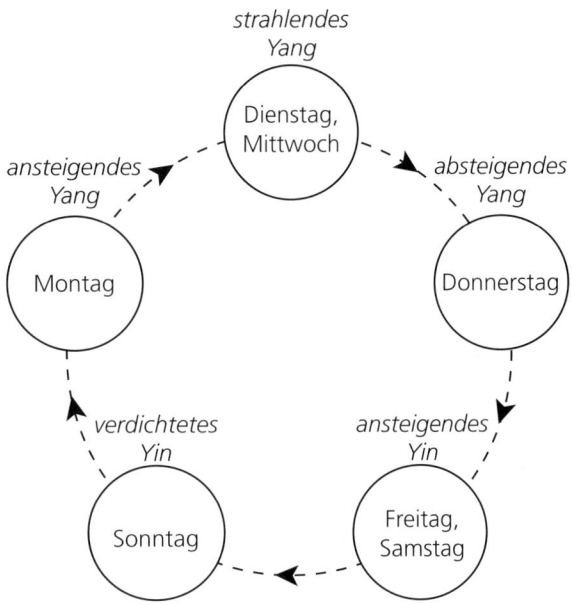

Der wöchentliche Yin-Yang-Energiekreislauf

den Körper dehnen (wie Yoga, Tai Ji, Body-Conditioning oder Feldenkrais) sind jetzt zu empfehlen.

Am Sonntag herrscht verdichtetes Yin vor. Die Tradition, an diesem Tag nicht zu arbeiten, entspricht der Theorie von Yin und Yang, dass nämlich der Sonntag ein Tag der Stille, Reflexion und Ruhe sein sollte.

Der Yin-Yang-Kreislauf in der Chi-Ball-Methode

Die Verbindung mit der Theorie von Yin und Yang macht die Chi-Ball-Methode zu einem neuen und einzigartigen Körpertraining. Wenn wir erst einmal die volle Auswirkung der fünf Aspekte des Yin-Yang-Kreislaufs in uns spüren, werden wir allmählich sensibler dafür, wie wir mit unserer Energie umgehen und sie auf der körperlichen, geistigen und seelischen Ebene Tag für Tag, Woche für Woche oder auch im Laufe der Jahreszeiten ausdrücken.

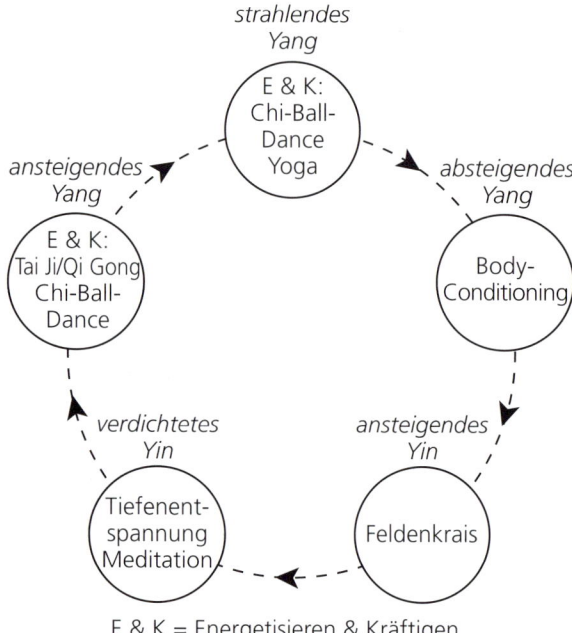

Der Yin-Yang-Energiekreislauf in der Chi-Ball-Methode

Ein Chi-Ball-Training erweckt für gewöhnlich die Körperenergie mit Tai Ji bzw. Qi Gong. Das regt die Atmung an und hebt das Energieniveau – ansteigendes Yang. Dann folgen eine Reihe energetischer dynamischer Bewegungen, die mit rhythmischem Atmen koordiniert werden, um das Herz-Kreislauf-System zu stimulieren und das Meridian-System auszugleichen und zu vitalisieren. Yoga-Stellungen entsprechen der strahlenden Yang-Energie.

Übungen, die auf den von Joseph Pilates gelehrten Techniken basieren, nutzen den Atem

und konzentrieren sich auf die innere Kraft und Stabilität, die dem absteigenden Yang entsprechen. In diese Phase des Trainings können auch Yoga-Sitzpositionen integriert werden.

Die Feldenkrais-Methode arbeitet mit mühelosen, sich wiederholenden Bewegungsmustern, die uns helfen, alte, gewohnte Körperhaltungen aufzugeben, die Verspannungen, Unbehagen oder sogar Schmerzen verursachten. Dieser angenehme und äußerst entspannende Teil des Trainings entspricht der ansteigenden Yin-Energie.

Zum Schluss folgen eine mindestens zehnminütige Tiefenentspannung und noch einmal zehn bis zwanzig Minuten Meditation, damit wir das verdichtete Yin wahrnehmen und integrieren können.

Tao ist die Mutter des Ganzen
Das Ganze teilt sich in Yin und Yang
Aus diesen beiden geht das Dritte hervor;
Aus den Dreien kommt alles Leben
Yin ist Form, das Gefäß.
Yang ist Essenz, der Inhalt.
Wie das Einatmen und das Ausatmen des Lebens
sind diese beiden eins.

(Laotse, *Tao te Ching*)

Die Fünf Elemente

Yin und Yang sind die Wurzel und der Stamm aller Schöpfung;
Die fünf Elemente sind die Äste,
die die Blätter, Blüten und Früchte des Universums tragen.

Mantak Chia, *The Inner Structure of Tai Chi*

Mit diesem Teil der Theorie der Traditionellen Chinesischen Medizin beginnt sich ein Bild der Entsprechung zwischen unserer Gesundheit und der Natur herauszukristallisieren. Falls noch irgendjemand daran zweifeln sollte, dass unsere persönliche Gesundheit untrennbar mit der des Planeten, auf dem wir leben, verknüpft ist, so sollte er einmal über die folgenden Worte des chinesischen Philosophen Meister Huai Nan nachdenken, der im 2. Jahrhundert vor Christus lebte:

Die Himmel haben vier Jahreszeiten,
fünf Elemente, neun Bereiche und
dreihundertsechsundsechzig Tage.
Der Mensch hat vier Glieder, fünf Eingeweide,
neun Öffnungen und dreihundertsechsundsechzig
Körperteile.
Der Himmel hat Wind, Regen, Kälte und Hitze.
Auch der Mensch »nimmt auf« und »gibt ab«;
Freude und Zorn.
So entspricht die Galle den Wolken;
die Lunge dem Wasserdampf;
die Leber dem Wind;
die Nieren dem Regen;
und die Milz dem Donner.

Katastrophen und Chaos in unserer Welt werden von einem Ungleichgewicht in der Natur verursacht, genauso wie die Krankheit beim Menschen. Davon sind Menschen, die mit Hilfe der Traditionellen Chinesischen Medizin heilen, überzeugt. Daher würde, wenn wir besser für uns selbst sorgten, auch der allgemeine Respekt für den Planeten auf natürliche Weise zunehmen. Moderne Wissenschaftler sind heute der Ansicht, dass wir höchstens noch zwanzig Jahre Zeit haben, bis die Schäden an der Umwelt ein irreversibles Maß erreicht haben werden. Trifft das auch auf uns Menschen zu?

Holz, Feuer, Erde, Metall und Wasser sind die fünf natürlichen Elemente, durch welche sich die Yin- und Yang-Energien ausdrücken. Jedes dieser Elemente wird mit einem inneren Organ und einer Jahreszeit assoziiert, wie aus der folgenden Tabelle ersichtlich. Wenn ein Mensch, der Traditionelle Chinesische Medizin praktiziert, versucht, die Ursachen für die Krankheit eines Patienten zu ermitteln, zieht er die natürlichen Körperrhythmen in Betracht sowie das Gleichgewicht der Yin- und Yang-Kräfte und den Einfluss, welchen jedes der fünf Elemente auf den Gesundheitszu-

Element	Farbe	Jahreszeit	zugeordnete Organe	Yin-Yang-Phase
Holz	Grün	Frühling	Leber/Gallenblase	ansteigendes Yang
Feuer	Rot	Sommer	Herz/Dünndarm	strahlendes Yang
Erde	Gelb	Spätsommer	Magen/Milz	absteigendes Yang
Metall	Silber/Weiß	Herbst	Lunge/Dickdarm	ansteigendes Yin
Wasser	Dunkelblau Schwarz	Winter	Niere/Blase	verdichtetes Yin

stand dieses Individuums ausübt. Die Traditionelle Chinesische Medizin setzt das innere Organ mit jedem Element und dem entsprechenden Zyklus in Beziehung. So wird bei einem erkrankten Menschen das Entstehungsbild der Disharmonie herausgearbeitet, indem man auf die Fünf-Elemente-Theorie zurückgreift.

Man könnte sagen, dass die Fünf Elemente wie in der Natur fünf Phasen repräsentieren. Wie bei den Yin- und Yang-Kräften erkennen wir ein Muster: Jedes Element trägt zum nächsten bei und wird gleichzeitig vom nächsten abgelöst. Diese Prozesse werden auch »Kreislauf der gegenseitigen Erzeugung« und »Kreislauf der gegenseitigen Kontrolle« genannt.

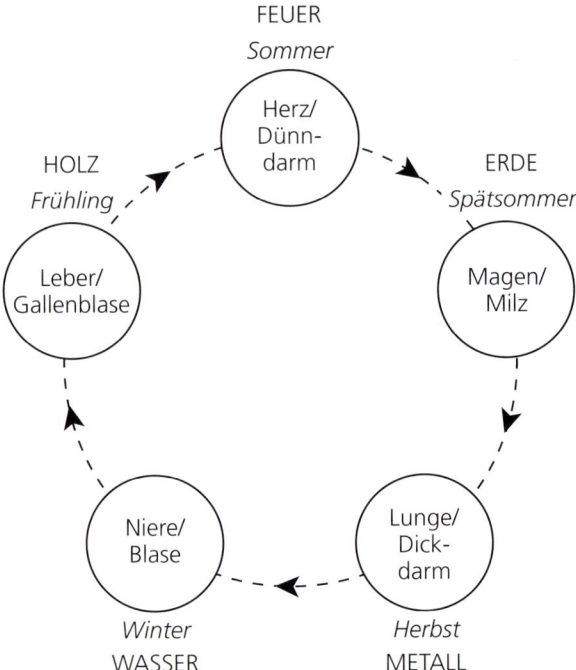

Der Energiekreislauf der gegenseitigen Erzeugung

Der Kreislauf der gegenseitigen Erzeugung

Bei diesem Kreislauf nährt sich ein Element vom vorhergehenden und trägt wiederum zum nachfolgenden bei. Wasser nährt Holz, das von Feuer zu Asche verbrannt werden kann. Diese nährt wiederum die Erdmineralien und Metalle, die Bestandteil des Wassers sind.

Dieses Muster ist auch auf unsere Organe übertragbar: Die dem Element Holz zugeordneten Organe (Leber und Gallenblase) nähren und versorgen die dem Element Feuer zugeordneten Organe (Herz und Dünndarm). Letztere leiten mit Sauerstoff angereichertes Blut und Stoffwechselenergie zu den dem Element Erde zugeordneten Organen (Magen und Milz). Der Magen und die Milz

nähren wiederum die dem Element Metall zugeordneten Organe (Lunge und Dickdarm) und diese die dem Element Wasser zugeordneten Organe (Nieren und Blase). Der Kreis schließt sich, indem die Nieren Blut für die Leber liefern.

Der Kreislauf der gegenseitigen Kontrolle

Im »Kreislauf der gegenseitigen Kontrolle« interagieren alle Elemente miteinander, jedes hat einen Einfluss auf alle anderen und wird von ihnen beeinflusst: Wasser hält Feuer in Schach; Holz wächst, bedeckt die Erde und verhütet so ihre Erosion durch Wind oder

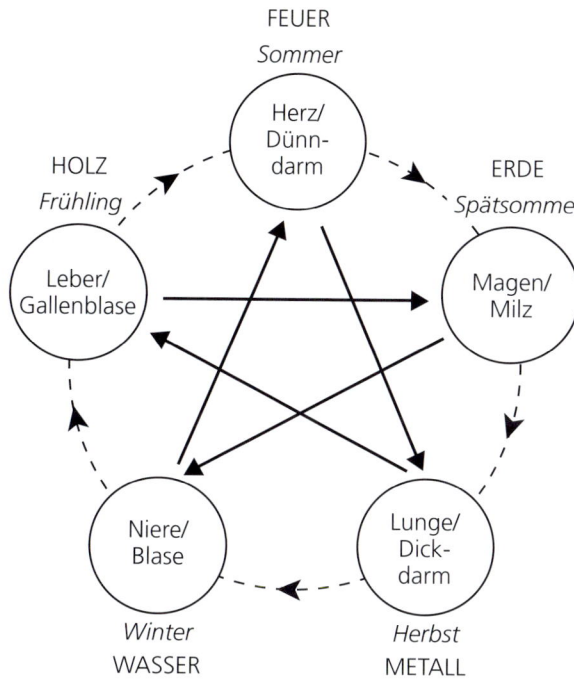

Der Energiekreislauf der gegenseitigen Kontrolle

derum unsere essenzielle Lebensenergie *Jing* bewahren und den Flüssigkeitshaushalt im Gleichgewicht halten. Nieren und Blase kühlen und durchfeuchten die dem Element Feuer entsprechenden Organe Herz und Dünndarm. Diese (das Herz als Verteiler des Blutes und der Dünndarm als Nahrungsempfänger und -umwandler) kontrollieren die dem Element Metall zugeordneten Organe (die Lunge, welche die Atmung und Verteilung des Chi steuert, und den Dickdarm).

Die Traditionelle Chinesische Medizin lehrt uns, dass die inneren Organe »Arbeitsgemeinschaften« bilden. Jedes Paar von inneren Organen wird auch den Jahreszeiten zugeordnet, und wenn wir dem Beispiel der Natur folgen und uns ihren ansteigenden und abfallenden Energieniveaus anpassen, erfreuen wir uns guter Gesundheit und erreichen einen Zustand des harmonischen Gleichgewichts. Ist ein »Organpaar« (oder ein Organ innerhalb der Arbeitsgemeinschaft) in seiner Funktion gestört, so wird auch das im Kreislauf der gegenseitigen Erzeugung bzw. der gegenseitigen Kontrolle nachfolgende Organpaar negativ beeinflusst. Ist die Nierenenergie beispielsweise stark, können die Nieren ihre Aufgabe, eine Überhitzung des Herzens zu verhüten, effektiv erfüllen. Eine Grau- oder Rotfärbung der Gesichtshaut, hoher oder niedriger Blutdruck, *Angina pectoris* und Schlaflosigkeit weisen andererseits darauf hin, dass die Leber, die Gallenblase (»Kreislauf der gegenseitigen Erzeugung«) oder die Nieren (»Kreislauf der gegenseitigen Kontrolle«) möglicherweise zu schwach sind, um das Herz zu unterstützen.

Wasser. Feuer beherrscht Metall, indem es dieses weich und formbar macht; Erde kontrolliert Wasser, indem sie Flussufer und Seenbecken bildet; Metall hindert das Holz am übermäßigen Wuchern, weil Metallwerkzeuge zum Fällen von Bäumen und zur Beseitigung von Unterholz benutzt werden.

Auf unseren Körper übertragen, versorgen im »Energiekreislauf der gegenseitigen Kontrolle« die dem Element Holz zugeordneten Organe (Leber und Gallenblase) die dem Element Erde entsprechenden Organe (Magen und Milz) mit Energie, die wiederum für die Umwandlung und den Transport von Nahrung zuständig sind und die Feuchtigkeit der dem Element Wasser zugeordneten Organe (Nieren und Blase) kontrollieren, welche wie-

Auch unsere Emotionen beeinflussen den

Gesundheitszustand der inneren Organe. Es heißt, dass das Herz der Sitz des *Shen,* des Geistes, sei. In manchen chinesischen Texten wird das Herz als »Wohnsitz des Geistes« bezeichnet. Anzeichen für eine Disharmonie im Bereich des Herzens sind schwere Erregungszustände, Ruhelosigkeit, Geistesabwesenheit, sprunghaftes Denken, Kaltherzigkeit, übertriebener Enthusiasmus gefolgt von tiefer Enttäuschung, ständiges nervöses Lachen oder Plappern und ein Mangel an Humor.

Jedes Element steht mit einer bestimmten Jahreszeit in Verbindung:

> Der Winter, die Zeit des Rückzugs, der Reflexion und Stille, wird vom Wasser repräsentiert.
> Das neue Wachstum und Aufblühen im Frühling wird mit Holz assoziiert.
> Feuer repräsentiert die strahlende Kraft und Leidenschaft des Sommers.
> Das Ernten und Sammeln im Spätsommer spiegelt sich in den Eigenschaften der Erde wider.
> Die Dichte und Verfestigung des Herbstes zeigt sich in den Eigenschaften des Metalls.

Wenn wir unsere individuelle Energie mit der uns umgebenden Natur in Einklang bringen wollen, geben uns die Rhythmen der Jahreszeiten deutliche Hinweise darauf, wie und wann wir unser Verhalten und unsere Aktivitäten ändern sollten – und das bezieht sich nicht nur auf die körperlichen Aktivitäten, sondern auch auf alle anderen Aspekte unseres Lebens.

Die Fünf Elemente beim Körpertraining

Der Energiekreislauf der Jahreszeiten spiegelt den von Yin und Yang wider. Im Frühling steigt die Energie an und erreicht im Sommer ihren Höhepunkt. Im Spätsommer wird die Energie stabilisiert und nimmt dann zum Herbst hin ab. Während des Winters erleben wir einen Stillstand der Energie.

Da uns durch das bisher Gesagte inzwischen klar geworden ist, auf welchen Grundlagen die Chi-Ball-Methode beruht, wissen wir nun auch, dass mit diesem Körpertraining weder aus allgemeinen gesundheitlichen Erwägungen noch aus Gründen der Mode eine Gewichtsabnahme angestrebt wird. Hinter unserer Absicht, den Körper regelmäßig zu bewegen, steckt also ein persönliches Motiv und Ziel. Es ist überdies viel interessanter und sinnvoller, die uns umgebende Natur zu beobachten und unser Übungsprogramm darauf abzustimmen.

Die Chi-Ball-Methode macht sich fünf Übungsdisziplinen zunutze, um die Energien der Jahreszeiten, wie sie in der Fünf-Elemente-Theorie beschrieben werden, zu spiegeln: Tai Ji, Qi Gong, Yoga, Body-Conditioning, Feldenkrais und Tiefenentspannung. Mit der praktischen Ausübung dieser Disziplinen werden wir uns in Kapitel 3 beschäftigen. Nun, da wir uns mit der hinter der Traditionellen Chinesischen Medizin stehenden Philosophie des Ausgleichs und den Energien der Jahreszeiten vertraut gemacht haben, können wir uns dem Meridian-System zuwenden.

Element	Jahreszeit	Natur	Energiequalität	Chi-Ball-Elemente
Holz	Frühling	neues Wachstum	ansteigende Energie	Energetisieren & Kräftigen: Tai Ji, Qi Gong, Chi-Ball-Dance
Feuer	Sommer	volles Erblühen	Energiehöhepunkt	Energetisieren & Kräftigen: Chi-Ball-Dance, Yoga
Erde	Spätsommer	Erntezeit	Verfestigung	Body-Conditioning
Metall	Herbst	Rückzug	abnehmende Energie	Feldenkrais
Wasser	Winter	Winterschlaf	verlangsamte, stille Energie	Tiefenentspannung

Das Meridian-System

Die Leitbahnen transportieren Chi und Blut, regulieren Yin und Yang, halten Sehnen und Knochen elastisch und fördern so die Gelenke.

Nei Jing

So wie unsere Venen und Arterien die Kanäle für das Blut innerhalb unseres Körpers sind, funktioniert das Netzwerk der Meridiane als Verteilersystem für Chi (unsere Lebensenergie). Die auf beiden Körperseiten verlaufenden Meridiane oder Energiekanäle sind mit einem elektrischen Leitungssystem vergleichbar, und die speziellen Punkte, an welchen diese Energiebahnen stimuliert werden können, könnte man etwa als Glühbirnen ansehen.

Angeblich gibt es im menschlichen Körper über fünfzig Meridiane, aber es ist heute üblich, nur mit vierzehn Meridianen zu arbeiten. Zehn dieser Energieleitungsbahnen stehen in direkter Verbindung mit unseren wichtigsten inneren Organen, während die anderen vier für die Regulierung der Körpertemperatur, das Fließen der Flüssigkeiten zwischen den Organen und die Steuerung des gesamten Meridian-Netzwerks zuständig sind. Wird der Energiefluss innerhalb dieses Netzwerks durch irgendetwas beeinträchtigt oder blockiert, können unsere Zellen, Gewebe, Muskeln, Bänder und inneren Organe in Mitleidenschaft gezogen werden, weil das Chi dann nicht mehr alle Körperteile erreicht.

Die Organe, die paarweise zusammenarbeiten und von den zehn Hauptmeridianen reguliert werden, sind:

• Leber und Gallenblase
• Herz und Dünndarm

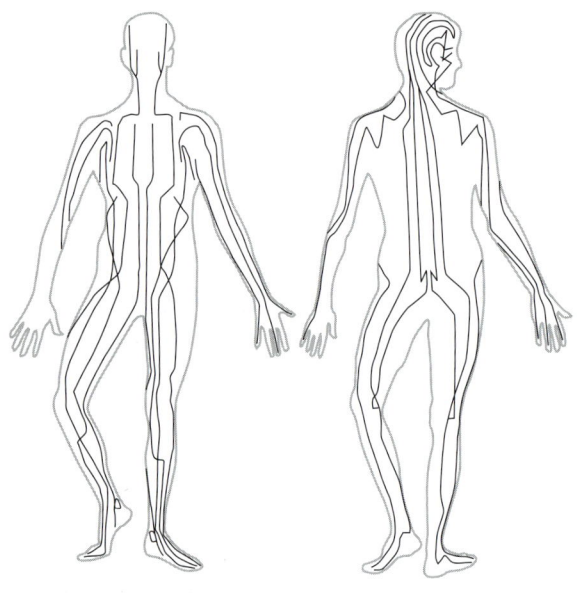

Das Meridian-System

- Magen und Milz
- Lunge und Dickdarm
- Nieren und Blase

Die Meridiane des Herzbeutels und des Dreifachen Erwärmers schützen das Herz und
steuern den Blut- und Nährstoffkreislauf. Der
Herzbeutel (Pericardium) ist die äußere Mem-
bran, die das Herz umgibt und es vor emotionalem Stress und Belastungen schützt. Der
Dreifache Erwärmer kontrolliert die Energiekanäle des Körpers und ist damit für die
Überwachung der Nährstoffverteilung und
Blutzirkulation zuständig.

Der dreizehnte und der vierzehnte Meridian
werden als Lenker- und Dienergefäß bezeichnet. Beide stellen wichtige Verbindungs-
punkte dar, an denen sich alle anderen Meridiane kreuzen, und regulieren den Chi-Fluss
und den Ausgleich zwischen Yin und Yang.

Die beiden letztgenannten Meridiane haben
großen Einfluss auf unser Nervensystem, unseren Geisteszustand, unsere Empfängnisfä-
higkeit (Schwangerschaft) und unser spirituelles Bewusstsein.

Lethargie, Kreislaufstörungen, muskuläre
Verspannungen, Rückenschmerzen und Kopfschmerzen können Symptome eines blockier-
ten oder aus dem Gleichgewicht geratenen
Meridians sein. Ein solches Ungleichgewicht
entsteht, wenn entweder zu wenig oder zu
viel Chi fließt. In der Traditionellen Chinesischen Medizin spricht man dann entweder
von »erschöpftem« oder von »stagnierendem
Chi«, weil der Energiefluss in einem bestimmten Meridian entweder zu schwach oder
blockiert ist. Stagnierendes Chi muss zum
Fließen gebracht werden, damit der Körper
seine Vitalität wiedererlangen kann und die
Schmerzen und Verspannungen in den entsprechenden Körperbereichen aufgelöst werden. Das erreicht man, indem bestimmte
Punkte entlang der Meridiane stimuliert werden. Es sind dieselben Punkte, die gewöhnlich bei der Akupunktur, der Akupressur oder
Tai-Ji-, Qi-Gong- und Yoga-Übungen stimuliert werden, um den Chi-Fluss wieder in
Gang zu bringen.

Bestimmte physische Symptome sind Hinweise auf ein Ungleichgewicht oder auf eine
Blockade in einem Meridian.

Organe und Meridiane	körperliche Symptome, die auf ein Ungleichgewicht hinweisen
Leber, Gallenblase	Augenprobleme, steife und verspannte Muskeln, verspannte Sehnen und Bänder, brüchige oder weiche Nägel, Migräne, Übelkeit, eingeschränkte Sehfähigkeit, Ohrenprobleme, Verspannungen in Nacken und Schultern, Abszesse, Lethargie
Herz, Dünndarm (Herzbeutel, Dreifacher Erwärmer)	gerötetes Gesicht, unregelmäßiger Puls, wenig oder übermäßiges Schwitzen, zu niedriger oder zu hoher Blutdruck, Sprachprobleme (Stottern), Schlaflosigkeit, Hyperaktivität; schmerzhafte, trockene Ekzeme
Milz, Magen	aufgetriebener Leib, Vorfall innerer Organe, Neigung zu blauen Flecken, Gewichtsprobleme, Erschlaffung; raue, trockene Haut; schlechte Verdauung, chronischer Heißhunger auf Süßes, schwacher Muskeltonus
Lunge, Dickdarm	Sinusitis, verstopfte Nase, Halsprobleme, Verstopfung, Ekzeme, Schuppenflechte, Probleme mit der Atmung,

	Kreislaufprobleme, Melancholie oder Depression
Niere, Blase	Ischialgie, ständiger Durst, Blasenentzündungen, dunkle Ringe unter den Augen, zu häufiges oder seltenes Wasserlassen, Osteoporose, Unfruchtbarkeit und Impotenz, schwache Abwehrkraft, Augenprobleme, Ohrinfektionen, Rückenschmerzen, Probleme mit dem Knochengerüst, frühzeitiges Ergrauen

Wie unsere Gefühle unseren Gesundheitszustand beeinflussen

Jeder der beschriebenen Meridiane wird mit einer bestimmten Emotion assoziiert und auch hier kann ein Übermaß oder ein Mangel die Gesundheit des damit verbundenen Organs beeinträchtigen. Ungeduld und Frustration mögen beispielsweise die Leber schädigen; Angst und Schreckhaftigkeit beeinträchtigen die Nieren; unsere Gallenblase reagiert negativ auf Wut und Zorn und die Lunge wird durch Trauer beeinflusst. Ständige Sorgen bringen die Milz in Aufruhr, während übertriebener, überschäumender Enthusiasmus oder Hysterie ihren Tribut vom Herzen fordern. All diese Emotionen können zu einer Chi-Blockade führen, bei welcher der stagnierende Energiefluss, wie ein Blutgerinnsel, einen Krankheitszustand verursachen kann.

Organe und Meridiane	zugeordnete Emotionen
Lunge, Dickdarm	Trauer: die Unfähigkeit, Enttäuschungen loszulassen; Pessimismus, Engstirnigkeit
Milz, Magen	Sorge: Zwanghaftigkeit, Konzentrationsschwäche, Zerstreutheit; das Gefühl, dass der Fluss des Lebens stagniert; Unsicherheit, Hunger nach Zuwendung, emotionale Sorgen
Niere, Blase	Angst: Depressionen, Unberechenbarkeit; das Gefühl, es nicht zu schaffen; Panikattacken, Versagensängste, Schwarzseherei
Herz, Dünndarm (Herzbeutel, Dreifacher Erwärmer)	Freude: Hysterie, übertriebenes Lachen, Mangel an emotionaler Wärme, Kritiksucht, Zynismus, Naivität, exzessives Denken und Arbeiten, übermäßige Verletzbarkeit; das Gefühl, im Leben ungeschützt zu sein; Unfähigkeit zu entspannen, Defensivität, Übervorsichtigkeit, Überempfindlichkeit
Leber, Gallenblase	Wut: Frustration, Ungeduld, Reizbarkeit, Nachtragendsein, lang anhaltender Groll, Eifersucht, Aggression

Alle »Organ-Paare« spielen eine dreifache Rolle: Sie halten uns physisch am Leben, steuern unseren Lebenswillen und ermöglichen es uns, zu spüren, was es bedeutet, lebendig zu sein. Deshalb muss das Gleichgewicht zwischen diesen drei Aspekten aufrechterhalten werden, wenn wir im eigentlichen Sinne des Wortes gesund sein wollen.

Chi-Ball und die Meridiane

Die Meridiane können wie die meisten anderen Körpersysteme durch regelmäßiges Training gehegt und gepflegt werden. Die Bewegung, die tiefere Atmung und die durch bestimmte Übungen erzeugte Wärme sollen diese Kanäle reinigen und revitalisieren und so den Chi-Fluss in unseren Organen verbessern.

Um das zu erreichen, setzen wir bei der Chi-Ball-Methode die Prinzipien von Tai Ji, Qi Gong und Yoga in tänzerischen Sequenzen um, welche von langsam und sanft (yin) bis dynamisch und schnell (yang) reichen. Das bewusste Atmen und die wiederholt ausgeführten, flüssigen Bewegungen lösen muskuläre und emotionale Spannungen und Chi-Blockaden auf. Am Ende einer solchen Chi-Ball-Übungseinheit, in der wir den Ball benutzen, um uns auf unsere Energiekanäle zu konzentrieren, sollten ein verbesserter Kreislauf, mehr Geschmeidigkeit, erhöhtes Atemvolumen sowie verbesserte Konzentrations- und Koordinationsfähigkeit stehen.

Organpaare und Meridiane	Lebensfunktionen	Emotion	psychische Funktionen	höchste Ausdrucksform
Leber und Gallenblase	Evolution und Anpassung, Bewegung und Wachstum	Wut	Absicht, Weitblick, Anpassungsfähigkeit	Mitgefühl
Herz und Dünndarm (Herzbeutel und Dreifacher Erwärmer)	Selbstverwirklichung, Idealisierung und Erfüllung	Freude	Bewusstheit Identitätsgefühl, Harmonie, Liebe	Liebe
Milz und Magen	Konkretisierung, Ernährung	Sorge	Konzentration, Kognition, Sympathie	Empathie
Lunge und Dickdarm	Umwandlung und Synthese, Austausch	Trauer	Grenzen, Instinkt, Interaktion	Verehrung
Niere und Blase	Fortpflanzung	Angst	Willenskraft, Widerstandsfähigkeit, Einfallsreichtum	Weisheit

Chi – die vitale Energie

Das Tao erzeugt die Eins.
Die Eins erzeugt die Zwei.
Die Zwei erzeugt die Drei.
Und die Drei erzeugt alle Dinge.
Alle Dinge haben im Rücken das Yin
und streben nach Yang,
und die strömende Kraft gibt ihnen
vollkommene Harmonie.

Laotse, *Tao te Ching*

Die Chinesen sprechen von *Chi*, die Japaner von *Ki* und die Inder von *Prana*. Die westliche Übersetzung, die diesen Begriffen am nächsten kommt, ist »Lebensenergie« oder »ursprüngliche Lebenskraft«; diese existiert nach den uralten östlichen Philosophien in allen Lebensformen. Wenn die Energie frei fließt, sind Körper, Geist und Seele wach und sensibel und funktionieren harmonisch; ist sie blockiert, wird der gesamte Organismus in Mitleidenschaft gezogen und kann erkranken.

Es gibt sieben Arten von Chi, und wenn wir etwas über die Qualitäten dieser verschiedenen Energieformen wissen, verstehen wir auch, wie die Gesundheit des physischen, mentalen und emotionalen Körpers aufrechterhalten, beeinträchtigt und wiederhergestellt werden kann:

1 Atem-Chi
2 Nahrungs-Chi
3 ursprüngliches Chi
4 inneres Chi
5 äußeres Chi
6 nährendes Chi
7 schützendes Chi

Wir wollen uns nun jede Chi-Qualität im Einzelnen anschauen.

Atem-Chi

So wichtig wie die Menge und Qualität der Luft, die wir atmen, ist die Art und Weise, wie sie aufgenommen und wieder abgegeben wird. Eine schlechte Atmung beeinträchtigt unsere Gehirnfunktionen einschließlich unseres Gedächtnisses und unserer Konzentrationsfähigkeit, unsere emotionale Stabilität, unser Herz, unsere Lunge, unsere Muskeln, unseren Blutkreislauf und unser Nervensystem. Da Sauerstoff als Treibstoff für Chi gilt, ist es notwendig, tief in den Bauch zu atmen (als Bauch- oder Zwerchfellatmung bekannt), wenn der Chi-Fluss durch den Körper wieder angeregt werden soll.

Nahrungs-Chi

Die Nahrung ist eine weitere wesentliche Quelle unserer Lebenskraft. In China ist es seit jeher Tradition, die Mahlzeiten sehr sorgfältig zu planen und zuzubereiten, um die Lebenskraft zu erhalten. Gemüse werden stets auf eine bestimmte Weise geschnitten (um die natürliche Richtung des Chi-Flusses nachzuahmen) und es wird immer über einer Flamme gekocht. Elektrizität und insbesondere Mikrowellen zerstören das Chi in der Nahrung. Yang-Nahrungsmittel, wie unter der Erde wachsende Gemüse, Milchprodukte, Fisch und rotes Fleisch werden im Winter gegessen, während man im Sommer

Salate, Tomaten, Gurken und andere über der Erde wachsende Gemüse sowie Soja-Produkte, magere Fischsorten und weißes Fleisch (Yin-Nahrungsmittel) zu sich nimmt.

Ursprüngliches Chi

Das Chi, mit dem wir geboren werden, wird als »ursprüngliches Chi« bezeichnet und es bestimmt unsere Gesundheit. Die Qualität unseres ursprünglichen Chi wird bis zu einem gewissen Grad vom Gesundheitszustand unserer Eltern zum Zeitpunkt unserer Empfängnis bestimmt. Ihr Alter, die Qualität ihrer Nahrung und ihr allgemeiner körperlicher, geistiger und emotionaler Zustand beeinflussen unser ererbtes Chi. Menschen, die mit einer starken Konstitution geboren werden (hohe Energiequalität, hohes Energieniveau), betrachten ihren von Natur aus guten Gesundheitszustand oft als etwas Selbstverständliches und strapazieren ihn so lange, bis sie ihre Gesundheit so weit geschwächt haben, dass sie krank werden. Jemand, der mit schwachem Chi geboren wird, muss sich andererseits ständig durch gesunde Ernährung, angemessene körperliche Bewegung, richtige Atmung und innere Ausgeglichenheit darum bemühen, seine Gesundheit zu stärken und auf diese Weise Krankheiten zu vermeiden.

Inneres Chi

Auf dieses Chi sind unsere inneren Organsysteme angewiesen, um gut zu funktionieren und gesund zu bleiben. Inneres Chi fließt mit dem Blut in alle inneren Organe und durch alle Meridiane, unterstützt das Wechselspiel zwischen den Yin- und Yang-Kräften und trägt dazu bei, ein harmonisches Gleichgewicht in unserem Körper zu erhalten. Übertriebene körperliche Aktivitäten können das innere Chi erschöpfen, während völlige Inaktivität es stagnieren lässt. Ein gesundes Maß an ausreichend dynamischer Körperbewegung ist jedoch eine wesentliche Voraussetzung für die notwendige Stimulierung und den freien Fluss von innerem Chi.

Äußeres Chi

Diese Energie umgibt uns ständig, kann aber nur von sehr sensitiven Menschen wahrgenommen und beurteilt werden. Gut ausgebildete Qi-Gong-Meister können beispielsweise unsere feinstofflichen Körper auf Anzeichen eines körperlichen Ungleichgewichts oder einer Krankheit hin untersuchen. Neben Akupunktur, Akupressur und Reiki kann auch Qi Gong eingesetzt werden, um ein krankes Organ, dessen Störung sich in äußerem Chi zeigte, zu heilen, energetisch aufzuladen und wieder ins Gleichgewicht zu bringen.

Nährendes Chi

Nährendes Chi verteilt sich im Körper mit dem Blutstrom über das Herz und die Blutgefäße, um die Ernährung unserer inneren Organe, Zellen, Gewebe, Muskeln und Knochen sicherzustellen.

Schützendes Chi

Die Feuchtigkeit aus den Hautporen und Schweißdrüsen bildet eine Chi-Schutzschicht, die, wenn sie ausreichend gestärkt wird, eine Barriere gegen eindringende Bakterien und Viren bildet und uns vor Kälte (Erkältungen) schützt. Dieses schützende Chi unterstützt den Körper in seinem Kampf gegen eindringende Keime, denen es gelang, die natürlichen Verteidigungslinien zu durchbrechen.

Es gibt noch zwei weitere erwähnenswerte Arten des Chi: stagnierendes und rebellisches Chi.

Stagnierendes Chi

Muskelschmerzen und Funktionsstörungen der Organe werden oft durch stagnierendes Chi verursacht. Husten weist auf gestautes Chi in der Lunge hin und ein aufgeblähter Bauch kann ein Hinweis auf stagnierendes Chi in der Leber sein.

Rebellisches Chi

So nennt man stagnierendes Chi, das begonnen hat, sich in die falsche Richtung zu bewegen. Übelkeit, Erbrechen, Aufstoßen, Sodbrennen und Schluckauf sind Symptome, die auf rebellisches Chi hinweisen.

Chi und die 24-Stunden-Körperuhr

Indem wir uns bewusst machen, wie wir uns zu bestimmten Zeiten des Tages fühlen, können wir erkennen, wie der Energiefluss in unseren Organen zu unserem geistigen und körperlichen Wohlbefinden beiträgt. Die Konzentration von Chi und der Fluss des Blutes durch die Organe ändert sich ungefähr alle zwei Stunden, und das ist auch der Grund dafür, dass wir energetische Hochs und Tiefs erleben. Um Mitternacht ist das Chi am meisten yin (ruhig, langsam, still) und zieht sich tief ins Körperinnere zurück, während es gegen zwölf Uhr mittags seine volle Yang-Qualität (nach außen gerichtet, überfließend) erreicht. Um diese Zeit sollten wir uns also am wachsten und vitalsten fühlen. Während sich ein Organ und der zugeordnete Meridian mit Chi füllen (yang werden), entleeren sich andere Organe vom Chi (werden yin).

Wie aus der unten abgebildeten Grafik ersichtlich, ist die Chi-Konzentration in der Gallenblase und der Leber zwischen elf Uhr nachts und drei Uhr morgens am höchsten, während sie zu dieser Zeit im Herzen und im Dünndarm am niedrigsten ist. Die Leber regeneriert sich am besten, wenn der Körper sich in der Horizontalen und im Ruhezustand befindet. Das erklärt, weshalb Schichtarbeiter im höheren Alter häufig Probleme mit der Gallenblase, der Leber und anderen zugeordneten Organen bekommen: Diese Organe bekamen über einen langen Zeitraum hinweg nicht ausreichend Gelegenheit, sich nachts zu regenerieren.

Zwischen fünf und sieben Uhr morgens, wenn im Dickdarm die höchste Chi-Konzent-

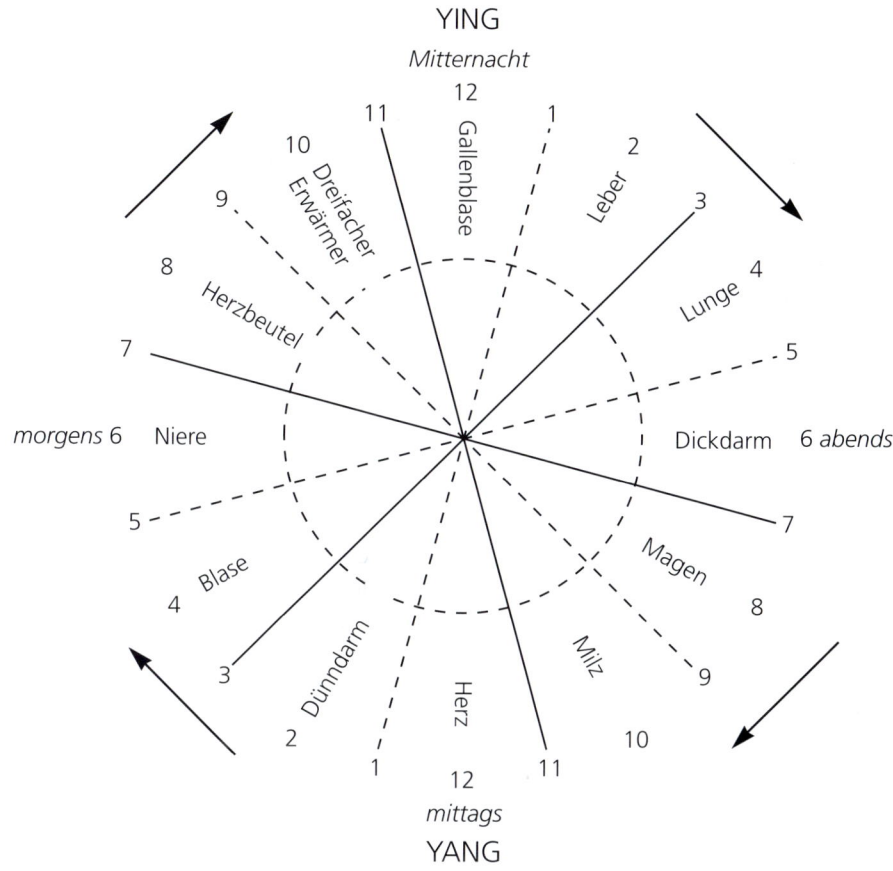

Chi und die 24-Stunden-Körperuhr

ration erreicht wird, ist die beste Zeit zur Darmentleerung. Um sieben Uhr fließt das Chi in den Magen und die Milz weiter, um diese Organe auf die erste Mahlzeit des Tages vorzubereiten. Die allmähliche Abnahme von Chi im Magen, die bereits gegen neun Uhr morgens einsetzt, erklärt auch, weshalb sowohl chinesische als auch westliche Gesundheitsexperten dazu raten, immer leichtere Mahlzeiten zu sich zu nehmen, je weiter der Tag fortschreitet. In dem alten Sprichwort »Iss morgens wie ein König, mittags wie ein Edelmann und abends

wie ein Bettler« steckt mehr Weisheit, als die meisten von uns vielleicht ahnen.

Die Nieren zählen zu unseren vitalsten, aber auch zu den verletzlichsten Organen, denn sie erhalten dann das meiste Chi, wenn wir in unserem Bemühen, unseren Arbeitstag durchzuhalten, unserem Organismus gewöhnlich die meiste Energie abziehen. Dieses Muster führt in einen Teufelskreis, denn je schwächer unsere Nieren werden, desto schwerer fällt es uns, unsere Konzentration und unser Energieniveau aufrechtzuerhalten.

Chi und Körpertraining

Unser Körper ist auf die richtige Menge von Chi und seinen ungehinderten Fluss angewiesen. Mit einfachen Übungen, die auf Bewegungen aus dem Tai Ji, Qi Gong, Chi-Ball-Dance und Yoga basieren, zielt die Chi-Ball-Methode darauf ab, das Gleichgewicht im Organismus zu erhalten oder wiederherzustellen. Die richtige Atmung bringt in Verbindung mit speziellen Übungen stagnierendes Chi erneut zum Fließen und hilft, die Meridiane mit Energie zu versorgen und unsere inneren Organe zu schützen. Die 24-Stunden-Körperuhr und der Yin-Yang-Energiekreislauf sind unser Kompass, der uns zeigt, wann wir am besten trainieren und wann wir ruhen sollten.

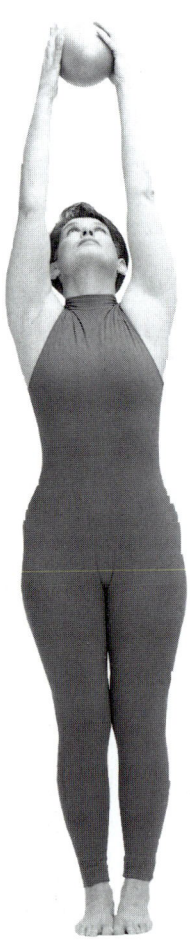

Kapitel 2

Die altüberlieferten und die modernen Wurzeln der Chi-Ball-Methode

Die Chi-Ball-Methode umfasst fünf Übungs-disziplinen, und so steht sie in Einklang mit den Jahreszeiten und der Fünf-Elemente-Theorie:

1. Energetisieren und Kräftigen (Tai Ji, Qi Gong und Chi-Ball-Dance), um das Energieniveau anzuheben, die inneren Organe gesund zu erhalten und um allgemein ausgeglichen zu bleiben
2. Yoga zur Entwicklung von Kraft und Beweglichkeit und zur Erhaltung eines harmonischen Gleichgewichts
3. Body-Conditioning, um den Körper zu stabilisieren und die Körperkontrolle zu verbessern
4. Feldenkrais-Übungen zur Entspannung und Wiederentdeckung der Mühelosigkeit von Bewegung
5. Tiefenentspannung für innere Harmonie und allgemeines Wohlbefinden

Energetisieren und Kräftigen

Hier werden Tai Ji, Qi Gong und dynamische, moderne Aerobic-Tanzsequenzen, »Chi-Ball-Dance« genannt (durch rhythmisches Atmen wird der Energiefluss in Bewegung gebracht und werden die Yin- und Yang-Kräfte angeregt), kombiniert.

Tai Ji bringt eine fließende, entspannende Qualität in die Bewegung; Qi Gong verbessert die Atmung und den Fluss von innerem Chi; und Chi-Ball-Dance erzeugt Hitze, die wiederum die Atmung, den Chi-Fluss und den Kreislauf anregt. Da das Zwerchfell bewegt und gedehnt wird, findet die Atmung wieder zu einem natürlicheren Rhythmus zurück. Die Hauptmeridiane (Energiekanäle) öffnen sich, Chi beginnt freier zu fließen, so dass ein Gleichgewicht zwischen den Yin- und Yang-Kräften entsteht.

Das Übungsprogramm »Energetisieren und Kräftigen« habe ich vor allem für Menschen entwickelt, die bereits Erfahrungen mit östlichen Übungsdisziplinen gemacht haben, sie dann aber wieder aufgaben, weil sie nicht in der Lage waren, die Bewegungen richtig auszuführen. Die Bewegungseinheit entspricht in vieler Hinsicht dem, was wir im Westen als »Aufwärmphase« bezeichnen, so dass die Pulsfrequenz bereits hoch genug und der Körper warm und geschmeidig ist, wenn wir mit den anstrengenderen, vom Yoga beeinflussten Übungen beginnen.

Tai Ji

Das letztendliche Ziel von Tai Ji besteht darin,
mit den verschiedenen Aspekten des eigenen Selbst
vertraut zu werden;
wenn sie miteinander in Einklang sind,
bist du ein organisches Ganzes.

Paul Brecher, *The Principles of Tai Chi*

Tai Ji wird wohl am besten als eine sanfte Form der Kampfkunst beschrieben. Ursprünglich wurde sie zur Selbstverteidigung ausgeübt; ihr liegt die Philosophie des Tao oder »des Weges« zugrunde. Heute wird Tai Ji oft »Weg der Höchsten Harmonie« oder »das Erhabene Letzte« genannt ... Bezeichnungen, die auf die Yin- und Yang-Aspekte der Bewegungsabläufe und -techniken hinweisen. Wir lassen uns sinken und richten uns auf; ziehen uns zurück und bewegen uns wieder nach vorn; beugen und strecken uns – und all das tun wir sanft und kontrolliert, während wir uns gleichzeitig auf das innere und das äußere Gleichgewicht unseres Körpers konzentrieren. Tai Ji bietet uns sowohl eine körperliche als auch eine geistige Herausforderung und wird als eine der heilsamsten Formen des körperlichen Trainings betrachtet. Es hilft uns, Chi frei fließen zu lassen und ein echtes Gleichge-

wicht zu erreichen. Kann Chi ungehindert durch das Meridian-System fließen, so stärkt es unser Immunsystem und versorgt Bereiche, die blockiert sind, mit neuer Energie. Auf diese Weise werden Schmerzen und Verspannungen gelindert, Blockaden aufgelöst, unsere Sehnen, Muskeln, Knochen und unser gesamtes Nervensystem werden mit Energie versorgt. Und auch unsere Organe bleiben gesund.

Da sich Tai Ji darüber hinaus ebenfalls auf der emotionalen Ebene auswirkt, können sich selbst eingefahrene Verhaltensmuster oder mentale Fixierungen auflösen, die vielleicht der Verbesserung unseres Gesundheitszustandes oder unserer geistigen Entwicklung im Wege standen. Frei fließendes Chi sorgt für körperliche, geistige und seelische Gesundheit.

In Übereinstimmung mit den Prinzipien von Yin und Yang kann wahre Harmonie nur durch den Ausgleich der Gegensätze erreicht werden: Abstand in Zeiten des Stresses, Vergebung in Zeiten des Streites und der Auseinandersetzung. Ebenso kann wahre Kraft nur erlangt werden, wenn wir auf der anderen Seite mit vollkommener Stille und Entspannung vertraut sind. Es kann eine Weile dauern, bis wir das gelernt haben, doch wenn wir nach einiger Zeit, in der wir Tai Ji praktizierten, innerlich stärker geworden sind, wird auch unser Äußeres diese innere Kraft widerspiegeln.

Atmung beim Tai Ji

Viele Anfänger haben Schwierigkeiten mit der langsamen und sanften Atmung, wie sie beim Tai Ji praktiziert wird, da sie den Einsatz des gesamten Zwerchfells erfordert. Durch chronischen Stress, Sorgen, die Unfähigkeit, sich zu entspannen, und eine extrem schlechte Körperhaltung haben die meisten Erwachsenen vergessen, wie man richtig atmet: Sie atmen flach ein und aus, wobei die Luft nur in den oberen Brustraum gelangt. Schon wenn wir das natürlichere Atemmuster wiedererlernen, kann sich das äußerst positiv auf unseren Gesundheitszustand auswirken.

Wie man richtig atmet

Richtiges Atmen muss aus dem *Dantien* (dem Nabelzentrum) kommen. Um zu spüren, wie sich das anfühlt, legen Sie einfach beide Hände direkt unter dem Nabel auf den Bauch, wobei sich die Fingerspitzen berühren sollten (siehe Seite 190). Atmen Sie jetzt durch die Nase ein und nehmen Sie wahr, wie sich die Hände auseinander bewegen, während der Bauch sich ausdehnt und wölbt. Atmen Sie dann durch den Mund aus. Wenn der Bauchumfang wieder abnimmt, sollten sich die Fingerspitzen wieder treffen. (Um Hyperventilation zu vermeiden – eine häufige Erscheinung bei den ersten Versuchen mit Atemübungen –, sollten Sie länger aus- als einatmen). Irgendwann sind Sie dann in der Lage, durch die Nase ein- und auszuatmen.

Die Praxis des Tai Ji

Damit Tai Ji seine ganze Wirkung entfalten kann, müssen wir uns besonders auf fünf Aspekte unseres Körpers konzentrieren:

das Innere des Körpers
Machen Sie sich bewusst, wo sich Ihre Körperorgane befinden und welche Meridiane durch sie hindurchführen. Stellen Sie sich, während Sie sich bewegen und atmen, vor, wie Chi entlang der Meridiane durch Ihre Organe fließt.

der äußere Körper allgemein
Nehmen Sie Ihren Körper von außen wahr. Können Sie Ihre Haut und Ihr Haar spüren? Spüren Sie die Schuhe an Ihren Füßen oder die Kleidungsstücke, die Teile Ihres Körpers bedecken? Machen Sie sich bewusst, wie Sie dastehen und wie es sich anfühlt, wenn Sie gehen oder Ihre Arme und Beine bewegen.

die Vorderseite
Konzentrieren Sie sich nun auf die Vorderseite Ihres Körpers; spüren Sie, wie sie sich beim Einatmen ausdehnt. Konzentrieren Sie sich vor allem dann auf Ihre Vorderseite, wenn Sie sich nach vorn bewegen (Yang).

die Rückseite
Beim Ausatmen sollten Sie eine entspannende, sanft abwärts gleitende Empfindung in Ihrem Rücken wahrnehmen. Konzentrieren Sie sich auf die Rückseite Ihres Körpers, während Sie sich rückwärts bewegen (Yin).

allgemeine Körperwahrnehmung
Lenken Sie Ihre Aufmerksamkeit ins *Dantien* (Nabelzentrum) Ihres Körpers. Spüren Sie seine Kraft beim Einatmen. Atmen Sie

aus und lassen Sie dabei die Arme und Beine nach unten sinken und die Wirbelsäule sich nach oben ausrichten.

Mit Hilfe dieser bewussten Wahrnehmung können Sie eine tiefere Konzentration auf Ihre Körperhaltung, Ihre Stabilität und Ihr Gleichgewicht erreichen. So lernen Sie, Ihren Rumpf, die Gliedmaßen, den Kopf und schließlich die Bewegung des Chi zu beherrschen.

Grundstellung

1. Stehen Sie barfuß so, dass Ihre Füße etwa schulterbreit auseinander sind. Beide Fußsohlen liegen flach auf dem Boden.
2. Um sich besser zentrieren zu können, stellen Sie sich vor, dass aus Ihren Fußsohlen Wurzeln in den Boden hineinwachsen.
3. Um zu verhindern, dass sich Chi staut oder der Chi-Fluss behindert wird, beugen Sie leicht die Knie und lassen Ihr Körpergewicht ein wenig nach unten sinken.
4. Nehmen Sie die Schultern leicht nach hinten und strecken Sie Hals und Kopf, so dass die Wirbelsäule sich allmählich gerade ausrichtet. Lassen Sie Ihr Steißbein nach unten sinken und ziehen Sie das Schambein ein wenig nach oben (so richten Sie Ihr Becken aus). Versuchen Sie nun, den größeren Raum, der im mittleren Bereich Ihres Körpers entsteht, wahrzunehmen, und achten Sie auf blockierte oder verspannte Stellen. Lassen Sie den Körper allmählich nach unten sinken, während Ihre Wirbelsäule gerade und aufgerichtet bleibt.
5. Entspannen Sie Schultern, Arme, Hände und Ihre Atmung.

6. Ihre Finger sollten sich locker und Ihre Handflächen warm anfühlen.
7. Obwohl Sie in einer entspannten Haltung stehen, fühlen sich Ihre Beine stark und kraftvoll an. Lassen Sie Füße und Zehen richtig breit werden, um so viel Kontakt wie möglich zum Boden zu haben.
8. Um Ihre Position noch mehr zu stabilisieren, beugen Sie die Knie noch ein wenig, wobei Sie darauf achten sollten, dass Ihr Gewicht auf den Fersen ruht. Drücken Sie die Knie leicht nach außen in Richtung der kleinen Zehen, so dass die Unterschenkel sich ein wenig drehen. Jetzt sollten Sie sich gut geerdet fühlen.

Haltung

1. Ihre Wirbelsäule ist aufrecht. Lassen Sie Ihr Steißbein nach unten sinken und heben Sie das Schambein ein wenig an.
2. Die Schultern befinden sich in einer Linie direkt über Ihrem Becken oder *Dantien* (Nabelzentrum).
3. Ihr Körpergewicht ist so gelagert, dass Ihr Becken nun über der Ferse und dem Mittelpunkt Ihres Fußes ruht.
4. Bewegen Sie sich aus der Mitte oder dem *Dantien* heraus und folgen Sie der Bewegung mit dem Oberkörper. Beginnen Sie die Bewegung aus der Mitte, lassen Sie den Rumpf folgen und lassen Sie Ihren Körper sich als vollständige Einheit bewegen.
5. Solange Ihr Rücken gerade ist, kann Chi mühelos durch die Wirbelsäule fließen. (Der Chi-Fluss wird blockiert, wenn die Schultern nach vorn fallen und die Wirbelsäule nicht aufgerichtet ist.)

6. Achten Sie während dieser Bewegungen auf Ihre Kopfhaltung. Halten Sie den Kopf gerade, indem Sie das Kinn ein wenig zurückziehen, bis sich die Ohren direkt über den Schultern befinden. Versuchen Sie wahrzunehmen, ob eine Seite des Nackens sich anders anfühlt als die andere, und spüren Sie die Bewegung in der Halswirbelsäule.

7. Ihre Finger fühlen sich locker an und Ihre Handflächen sind warm. Achten Sie darauf, dass Ihre Arme entspannt sind.

Chi lenken

Sie können sich des Chi-Flusses bewusst werden und lernen, ihn zu lenken, während der Körper über die Fußsohlen, die Handflächen oder die Schädeldecke Chi aufnimmt und ins *Dantien* zieht.

Chi spüren

Indem Sie sich auf bestimmte Bereiche Ihres Körpers konzentrieren, können Sie tatsächlich spüren, wie der Körper mit Chi aufgeladen wird. Folgende Anzeichen weisen auf Chi hin:

• warme Hände und Füße, warmes Gesicht
• ein Prickeln in den Fingern
• allgemeine Körperwärme, die ein Hinweis darauf sein könnte, dass die Kerntemperatur des Körpers gestiegen ist. Das bedeutet, dass Chi durch den ganzen Körper zirkuliert

Den Körper erden und bewegen

1. Wenn Sie das Gewicht von einem Bein auf das andere verlagern, sollte die Gewichtsverteilung etwa 60 zu 40 sein.

2. Wenn Sie Ihr Gewicht von einem Fuß auf den anderen verlagern, sollten Sie ebenfalls darauf achten, dass das Gewicht tragende Bein 60 Prozent des Körpergewichts trägt, während auf dem anderen noch etwa 40 Prozent lasten.

3. Ihre Beine sollten kraftvoll, aber mühelos arbeiten und Sie sollten zentriert bleiben.

4. Konzentrieren Sie sich wieder auf Ihr *Dantien* und nehmen Sie Ihren Körper als Einheit oder Energiezentrum wahr.

5. Bleiben Sie während dieser Bewegungen so entspannt wie möglich, und vermeiden Sie es, in Gedanken abzuschweifen: Konzentrieren Sie sich die ganze Zeit auf Ihren Körper.

Den Körper entspannen und bewegen

1. Stellen Sie sich stets vor, Sie würden sich in einem Wasserbecken befinden: Lassen Sie Arme und Beine »fließen« und bewegen Sie sich langsam, ohne sich anzustrengen – bleiben Sie dabei entspannt.

2. Bringen Sie Ihre Atmung mit Ihren Bewegungen in Einklang: Atmen Sie ein, während Sie Drehbewegungen ausführen, und aus, wenn Sie sich oder einen Teil Ihres Körpers strecken. Atmen Sie ein, kurz bevor Sie sich bewegen, und aus, während Sie Ihr Gewicht von einem Bein auf das andere verlagern.

Die Tai-Ji-Praxis umfasst fünf Grundmuster der Bewegung:

nach oben und nach unten
  Bewegungen, die mit Aufrichten und Sich-sinken-Lassen verbunden sind

nach vorn und zurück
  wenn man sich nach vorn oder zurück bewegt, um das Gewicht von einem auf das andere Bein zu verlagern oder beim Vorwärts- und Rückwärtsgehen

seitlich
  bei allen zur Seite gerichteten Bewegungen

von der Körperachse weg
  Arm- und Beinbewegungen, die von der Körpermitte nach außen ausgeführt werden

zur Körperachse hin
  Arm- und Beinbewegungen, die nach innen oder zur Körpermitte hin ausgeführt werden

Tai Ji und Chi-Ball

Bei der Chi-Ball-Methode machen wir uns die Grundprinzipien des Tai Ji zunutze, um zu lernen, wie wir uns aus der Entspannung herausbewegen und einen stabilen und festen Stand erreichen. Durch regelmäßiges Üben können wir stark und gleichzeitig geschmeidig werden und uns kontrolliert und dennoch anmutig bewegen. Indem wir uns während unserer Bewegungen darauf kon-

zentrieren, was wir innerlich spüren, bekommen wir ein Gefühl für Harmonie und Balance.

Qi Gong

Die Qi-Gong-Therapie kann wie andere Formen der chinesischen Medizin auf zwei einfache Prinzipien reduziert werden: Die Meridiane werden gereinigt und so wird ein harmonischer Energiefluss sichergestellt und das Gleichgewicht der Yin- und Yang-Kräfte wird wiederhergestellt.

Wong Kiew Kit, *The Art Of Chi Kung*

Frei übersetzt bedeutet Qi Gong »die Kunst, Chi zu kultivieren«. Während man Tai Ji praktizieren kann, um Krankheiten zu verhüten, praktiziert man Qi Gong, um sie zu heilen und Körper, Geist und Seele wieder ins Gleichgewicht zu bringen. Qi Gong zu üben hat vielen kranken Menschen nachgewiesenermaßen geholfen, schwere Krankheiten wie Krebs, Herz-Kreislauf-Erkrankungen, Asthma, Arthritis und chronisches Müdigkeitssyndrom zu überwinden, außerdem ist es sehr hilfreich bei Alltagsbeschwerden wie Magendrücken, Verdauungsproblemen und anderen lästigen oder schmerzhaften Symptomen.

Wie ich bereits an anderer Stelle in diesem Buch erwähnt habe, entstehen Krankheiten oder Disharmonien im Körper, wenn das Gleichgewicht zwischen Yin und Yang gestört ist. Die Wirkung des Qi Gong beruht auf einer Reinigung und Energetisierung des Meridian-Systems und der inneren Organe – so wird das körperliche und seelische Wohlbefinden wiederhergestellt. Wenn Chi frei fließen kann und unsere Yin- und Yang-Energien im Gleichgewicht sind, wird der Körper widerstandsfähiger gegen Krankheiten, Unwohlsein und mögliche negative Einflüsse. Der Schwerpunkt der Qi-Gong-Therapie liegt auf der Anregung und Steuerung des Chi. Die einzelnen Bewegungen sind statischer als beim Tai Ji, und es werden sowohl Atem- als auch Visualisationstechniken eingesetzt, um das Chi zum Fließen zu bringen und die inneren Organe zu regenerieren oder um heilendes Chi in ganz bestimmte Körperteile zu lenken.

In chinesischen Krankenhäusern wird die Qi-Gong-Therapie häufig angewandt und gilt als eine äußerst erfolgreiche Methode, um den Heilungsprozess nach Operationen zu beschleunigen und lebensbedrohliche Erkrankungen zu heilen. Doktor Hong Liu, Arzt und Qi-Gong-Meister, hat sich auf die Heilung von Krebserkrankungen spezialisiert. Patienten mit Krebs, Aids oder anderen schweren Krankheiten bekommen als Teil ihres individuellen Behandlungsplans neben Chemotherapie und schulmedizinischen Medikamenten heilende Qi-Gong-Übungen und Kräutermedizin verordnet. In seinem Buch *Qi-Gong-Wunder* betont Dr. Hong Liu, dass wir stets an unserer eigenen Heilung mitarbeiten müssen, egal, wie krank oder beeinträchtigt wir auch sein mögen.

Die Praxis des Qi Gong

Den Geist einstimmen

Man kann die Vorteile und positiven Auswirkungen der Meditation keinem Menschen beschreiben, der nie meditiert hat. Die ständige Überflutung mit Eindrücken und Reizen unserer Alltagswelt ist eine der Hauptursachen für geistigen und emotionalen Stress. Den meisten von uns ist überhaupt nicht bewusst, wie irritierend und Stress erzeugend der tägliche Geräuschpegel von Radios, Fernsehern, Straßenverkehr und Telefonen für Körper und Geist ist. Da Stress die Gesundheit beständig angreift, ist es sehr wertvoll, täglich Übungen zu machen, die das unaufhörliche innere Geplapper beruhigen und den Körper entspannen und regenerieren können. Das natürliche Atemmuster, welches die inneren Körpersysteme in einem harmonischen Gleichgewicht hält, ist bei den meisten Erwachsenen durch Stress oder den ständigen Ausdruck negativer Gefühle gestört. Wenn Sie sich auf den Atem konzentrieren oder eine Form geführter Visualisation machen, kann Ihnen das helfen, die mentalen Störungen aufzulösen und die physische Ordnung und Stabilität wiederherzustellen.

Das natürliche Atmen wieder zu erlernen beruhigt bei Stress und hilft bei körperlicher Erkrankung. Wenn wir uns in Stresssituationen sofort unser Atemmuster bewusst machen, bleibt uns ein Augenblick Zeit, um uns innerlich von dem Geschehen zu distanzieren und so Verantwortung für unsere Gesundheit und unser Wohlbefinden zu übernehmen. Übungen wie »Hara-Atmung im

Sitzen«, »Hara-Atmung im Liegen« (Seite 190), »Atmung in umgekehrter Stellung« (Seite 192), »Strohhalm-Atmung« (Seite 193) oder »Mit Hilfe des Atems in die Mitte kommen« (Seite 195) können uns helfen, unser Atemmuster deutlich wahrzunehmen, und uns zeigen, wie schnell es auf Achtsamkeit anspricht. All diese Übungen sind eine ideale Vorbereitung auf das richtige Atmen beim Tai Ji, Qi Gong, Yoga, Pilates® oder Feldenkrais. Hat sich die Atmung dann reguliert und atmen wir wieder in unserem natürlichen Rhythmus, fallen uns stille Meditationen wesentlich leichter (siehe auch die Übungen unter »Atmung, Tiefenentspannung und Meditation« in Kapitel 3, Seite 190).

Atmung beim Qi Gong

Bei diesem Körpertraining ist es wichtig, die Atmung mit den Körperbewegungen in Einklang zu bringen. Praktizieren wir Qi Gong, so atmen wir auch mit der Bewegung der *Energie*. Das wird erreicht, indem wir uns ganz und gar auf den Atem und die Bewegung konzentrieren. Nur durch diese absolute Konzentration können beide Aspekte im Fluss und in Verbindung gehalten werden. Sobald der Geist durch inneres Geplapper abgelenkt wird, kommt der Atem ins Stocken, und die Energie wird zerstreut.

Visualisiert man während der Übungen, wie die Energie in und durch die Meridiane oder inneren Organe fließt, und steuert man diesen Energiefluss achtsam, so leitet man einen Heilungsprozess der inneren Organe ein, bringt stagnierendes Chi zum Fließen

und erreicht eine allgemeine Regeneration des inneren Chi. Wenn man in der Lage ist, ein klares inneres Bild vom Aussehen der inneren Organe und ihrer Lage innerhalb des Körpers zu erzeugen, wird der Heilungsprozess intensiviert und beschleunigt.

Atmung bei der stillen Meditation

Atmen verbindet Körper und Geist miteinander. Ist die Atmung durch irgendetwas beeinträchtigt, so wird der Körper schwer und träge, der Geist benebelt und zerstreut. Auch wenn die Beruhigung des Geistes durch Meditation schließlich zur Entspannung des Körpers führt, kann ein durch physische Blockaden und Anspannung verursachtes Unbehagen den meditativen Prozess anfangs stören. Die meisten von uns werden es als äußerst hilfreich empfinden, den Körper vor der stillen Meditation zu bewegen und zu strecken. Mit bestimmten Atemtechniken verbundene Körperübungen befreien und entspannen den ganzen Körper, lockern das Zwerchfell, regen den Kreislauf an und intensivieren den Chi-Fluss durch Blutgefäße und Meridiane. Diese körperliche Entspannung entlastet außerdem den Geist, befreit ihn von der äußeren Schicht aus mentalem und emotionalem Stress und hilft ihm, sich in einen Zustand der Stille fallen zu lassen. Das Stillsitzen fällt dann leichter und ist deutlich angenehmer.

Schnüffelatmung

Dreimal kurz durch die Nase einatmen und dreimal kurz und rasch durch die Nase ausatmen (ein bis zwei Minuten lang) reinigt das Blut, regt die Tätigkeit der inneren Organe an und bringt geistige Klarheit. Das ist von großem Vorteil, wenn wir meditieren wollen. Die Schnüffel-Technik – die der »Feuer-Atmung« im Yoga ähnelt – kann auch bei nachlassender Konzentration oder wenn wir wenig Energie haben, bzw. wenn unsere Energie nachlässt, sehr hilfreich sein.

Grundstellung

Die Grundlage der Qi-Gong-Praxis ist die Reiterposition (oft wird Qi Gong ausschließlich in dieser Stellung durchgeführt). Der Abstand zwischen den Füßen ist schulterbreit bis deutlich mehr als schulterbreit (breite Reiterposition), so dass wir eine feste, stabile Ausgangsposition für die Übung schaffen. Um während der Bewegung locker und im Gleichgewicht zu sein, ist es wichtig, das Becken sinken zu lassen und das *Dantien* oder *Hara* (wie es in Japan genannt wird) nach unten in Richtung Erde zu bringen, indem wir leicht in die Knie gehen. Die Wirbelsäule ist aufgerichtet und gerade und der Kopf befindet sich in einer Linie mit dem Nabel und dem Punkt in der Mitte zwischen unseren Füßen. Der Kopf strebt nach oben. Er steht für den Himmel, während das Becken und die Füße die Erde repräsentieren. Die Reiterposition fördert den Energiefluss zwischen diesen beiden Punkten. Sie ist eine der wichtigsten Stellungen im Qi Gong.

Haltung

Die wichtigsten Aspekte der Körperhaltung beim Praktizieren des Qi Gong sind:

1. **Kopf und Nacken:** Der Kopf wird ausbalanciert und so gehalten, als ob er von den Schultern weg nach oben gezogen würde. Die Dehnung des Nackens (bei leicht angezogenem Kinn) sorgt dafür, dass die Halsmuskeln weich und entspannt sind. Verspannungen im Nacken oder im Hals beeinträchtigen den Energiefluss zum Kopf. Deshalb ist es beim Qi Gong so wichtig, auf die Haltung des Kopfes zu achten, wann immer Sie Ihre Ausrichtung oder Position verändern.

2. **Brustkorb und Schultern:** Durch die Konzentration auf den Herzbereich kann sich der Brustkorb ganz natürlich öffnen und dehnen. Wenn man beim Üben visualisiert, wie sich das Herz in Richtung Sonne hebt, wird die Brustwirbelsäule (mittlerer Rücken) ins Zentrum des Körpers gezogen, für das Zwerchfell wird Platz geschaffen (was das Atmen erleichtert) und so kann man die Aufmerksamkeit besser auf die Ausrichtung der Wirbelsäule lenken. Nimmt man bewusst wahr, wie sich das Herz bzw. das Brustbein hebt, so entspannen sich die Schultern normalerweise von selbst und finden in ihre natürliche Position zurück. Leichtes Rundwerden in den Schultern (ohne diese nach vorn zu kippen) dehnt und lockert die Mitte des Rückens, so dass das Risiko, in diesem Bereich Spannungen festzuhalten, sich verringert.

3. **Bauch:** Die Bauch- oder Zwerchfellatmung wird sowohl beim Tai Ji als auch beim Qi Gong praktiziert. Der Bauch hebt sich oder dehnt sich aus, während man einatmet, und sinkt wieder, während man ausatmet (siehe auch »Hara-Atmung im Sitzen« und »Hara-Atmung im Liegen«, Seite 190). Ein kräftiger Bauchmuskel ist eine wichtige Voraussetzung für eine gesunde Funktion des Zwerchfells, wenn wir Luft und Gase über die Lunge ausstoßen. Die Kräftigung der Bauchmuskulatur trägt zu einer beträchtlichen Verbesserung unserer Atmung bei. Die Übungen des Body-Conditioning eignen sich besonders zur Kräftigung der Bauchmuskeln (siehe auch Abschnitt »Body-Conditioning« in Kapitel 3, Seite 150 ff.).

4. **Becken und Wirbelsäule:** Das Becken ist entspannt, so als sei es zwischen zwei Punkten – den Beckenknochen – aufgehängt. Das Becken wird ein wenig nach unten und vorn gekippt (Steißbein sinken lassen und Schambein ein wenig anheben) und die Knie werden leicht gebeugt. So verlagert sich das Körpergewicht auf die Oberschenkel und der untere Rücken und die Hüften werden entlastet. Die Wirbelsäule fühlt sich nun in der Reiterposition leicht und stabil an.

5. **Knie:** Wenn man zum ersten Mal Qi Gong praktiziert, ist es wichtig, darauf zu achten, dass man die Knie nicht zu stark beugt (insbesondere dann, wenn man bereits unter Knieproblemen leidet). Im klassischen Qi Gong stehen die Füße parallel. Um Verspannungen in den Knien zu vermeiden, können Sie die Füße um 30 Grad nach außen drehen und die Knie in Richtung kleine Zehen drücken (ohne Gewalt auszuüben). Auf diese Weise werden die Knie durch die Kraft und Energie der Oberschenkelmuskeln unterstützt und die allgemeine Stabilität im Oberschenkel wird verbessert.

6. **Füße:** Die Füße stehen schulterbreit (oder breiter) auseinander, und, wie oben bereits erwähnt, im klassischen Training parallel. Eine starke und korrekte Stellung der Füße wird sowohl beim Tai Ji als auch beim Qi Gong oder Yoga als wesentliche Voraussetzung für die richtige Ausführung der Übungen betrachtet. Trägt man zu häufig und zu lange modisches Schuhwerk (einschließlich Turnschuhe), so wird die Fußmuskulatur empfindlich geschwächt. Starke Füße sorgen für eine gute Verbindung zur Erde. Der alte Ausspruch: »Mit beiden Beinen fest auf dem Boden stehen« beschreibt einen selbstbestimmten, entschlossenen und zuversichtlichen Menschen. Das Gefühl des Geerdetseins, das Gefühl also, mit der Erde verbunden zu sein, sorgt im Yoga und im Qi Gong für einen ruhigen Geist und eine ausgeglichene Seele. Yoga- und Qi-Gong-Meister sind der Ansicht, dass wir im Westen aufgrund unserer modernen Gewohnheiten das Risiko eingehen, »von den Füßen her abzusterben«. Wenn wir die feste, stabile Basis, die unsere Füße uns bieten sollten, verlieren, geht uns allmählich unsere Kraft und Unabhängigkeit verloren. Schwäche in den Füßen führt zu Schwäche in den Fußgelenken

(Sprunggelenken), Schienbeinen, Knien, Hüften, dem Becken, der unteren, mittleren und oberen Wirbelsäule, dem Nacken und dem Kopf. Es hängt nicht zuletzt von starken, geschmeidigen Füßen ab, ob wir bis ins hohe Alter agil und voller Energie bleiben.

7. **Ellbogen und Hände:** Wenn wir dafür sorgen, dass alle Gelenke locker und beweglich bleiben, kann Chi ungehindert durch die Meridiane fließen. Die Ellbogen zeigen nach außen, vom Körper weg, die Handflächen sind entspannt, gerundet und nach hinten gerichtet, die Finger sind leicht gekrümmt. Die *Lao-gung*-Punkte in der Mitte der Handflächen werden als die stärksten Energiepunkte des Körpers betrachtet, die Energie übertragen können.

8. **Augen:** Der Blick sollte weich sein. Fixieren Sie einen Punkt am Horizont oder am Boden (etwa zwei Meter von Ihnen entfernt) und lassen Sie alles andere um diesen Punkt herum leicht verschwimmen. Entspannen Sie die kleinen Muskeln hinter den Augen und lassen Sie die Augäpfel tiefer in die Augenhöhlen sinken.

9. **Mund:** Entspannen Sie Ober- und Unterkiefer, die Zungenwurzel und den Hals. Die Zähne können sich berühren, aber achten Sie darauf, dass Sie Ober- und Unterkiefer nicht zusammenpressen.

10. **Zunge:** Wenn Sie die Zungenspitze direkt hinter der oberen Zahnreihe an den Gaumen stoßen lassen, schließen Sie einen Energiekreis, indem Sie die beiden Hauptenergiekanäle des Körpers miteinander verbinden: das Lenkergefäß und

das Dienergefäß (siehe Seite 38). Beim Üben von Tai Ji, Qi Gong oder Yoga sollte man mit der Zunge stets sanft diesen Punkt berühren, damit inneres Chi oder Prana sich sammeln und dann durch den ganzen Körper transportiert werden kann.

Chi bewusst wahrnehmen

Wenn Sie mehr und mehr Energie bekommen und Chi durch den Organismus zu fließen beginnt, können verschiedene körperliche Empfindungen auftreten – vom Kribbeln, Zittern oder Schwitzen bis hin zu intensiven Hitze- oder Kältegefühlen. Diese Empfindungen können sich in den Extremitäten, im Bauch, in der Wirbelsäule oder im ganzen Körper bemerkbar machen. Sie sind vielleicht durch ein Zusammenwirken verschiedener Muskelreaktionen auf die Übungen verursacht worden, mögen aber auch ein Hinweis darauf sein, dass Chi das Energiesystem des Körpers öffnet, um freier durch die Meridiane und inneren Organe fließen zu können. Während der Körper vom Atem, von der Bewegung und vom inneren Chi vitalisiert wird, verbessert sich sowohl der Blut- als auch der Chi-Kreislauf, was zur Ausscheidung krank machender toxischer Substanzen oder Keime beiträgt. Müssen Sie beim Praktizieren der Übungen aufstoßen oder husten oder gehen Blähungen ab, so ist das ein Zeichen für ein Ungleichgewicht im Magen, in der Leber oder im gesamten Verdauungsapparat. Regelmäßiges Üben stärkt und heilt diese Organe, so dass die Symptome allmählich nachlassen. Wie bei

jeder anderen Übungsform beugen aufwär-
mende und abkühlende Übungen Muskelka-
ter vor. Sanfte Dehnübungen, die man vor
und nach dem Übungsprogramm durchführen sollte, bereiten den Körper vor und
helfen danach, die Energie zu integrieren.

Die Acht Kostbaren Übungen des Qi Gong

Es ist unmöglich, auf die spirituelle Ebene zu gelan-
gen, ohne die Körpererfahrung zu integrieren.
Kenneth S. Cohen, *The Way of Qi Gong*

Diese acht Übungen, die manchmal auch als
die »Acht Brokate« bezeichnet werden, gleichen die Yin- und Yang-Energien aus, verhüten oder heilen Krankheiten und werden von
Qi-Gong-Meistern jedem Patienten als Weg
zu Gesundheit und Vitalität verordnet. In
ihrer vollständigen Form ausgeführt, lösen sie
Blockaden in den acht Hauptmeridianen und
reinigen und regenerieren diese. Die Reiterposition (bei der die Füße mindestens schulterbreit auseinander stehen und die Knie gebeugt sind) oder eine ihrer Abwandlungen ist
die Grundposition, von der aus alle anderen
Übungen durchgeführt werden. In dieser
Stellung wird das volle Körpergewicht von
den Beinen und Füßen getragen, in denen
alle Hauptmeridiane entweder beginnen oder
enden.

Qi Gong und Chi-Ball

Bei der Chi-Ball-Methode wurden diese
»Acht Brokate« zu Bewegungen abgewandelt, die mit oder ohne den Ball ausgeführt
werden können und für eine korrekte Atmung und einen verbesserten Chi-Fluss im
Körper sorgen. Falls Sie weitere Informationen über die »Acht Kostbaren Übungen des
Qi Gong« wünschen, finden Sie weitere
Quellen in den Literaturempfehlungen, Seite
230 ff.

Chi-Ball-Dance

Jede der Bewegungen beim Chi-Ball-Dance,
die hauptsächlich vom Tai Ji und Qi Gong in-
spiriert sind, dehnt, kräftigt und reinigt die
Meridiane (wie wir an anderer Stelle in diesem Kapitel noch sehen werden). Da der
ganze Körper in die kraftvollen und doch
fließenden Bewegungen einbezogen wird,
welche sich in Tempo, Umfang und Richtung
unterscheiden, wird die Übungseinheit im
Wesentlichen zu einem Wechselspiel zwischen
den Yin- und Yang-Kräften:

Die der Bewegung entgegengesetzte Qualität – Groß und Klein, Vorwärts und Rückwärts, Auf und Ab – spiegelt die Beziehung
zwischen Yin und Yang. Richtiges Atmen
während der Übungen erzeugt zusätzliches
Chi, das die Meridiane revitalisiert und
wieder in ein harmonisches Gleichgewicht
bringt. Der Chi-Ball (falls er Anwendung
findet) funktioniert als Instrument, das uns
hilft, den Geist auf den Zweck jeder Bewe-

Körperbewegung		Chi-Ball-Dance	
Yin	Yang	Yin	Yang
nach unten	nach oben	»Sonnenuntergang«	»Sonnenaufgang«
nach links	rechts	»Einmal um die Welt«/links	»Einmal um die Welt«/rechts
nach hinten	nach vorn	»Der Mistral«	»Die Schwalbe«
im Sitzen	im Stehen	Energiereihe im Sitzen	Energiereihe in der Bewegung
sanft, langsam	schnell, dynamisch	»Den Wind schieben«	»Meereswelle«
kleine Bewegungen	große Bewegungen	»Die Brise«	»Der Sturm«
Oberkörper	Unterkörper	»Große Rolle«	»Der Wind«
Vorderseite	Rückseite	»Die Meerjungfrau«	»Die Kobra«
innerer Körper	äußerer Körper	»Beckenkreisen 1«	»Die Sonne umkreisen«
Tiefenentspannung	mit voller Energie	»Die Fisch-Position«	»Donner«

gung zu konzentrieren und uns der Lage der Meridiane in unserem Körper bewusst zu werden.

Die Bewegungen beim Chi-Ball-Dance

Die Bezeichnung und die Qualität jeder Bewegung spiegelt ein Element der Natur wider. In einer Trainingseinheit werden alle Bewegungen durch die Chi-Ball-Dance-Choreographie miteinander verbunden (beispielsweise das Marschieren, die Schritte zur Seite oder der Mambo-Schritt), um den Teilnehmenden zu helfen, sich den Ablauf einzuprägen. In der folgenden Tabelle sind achtzehn Bewegungen zu finden, aber wir werden in diesem Buch nur mit zehn (durch Sternchen markiert) arbeiten, da das dem Umfang einer Übungseinheit entspricht.

Bezeichnung	Chi-Ball-Dance-Bewegung	Meridian
»Einmal um die Welt«	den Ball hinter dem Rücken in die andere Hand gleiten lassen	Lunge und Herz
»Meereswelle«	den Arm vor dem Körper hin- und herschwenken	Dreifacher Erwärmer, Dick- und Dünndarm
»Blitz«	Schritt, schließen; Ellbogen herunterziehen, anderen Arm über dem Kopf ausstrecken	Gallenblase
»Regenbogen«	einen Schritt zur Seite, den Chi-Ball über den Kopf zur anderen Körperseite führen	Gallenblase
»Die Schwalbe«	einen Schritt nach vorn, Arme zu beiden Seiten ausstrecken (»horizontale Arme«)	Lunge und Dickdarm
»Der Sturm«	Schritt, Hocke; Arm fallen lassen, dann über den Kopf nach außen führen	Milz, Magen, Leber und Gallenblase
»Sonnenuntergang«	Schritt zur Seite, Arme zu beiden Seiten ausstrecken; Hofknicks, Chi-Ball in beiden Händen halten	Blase, Lunge, Herzbeutel und Dreifacher Erwärmer
»Sonnenaufgang«	Hockstellung; Chi-Ball über den Kopf heben, zurück zur Brust	Blase, Herz, Lunge und Dreifacher Erwärmer
»Halbmond» und »Vollmond«	Arme zur einen, dann zur anderen Seite schwingen lassen; mit Armen großen vollen Kreis beschreiben	Herzbeutel, Dreifacher Erwärmer, Dickdarm, Leber, Gallenblase
»Austausch«	Schritt, schließen; Chi-Ball von einer Hand in die andere nehmen	Dreifacher Erwärmer, Herzbeutel
»Der Horizont«	Arme zu beiden Seiten ausstrecken; runder Rücken; Ball in die andere Hand, seitlich ausstrecken, Brust heben	Lunge

»Gekippter Horizont«	Schritt mit dem rechten Bein zur Seite, linkes Bein nachziehen und Beine schließen, Ball in der rechten Hand, Schultern und Arme um 45 Grad kippen	Lunge und Herzbeutel
»Die Brise«	Mambo; Arm entspannt, beschreibt aus dem Schultergelenk heraus eine liegende Acht	Leber (hilft Wut loszulassen und bringt das Herz zur Ruhe)
»Donner«	enger »V-Schritt«; beim Nach-vorn-Gehen auf Zehenspitzen stellen	alle Meridianpunkte in den Füßen; energetisiert das Zentralnervensystem, kräftigt die Knochen und verbessert den Kreislauf
»Schirokko«	»V-Schritt«, Chi-Ball mit beiden Händen halten, Arme vor dem Körper kreisen lassen	Leber, Gallenblase, Dick- und Dünndarm, Dreifacher Erwärmer
»Das Pendel«	zwei Schritte zur Seite, Arme seitlich ausstrecken	Leber und Gallenblase
»Der Mistral«	enger »V-Schritt«, Arme nach vorn drücken beim Nach-vorn- Gehen, horizontal öffnen beim Zurückgehen	Blase und Magen
»Der Wind«	Reiterposition: Chi-Ball in beiden Händen halten, Ellbogen zu beiden Seiten drücken	Gallenblase

Die Praxis des Chi-Ball-Dance

Haltung

Wie bei den Tai-Ji- und Qi-Gong-Übungen sollten Sie bei den im Stehen ausgeführten Bewegungen oder wenn Sie sich von unten her wieder aufrichten, das Herz in Richtung Sonne heben. Dehnen Sie den Oberkörper bewusst nach oben aus (heben Sie das Brustbein), und lockern Sie alle Gelenke, indem Sie Arme, Beine und Rumpf so weit wie möglich dehnen.

Rhythmus und Fluss

Verwenden Sie inspirierende Musik (ohne Gesang) und lassen Sie Ihren Körper intuitiv auf die Rhythmen reagieren. Wenn Sie das immer wieder üben, führt es unweigerlich zu einem anmutigen, mühelosen Bewegungsfluss. Indem Sie rhythmisch atmen und sich bewegen, werden Blutkreislauf und Chi-Fluss angeregt, der Körper entspannt sich und wird warm, der Geist ruhig und ausgeglichen.

Raum

Nehmen Sie sich beim Ausprobieren der einzelnen Übungen genügend Raum. Indem Sie den Körper mit den Bewegungen dehnen und strecken, schaffen Sie auch Raum *innerhalb* des Körpers, so dass sich Ihre inneren Organe optimal ausdehnen können.

Atmung

Regulieren Sie Ihre Atmung, indem Sie zählen. Zählen Sie die Anzahl der Schritte jeder einzelnen Bewegung. Umfasst eine Bewegung beispielsweise vier Schritte, dann atmen Sie zwei Schritte lang ein und zwei aus.

Yoga

Sorgst du gut für die Wurzel des Baums, kommen die Blüten und der Duft von selbst.
Sorgst du gut für den Körper, entfaltet sich der Duft von Geist und Seele von selbst.   B. K. S. Iyengar

Das Wort *Yoga* stammt aus dem Sanskrit, einer der ältesten bekannten Sprachen, die oft als die »Mutter aller Sprachen« bezeichnet wird. Ihm kommt im Englischen der Begriff *yoke* am nächsten, der so viel wie »Zusammenschluss« oder »Vereinigung« bedeutet. Und genau das will man mit dieser Praxis erreichen. Indem wir gleichzeitig an unserer Psyche, unserem Körper und unserem Geist arbeiten, um auf allen drei Ebenen ein Gleichgewicht herzustellen, können wir innerlich wieder ganz werden und die Einheit mit der Welt wahrnehmen.

Es heißt, dass Yoga in Indien vor über fünftausend Jahren durch spirituelle Praxis entwickelt wurde. Es ist in seiner physischen Form die Disziplin, auf der alle anderen Körperübungen aufbauen. Tatsächlich bilden Hatha-Yoga-Stellungen wie »Krieger 1« und »Krieger 2«, »Die Heldenhaltung«, »Das Dreieck«, »Die Pyramide«, »Das Brettchen« und »Die Kobra« die Grundlage für viele Aerobic-Kurse, wobei der Unterschied häufig im Tempo besteht, in dem sie ausgeführt werden.

Die älteste schriftliche Erläuterung des Yoga wurde von Patanjali im 2. Jahrhundert vor Christus aufgezeichnet. Er unterteilte die Disziplin in acht Stufen oder »Zweige« (wobei es jahrelanges Training erfordert, die letzten drei zu meistern), die die Basis der meisten modernen Yoga-Kurse bilden. Diese *Yamas* und *Niyamas* liefern ein Modell für das Leben wie für die Yoga-Praxis, so dass man aus beidem den größten Nutzen ziehen kann.

Die Grundlagen der Yoga-Praxis

- *Asanas* – Yoga-Stellungen oder Körperhaltungen
  Ziel der körperlichen Yoga-Praxis ist die Vereinigung von Geist und Körper. Anders als bei unseren spontanen Alltagsbewegungen sind wir bei der Arbeit mit den Asanas gezwungen, unseren Atem bewusst wahrzunehmen und uns auf den Körper zu konzentrieren. Es ist gleichzeitig entspannend und vitalisierend, Körper und Geist auf diese Weise zusammenarbeiten zu lassen: wenn sich die aufgebauten Spannungen lösen, so ist das eine Erleichterung und eröffnet den Zugang zu einer neuen Quelle der Vitalität.
- *Pranayama* – Beherrschung des Atems
  Prana bedeutet »Atem, Leben, Energie und Kraft«; *ayama* bedeutet »Länge, Ausdehnung, Streckung und Beherrschung«. Der Begriff *Pranayama* bezieht sich darauf, wie tief wir atmen, und auf die Kontrolle unseres Atems, durch die wir den Sauerstoffgehalt des Blutes erhöhen, die Nährstoffversorgung der Zellen und Organe verbessern und das Nervensystem und die Muskeln beruhigen und entspannen können.
- *Pratyhara* – die Sinne kontrollieren
  Indem wir durch die Yoga-Praxis lernen, uns geistig und körperlich zu konzentrieren, sind wir nicht mehr so anfällig für Ablenkungen und stellen fest, dass unsere Konzentrationsfähigkeit bei all unseren Tätigkeiten zunimmt.
- *Djarana* – Konzentration
  Unsere Gedanken haben einen großen Einfluss auf unsere Gefühle und unser Wohlbefinden. Wenn wir mehr Macht über unsere Gedanken haben, werden wir uns weniger Gedanken hingeben, die uns unglücklich oder wütend machen, uns frustrieren oder auf irgendeine andere Weise negativ beeinflussen.
- *Dhyana* – Meditation
  Dhyana kann man sicher als die »Essenz des Yoga« bezeichnen, jenen Zustand, in dem Körper, Atem, Sinne, Geist und Seele eins werden und als Einheit funktionieren. Das wird erreicht, indem man sich ununterbrochen auf nichts anderes als den gegenwärtigen Augenblick konzentriert, alle Sorgen der Vergangenheit und alle Zukunftsängste vergisst. Dieser Seinszustand wird gemeinhin »Meditation« genannt. Wenn man ihn erreicht, erfährt man gleichzeitig eine Loslösung von der Bindung an die Welt und an das Selbst. Die Beschreibung der Sinneserfahrung, die diesem Zustand am nächsten kommt, ist *Glückseligkeit*.
- *Samadhi* – Selbstverwirklichung
  Samadhi bedeutet, dass man über jegliches Bewusstsein hinausgeht, und dies ist das höchste Ziel der Yoga-Praxis. Nur sehr wenige Menschen gelangen in diesen Zustand, aber diejenigen, denen es gelang, sagen, es sei ein Zustand unbeschreiblicher Freude.

Die positiven Auswirkungen der Yoga-Praxis, die sich ergeben, wenn wir Pranayama praktizieren, das heißt unsere Energie durch den Atem kontrollieren, manifestieren sich entlang einer Reihe von Energiekanälen im Körper, die als *Nadis* bekannt sind. Die sieben

Punkte, an welchen sich diese Nadis kreuzen, bezeichnet man als *Chakras*, die von der Kopfmitte bis hin zum unteren Teil des Beckens in bestimmten Abständen vorzufinden sind. Unser Gesundheitszustand hängt nicht zuletzt davon ab, dass jedes Chakra im Gleichgewicht ist. Indem man im Yoga nacheinander eine Reihe verschiedener Stellungen oder Körperhaltungen einnimmt, werden alle Muskeln, Zellen und Gewebe von Energie durchdrungen – dieses Übungssystem stellt eine effektive, natürliche Form der Stressbekämpfung dar. Regelmäßiges Üben wirkt sich wie vorbeugende Medizin aus: Ein Körper mit geschmeidigen, beweglichen Gliedmaßen, starken Muskeln, vitalen inneren Organen und einer aufgerichteten Wirbelsäule ist weniger anfällig für Degenerationserscheinungen oder Krankheiten.

Die positive Wirkung des Yoga

Gleichgewicht

Eine Asymmetrie oder ein Ungleichgewicht im Körper führt häufig zu Verletzungen, Schmerzen und Unwohlsein. Regelmäßige Yoga-Praxis verbessert die physische Koordination und das Körperbewusstsein, so dass wir allmählich in der Lage sind, ein Ungleichgewicht zwischen der rechten und der linken Körperhälfte, der Vorder- und Rückseite und dem oberen und unteren Teil des Körpers auszugleichen.

Skelett

Yoga-Stellungen korrigieren die Körperhaltung, lockern die Gelenke und nehmen den Druck von den Bandscheiben, indem die Wirbelsäule in alle Richtungen bewegt und gedehnt wird. Diese Bewegungen lassen das Rückgrat stark und flexibel werden.

Muskeln

Langsame, dehnende Yoga-Übungen regen den Kreislauf an und verhindern, dass sich Milchsäure im Körper ansammelt (ein möglicherweise schädlicher Effekt, der auftritt, wenn man den Muskeln nach einem Körpertraining nicht genug Zeit gibt, sich zu entspannen). Außerdem tragen die Yoga-Stellungen zur Korrektur einer schlechten Haltung bei, indem sie die in den Muskeln festgehaltenen Spannungen lösen, so dass diese sich entspannen und verlängern.

Nerven

Yoga hilft, Giftstoffe auszuscheiden, die Übertragung von Nervenimpulsen durch Neurotransmitter (welche die Leitung der Nervenimpulse zwischen den Gehirnzellen bewerkstelligen, die die Muskeln und andere Teile des Körpers beeinflussen) zu verbessern, und verringert unsere körperlichen Reaktionen auf Stress, wodurch Angstgefühle, Herzjagen und Schwitzen oder Muskelspannungen reduziert werden.

Endokrines System (Drüsen)

Die Hormonproduktion des Körpers kann durch Yoga reguliert werden, was zur Reinigung der Drüsen und zur Stabilisierung des Stoffwechsels beiträgt.

Atmung und Herz-Kreislauf-System

Yoga stärkt das Herz, massiert die Lungen und erhöht so ihre Kapazität und trägt dazu bei, dass die in die Lungenflügel hineinreichenden Bronchialäste, die häufig verstopft sind, ihre Elastizität behalten.

Lymph- und Immunsystem

Das ganze Immunsystem wird gestärkt und kann so seine Aufgabe im Kampf gegen eindringende Krankheitserreger besser erfüllen. Durch Stimulierung der Lymphdrüsen trägt Yoga dazu bei, die Körpergewebe von Toxinen zu reinigen.

Geist und Seele

Größere geistige Klarheit und bessere Konzentrationsfähigkeit führen zu innerer Stärke und Ruhe. Diese höhere Sensibilität lässt uns intuitiv wissen, was gut für uns ist – sowohl in der Yoga-Praxis als auch im täglichen Leben.

Positive Wirkungen bestimmter Körperhaltungen

Sich nach vorn beugen

Indem sie die ganze Rückseite des Körpers dehnen und strecken, verbessern Bewegungen, bei denen der Körper nach vorn gebeugt wird, den Kreislauf und führen Spannungen über die Füße, die Beine, die Wirbelsäule und den Nacken ab. Da sich hier der Raum zwischen den einzelnen Bandscheiben vergrößert, werden auch die Nerven in der Wirbelsäule wieder mit mehr Energie versorgt und die Bauch-(Magen-)Muskeln werden massiert. Stellungen, bei denen der Körper nach hinten gedehnt wird, lösen durch die Dehnung des Brustkorbs, des Bauchraums und des Beckens Energieblockaden im Herz- und Sexualchakra. Solche Blockaden entstehen entweder durch einen Mangel an Liebe oder andere emotionale Traumata. Diese Bewegungen geben uns ein Gefühl der Vitalität zurück und sorgen für eine starke Wirbelsäule.

Kopf- und Schulterstand

Diese Positionen lassen vermehrt Blut in den Kopf fließen, was durch die Aktivierung der für die Regulierung der Körperchemie zuständigen Drüsen – der Hypophyse (Hirnanhangdrüse) und der Epiphyse (Zirbeldrüse) – unsere Denkfähigkeit verbessert. Außerdem tragen sie zu einer guten Reinigung der Lymphdrüsen bei und verbessern die Funktionen des Verdauungsapparates und der Ausscheidungsorgane. Darüber hinaus wirken sie gegen Schlaflosigkeit.

Drehungen

Drehbewegungen lösen Spannungen und lindern so Schmerzen in Rücken, Kopf, Nacken und Schultern. Die kleinen Muskeln, die die Wirbel miteinander verbinden, werden gekräftigt, und die Funktion der Nieren und Bauchorgane wird angeregt.

Im Stehen

Im Stehen verbessern wir die Beweglichkeit unserer Füße, der Hüften, des Rumpfes, der Wirbelsäule, des Bauchbereichs, Brustkorbs, der Schultern, der Arme und des Nackens. Solche Positionen bieten der Wirbelsäule eine feste Basis, helfen uns, Kraft und Ausdauer zu entwickeln und sorgen allgemein für eine größere Flexibilität des Organismus.

Hatha-Yoga

Hatha-Yoga (von dem es inzwischen mehrere Formen gibt) bedeutet nichts anderes als »körperliches Yoga«. Die Silbe *ha* bezieht sich auf »die Sonne mit ihrem Feuer, ihrer Energie, Aktivität, Schöpferkraft und Positivität«, während sich die Silbe *tha* auf »den kühlen, stillen, negativ gepolten Mond« bezieht. Auch in dieser Polarität erkennen wir das Wechselspiel zwischen Yin und Yang, und so sorgt im Hatha-Yoga jede Stellung, ob sie nun eher yin oder eher yang ist, dafür, dass unser Körper wieder ins Gleichgewicht kommt. Jede Position hat ihr »Gegenstück«, das den Ausgleich schafft, und jede Körper-haltung ist von ihrer Qualität her entweder yin oder yang.

Die Stellungen und Übungen des Hatha-Yoga dienen dazu, unseren Chi-Fluss auszugleichen, indem sie Chi in unsere Organe, Drüsen, Gelenke, Muskeln und Nervenfasern lenken. Wenn sie in Verbindung mit der richtigen Atmung langsam und kontrolliert durchgeführt werden, beschleunigen die Yoga-Stellungen die Ausscheidung von Giftstoffen und kräftigen und reinigen den ganzen Körper.

Allgemeine positive Wirkungen

Im Stehen

Diese Yoga-Positionen fördern emotionale Ausgeglichenheit, Gelassenheit, Selbstvertrauen, Entschlossenheit, kräftigen die Wirbelsäule, die Schultern, den Brustkorb, die Hüften, die Knie, Fußgelenke und Füße und erhöhen die Beweglichkeit dieser Gelenke und Körperteile.

Sich nach vorn beugen

Diese Bewegungen dehnen und stärken die Rückseite des Körpers, lösen Spannungen in den Füßen, den Beinen und im Nacken und verbessern den Kreislauf insgesamt. Auch die Zwischenräume zwischen den einzelnen Wirbeln werden vergrößert, was dem gesamten Nervensystem zugute kommt. Durch das Nach-vorn-Beugen werden die Bauchorgane massiert und die Verdauung wird unterstützt.

Sich nach hinten strecken

Diese Bewegungen öffnen und dehnen den Schulterbereich sowie den Brust- und Bauchbereich und wirken so einer schlechten Haltung entgegen. Kraft und Flexibilität der Wirbelsäule werden erhöht und unsere Fortpflanzungsorgane werden mit zusätzlicher Energie versorgt. Außerdem löst die Dehnung dieser Körperbereiche emotionale Blockaden und Spannungen, so dass wir uns ganz allgemein lebendiger und energievoller fühlen.

Umkehrstellungen – Die Brücke, der Pflug, Kopf- und Schulterstand

Bitte beachten Sie: Diese Yoga-Stellungen dürfen *nicht* von menstruierenden oder schwangeren Frauen ausgeführt werden!

Umkehrstellungen tragen durch Anregung der Zirbeldrüse und der Hirnanhangdrüse dazu bei, den Chemiehaushalt des Körpers wieder ins Gleichgewicht zu bringen. Außerdem fördern sie klares Denken und emotionale Stabilität, indem sie den Blutfluss zum Kopf erhöhen, Schlaflosigkeit beseitigen und das Lymphsystem anregen.

Drehungen (Wirbelsäulendrehung)

Diese Positionen stärken die tieferen Muskelschichten, regen die Funktion von Nieren und Bauchorganen an und lösen Verspannungen. Das Nervensystem wird gekräftigt, Blockaden oder Schmerzen in Rücken, Kopf, Nacken oder Schultern werden gelindert.

Yoga und Chi-Ball

Bei der Chi-Ball-Methode werden Hatha-Yoga-Übungen zur Dehnung, Entspannung und zum Ausgleich der Körperfunktionen eingesetzt. Indem man (mit oder ohne Ball in der Hand) einige der klassischen Yoga-Stellungen einnimmt, werden alle Meridiane und der ganze Körper gedehnt und ins Gleichgewicht gebracht.

Body-Conditioning

Der in Deutschland geborene Joseph Pilates entwickelte sich von dem kränklichen Kind, das er noch in den zwanziger Jahren war, zu einem exzellenten Turner, Taucher und Skifahrer. Durch seine Yoga-Praxis, seine Beschäftigung mit der Zen-Philosophie sowie griechischen und römischen Übungsdisziplinen kam er auf die Idee, ein ganzheitliches Training für Körper und Geist zu entwickeln, durch das er seinen eigenen schlechten Gesundheitszustand überwand.

Die von Joseph Pilates entwickelten Übungen konzentrieren sich hauptsächlich auf die inneren und äußeren Bauchmuskeln, die Muskeln des mittleren Rückens, die Gesäßmuskeln sowie die Bein- und Armmuskulatur, um eine starke Basis zu entwickeln, die die Wirbelsäule und das Becken stabilisiert und uns hilft, der Funktion unserer Gliedmaßen gewahr zu werden. Durch regelmäßiges Üben erlangen wir Kraft und Geschmeidigkeit und eine deutlich verbesserte Körperhaltung.

Die Praxis des Body-Conditioning

Pilates® ist ein ganzheitliches Bewegungstraining für Körper, Geist und Seele, das heute in aller Munde ist – nicht zuletzt aufgrund der Resultate, die von den Anwendern dieser Methode erzielt werden.

Das Hauptziel des Body-Conditioning (meiner Weiterentwicklung der Techniken von Joseph Pilates) besteht darin, den Körper bei jeder Bewegung zu beherrschen. Deshalb ist der Wunsch, zu verstehen, wie der Körper funktioniert und Unausgewogenheit und schlechte Haltung kompensiert, eine Voraussetzung für die Arbeit mit dieser Methode. Den meisten von uns ist wahrscheinlich gar nicht bewusst, dass durch gewohnheitsmäßiges falsches Sitzen und Stehen die natürlichen neuromuskulären Rhythmen verloren gegangen sind, jene Rhythmen, die unsere Bewegungen in ihrer zeitlichen Abfolge und Ausgewogenheit steuern.

Den meisten der modernen Sportarten und Trainingsprogramme mangelt es an langsamen, kontrollierten Bewegungen, welche die tiefer liegenden Muskeln mit einbeziehen. So mag sich das oben genannte Problem verstärken und der Körper dauerhaft ins Ungleichgewicht kommen. Body-Conditioning kann uns im Rahmen der verschiedensten Trainingsformen helfen, unsere körperliche Kraft und Geschicklichkeit wiederzuentdecken, da es sowohl mit den inneren als auch mit den äußeren Muskelschichten arbeitet, um den Körper allgemein zu kräftigen und ein solches Ungleichgewicht zu vermeiden.

Aus diesem Grunde beziehen viele Physiotherapeuten und Osteopathen in aller Welt diese Techniken in ihre Arbeit mit ein, um die Rehabilitation von Patienten, die an den Folgen von Sportverletzungen oder Arbeitsunfällen leiden, zu fördern. Entsprechende Studien haben gezeigt, dass sich auch dann, wenn beispielsweise die Rückenschmerzen nachgelassen haben oder verschwunden sind, die wichtigsten stabilisierenden Muskeln nie völlig regenerieren. Mit Hilfe des Body-Conditioning können die natürlichen neuromuskulären Rhythmen wiederhergestellt werden, die den Körper durch die richtige Art der Bewegung vor Gefahren und Verletzungen schützen. Die Gesundheit der Wirbelsäule kann ebenfalls wiedergefunden werden.

Atmung beim Body-Conditioning

Unsere natürlichen Atemmuster werden oft durch negative Gefühle gestört, die eine schlechte Haltung verstärken. Wenn wir wieder richtig atmen lernen, können wir unsere Körperhaltung und die Muskelbewegungen ganz allgemein verändern und verbessern. Das mag anfangs Schwierigkeiten bereiten, aber es ist eine wesentliche Voraussetzung für die effektive Arbeit mit Body-Conditioning. Die Atmung ähnelt hier der Yoga-Atmung, die Ausatmung geschieht allerdings in drei Phasen:

1. Entspannen Sie den Hals.
2. Lassen Sie die Schultern sinken, und spüren Sie, wie auch die Rippen nach unten in Richtung Hüften sinken.
3. Lassen Sie den unteren *Rectus abdominus* (direkt über dem Schambein) flacher und

breiter werden, indem Sie den Nabel in Richtung Wirbelsäule ziehen und die Beckenbodenmuskeln anspannen.

Während der letzten Phase sollten wir uns am stabilsten fühlen und an diesem Punkt werden die Body-Conditioning-Bewegungen ausgeführt. Indem wir uns auf Übungen konzentrieren, die die Muskeln um das Schambein und die unteren Rippen herum immobilisieren, können wir uns darin üben, eine stabile Haltung zu entwickeln. Wenn wir regelmäßig üben, werden dieses neue Atemmuster und die Stabilität zu einem natürlichen Zustand, was das gleiche Gefühl der Ruhe und Entspannung mit sich bringt wie die richtige Atmung beim Tai Ji, Qi Gong oder Yoga.

Es ist wichtig, dass Sie sich an diese Punkte erinnern, bevor Sie mit der Praxis der folgenden Body-Conditioning-Übungen beginnen:

Ausrichtung

Eine schlechte Haltung, die oft durch zu viel Sitzen, Nachlässigkeit und Stress entsteht, hat bei den meisten von uns die Skelettstruktur verändert, so dass wir zunächst zur »neutralen Wirbelsäule« (siehe unten) zurückfinden müssen, bevor wir mit den Übungen beginnen. Auch wenn das bei jedem ein wenig anders sein mag, so ist die bestmögliche Ausrichtung der Wirbelsäule dann erreicht, wenn sich der Kopf beim Sitzen oder Stehen in einer direkten Linie über dem Steißbein befindet.

Neutrale Position der Wirbelsäule

Hierbei handelt es sich um die natürliche Ausrichtung unserer Wirbelsäule, die ein sanft geschwungenes S bildet (eine zum unteren Rücken hin nach innen verlaufende Kurve, eine nach außen verlaufende Kurve in der Mitte und eine wieder nach innen gerichtete Kurve im Nacken). Diese Form sorgt für die natürliche Elastizität, die notwendig ist, um Stöße, Stress und Belastungen abzufangen, die bei unseren täglichen Aktivitäten wie Treppensteigen, Sitzen und Stehen, dem Heben und Tragen von Gegenständen und sogar im Liegen entstehen. Da sich unser ganzer Körper der S-Form der Wirbelsäule anpasst, hängt die Gesundheit unserer Muskeln, Sehnen und inneren Organe davon ab, dass das Rückgrat in gutem Zustand gehalten wird.

Um zu dieser neutralen Ausrichtung der Wirbelsäule zurückzufinden, legen Sie sich mit angezogenen Beinen auf den Boden und platzieren eine Hand direkt über dem Becken unter Ihren unteren Rücken. Hier und unter Ihrem Nacken sollte ein freier Raum sein. Wenn die Wirbelsäule zu ihrer neutralen Form zurückgefunden hat, sollten Sie versuchen, diese während der Übungen zu halten.

Den Rumpf stabilisieren

Dies kann auf zwei Arten erreicht werden:

1. Mit angezogenen Beinen auf dem Rücken liegend:
   Strecken Sie Ihren Nacken, drücken Sie die Schultern sanft gegen den Boden und

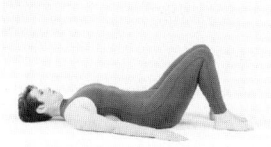
neutrale Wirbelsäule

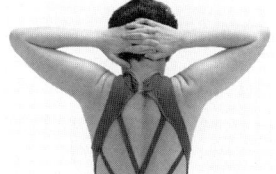
Schulterblätter heben

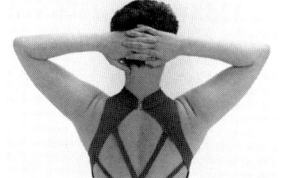
Schulterblätter senken

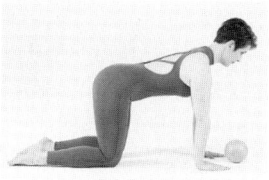
Katzenstellung

schieben Sie sie dann nach unten in Richtung Hüften, um ein Gefühl der Stabilität im oberen Rücken und in den Schulterblättern zu erreichen (»Schulterblätter senken«, siehe Abbildung).

Drücken Sie die Rückseite des Beckens (das Kreuzbein) sanft gegen den Boden, ohne dass der Rücken krumm wird; heben Sie das Schambein leicht an, und spüren Sie, wie Ihr unterer Rücken sich sanft verlängert. Das nennt man auch »das Becken in den Boden drücken«.

Atmen Sie, und ziehen Sie dabei den Bauch behutsam in Richtung Wirbelsäule ein, ohne das Becken zu kippen oder den unteren Rücken in den Boden zu drücken.

2. Auf Knien und Händen (Katzenstellung): Drücken Sie Ihr Gewicht auf die Handflächen, dehnen und strecken Sie die Arme mit Hilfe der Ellbogen.

Bringen Sie die Schultern nach hinten unten (in Richtung Hüfte).

Atmen Sie und ziehen Sie den Bauch beim Ausatmen nach oben zur Wirbelsäule hin ein (dabei sollten Sie mindestens bis fünf zählen).

Atmen

Beim Body-Conditioning sollte die Atmung vom Brustkorb und den Muskeln des mittleren Rückens (Brustwirbelsäule) ausgehen. Es ist wichtig, die Atmung mit den Bewegungen zu koordinieren, da sie die Bewegung unterstützt. Stellen Sie sich, um richtiges Atmen zu üben, vor einen Spiegel, und halten Sie ein Handtuch, das um Ihren Brustkorb geschlungen ist, fest. Schauen Sie, ob Sie beim Einatmen Ihren Brustkorb gegen das Handtuch pressen können, und spüren Sie, wie es sich beim Ausatmen lockert. Es kann hilfreich sein, diese Übung sechs- bis achtmal durchzuführen, bevor man mit den eigentlichen Body-Conditioning-Übungen beginnt.

Konzentration und Koordination

Wenn unsere Stützmuskulatur schwach ist, kann es schwierig sein, die »neutrale Position der Wirbelsäule« zu halten, besonders wenn bei einer Übung die Arm- und Beinbewegungen dazukommen. Versuchen Sie zu verhindern, dass der Körper die Schwäche der Stützmuskeln mit folgenden Manövern kompensiert:

In Rückenlage kann der Brustkorb sich nach vorn drücken, wenn die Arme über den Kopf gehoben werden. Das Sternum (Brustbein) kann einsinken und der untere Rücken (Lendenwirbelsäule) wird flach, wenn ein Fuß vom Boden gehoben wird. Wird ein Bein angehoben, so kann das Becken zur Seite kippen.

Wenn Sie sich auf allen Vieren befinden (und dabei ein Arm oder ein Bein gestreckt und gehoben wird), wird der mittlere Rücken rund. Dabei kann es zu einem Hohlkreuz kommen. Es ist auch möglich, dass zu viel Gewicht auf den stützenden Arm oder das stützende Bein verlagert wird, was zu einer Belastung des Rückens führt.

Durchhaltevermögen und Kontrolle

Hier geht es darum, dass man die »neutrale Position der Wirbelsäule« beibehält, wenn man mit den Übungen beginnt. Die meisten Menschen müssen an irgendeinem Punkt entweder die korrekte Haltung oder die korrekte Atmung aufgeben. Durch regelmäßiges Üben werden Sie Ihre Koordinationsfähigkeit jedoch verbessern. Wenn Ihnen diese Haltung erst einmal leicht fällt, können Sie beim Üben die Stützmuskulatur durch zusätzliches Gewicht noch mehr fordern (so, als würden Sie eine Hantel oder eine Flasche Wasser halten).

Fließende Bewegungen

Alle Bewegungen sollten kontrolliert und geschmeidig sein, um zu vermeiden, dass der Körper in unvorteilhafte Haltungsmuster zurückfällt. Achten Sie darauf, dass alle erforderlichen Muskeln einbezogen werden.

Präzision

Mit weniger Abwechslung, langsameren Bewegungen und weniger Wiederholungen erreicht man, wenn die Übungen korrekt ausgeführt werden, wesentlich mehr als mit vielen Wiederholungen, die ohne Kontrolle oder Konzentration durchgeführt werden. Wenn Sie sensibel werden wollen für Ihre Fähigkeit, die richtige Position zu halten und beim Üben genau zu sein, können Sie sich an der Becken-Uhr orientieren:

Legen Sie sich auf den Rücken und stellen Sie sich vor, auf Ihrem Becken läge eine große Uhr mit dem Zifferblatt nach oben:

- Das Schambein entspricht nun 12 Uhr.
- Der rechte Beckenknochen entspricht 3 Uhr.
- Der Punkt, an dem Bauch und Rippen aufeinander treffen, entspricht 6 Uhr.
- Der linke Beckenknochen entspricht 9 Uhr.

Body-Conditioning und Chi-Ball

Vor allem, wo es um die korrekte Haltung geht, kombiniert die Chi-Ball-Methode Bewegungen, die auf den von Joseph Pilates entwickelten Übungen basieren, mit anderen Techniken zur Rehabilitation der Wirbelsäule, um Kraft in der Körpermitte zu entwickeln. In unserem Energiekreislauf (siehe Seite 32) repräsentieren die beim Body-Conditioning geübten Bewegungen das Element Erde (absteigendes Yang) und kommen in einer Übungseinheit deshalb nach den Yoga-Übungen (Element Feuer, ansteigendes Yang).

Die Feldenkrais-Methode

Die menschliche Bewegung im Raum ist eine Kombination aus absichtlichen, der bewussten Wahrnehmung entspringenden Bewegungen und dem angeborenen Talent zu spontaner und effektiver Selbstorganisation.

Ruthy Alon, *Mindful Spontaneity*

Moshé Feldenkrais wurde im Jahre 1904 in der Ukraine geboren und war Ingenieur, Mathematiker, Physiker sowie Judo-Meister. Nachdem er jahrelang unter steifen Gelenken und einer Knieverletzung (die er sich bei einem Judo-Wettkampf zugezogen hatte) gelitten hatte, begann er, die Bewegungen des Menschen aus allen Blickwinkeln zu studieren – unter kinesiologischen, neurologischen, anatomischen und psychologischen Gesichtspunkten genau zu betrachten –, um herauszufinden, auf welche Weise er die körperlichen Bewegungsmuster, in denen er gefangen war und die zu seinen Verletzungen beigetragen hatten, aufbrechen könnte.

Durch seine Studien erlangte er ein einzigartiges Verständnis dessen, wie unser sensomotorisches System (jener Mechanismus, der es dem Gehirn ermöglicht, Botschaften an die Muskeln zu senden) funktioniert und wie es mit unseren Gedanken, Handlungen und Gefühlen verbunden ist. Er fand heraus, dass die Fortschritte eines Kindes im Hinblick auf seine motorischen Fähigkeiten eine bedeutsame Rolle für die Entwicklung des Gehirns spielen. Da es Babys an Muskelkraft mangelt, entdecken sie instinktiv die müheloseste Art zu krabbeln oder zu stehen, wozu allein die Nervenstimuli innerhalb der Muskeln genutzt werden. In dem Maß, wie die physischen Fähigkeiten eines Babys zunehmen, entwickeln sich auch seine geistigen Fähigkeiten.

Wenn wir dann herangewachsen sind und der Körper sich an ein Bewegungsmuster angepasst hat, das sich hauptsächlich auf Liegen, Sitzen und Stehen beschränkt, nimmt die Flexibilität unserer Muskeln ab. Schlechte Gewohnheiten in Bezug auf unsere Körperhaltung tragen zur Veränderung unserer Bewegungsmuster bei, und allmählich bereiten uns Bewegungen, die wir als Kinder ganz mühelos ausführten, zunehmend Schwierigkeiten. Da unsere muskuläre Flexibilität abnimmt, schließen sich im Gehirn die entsprechenden motorischen Leitungsbahnen über das Zentralnervensystem, so dass wir nicht nur physisch, sondern auch im Geiste immer unbeweglicher werden. Indem er die Bewegungen eines Babys nachahmte und die Bewegungsmuster in ihrer ursprünglichsten Form wiederholte, fand Feldenkrais heraus, dass neue Verbindungen zwischen dem motorischen Kortex des Gehirns und dem muskulären Apparat entstanden, die es ermöglichen, das Zentralnervensystem neu zu programmieren und den Körper auf eine Art zu trainieren, dass er sich wieder auf eine energetisch effektivere Weise bewegt. Ein Körper, der sich so bewegt, verbraucht weniger Energie und ist deshalb kraftvoller und entspannter.

Die Feldenkrais-Übungen werden hauptsächlich auf dem Boden liegend ausgeführt, denn sie spiegeln das wider, was Feldenkrais durch seine Beobachtung der Entwicklung der Bewegung beim Kind lernte. So unterliegt der Körper nicht so sehr der Schwerkraft und das Gehirn wird von Mustern befreit. Viele Menschen stellen fest, dass ihre Bewegungen langsamer, bedächtiger und sensibler werden. Das erhöht die bewusste Körperwahrnehmung und lässt somit den Fußboden als idealen Ort erscheinen, um wiederzuentdecken, wie man sich richtig bewegt, und Verspannungen und Unbeweglichkeit in bestimmten Körperteilen wahrzunehmen.

Die Gruppenteilnehmer werden aufgefordert, keinen Gedanken an Technik und Präzision zu verschwenden und stattdessen ihren Körper als ganzheitlichen Organismus zu begreifen und zu nutzen. Sie sollen sich nicht auf einzelne Muskelgruppen konzentrieren. Durch Rollen, Wiegen, Strecken und Dehnen entdecken wir allmählich lang vergessene Bewegungsmuster wieder. Da eine der Wirkungen der Feldenkrais-Methode darin besteht, dass wir weniger Energie verbrauchen, sind die Übungen sowohl regenerierend als auch sehr entspannend. Bei Vorher-nachher-Vergleichen zeigen sich oft deutliche Veränderungen in der Körperhaltung. Zusätzlich wird ganz allgemein die bewusste Wahrnehmung negativer Haltungsmuster erhöht.

Wieder lernen, wie man sich richtig bewegt

Das Gehen ist ein wunderbares Beispiel dafür, dass viele von uns in uneffektiven energieraubenden Bewegungsmustern stecken bleiben. Weite Strecken zu gehen ist für uns oft deshalb ermüdend und anstrengend, weil unser natür-

licher Bewegungsfluss beim Gehen durch eine schlechte Haltung des Beckens, des Rückens, der Knie oder Fußgelenke und -knöchel blockiert wird, so dass sich der Körper nach einiger Zeit steif und wund anfühlt.

Allerdings können wir eine schlechte Haltung nicht dadurch korrigieren, dass wir uns nur auf ein Element unserer falschen Geh-Technik konzentrieren. Um eine effektive, dauerhafte Veränderung zu erzielen, müssen wir den ganzen Körper neu programmieren. Feldenkrais nutzt eine riesige Bandbreite von Bewegungsabläufen, die immer wieder wiederholt werden, um sowohl im Gehirn als auch im Körper ein neues Bewegungsmuster zu verankern. Da Körper und Gehirn schneller auf Veränderungen reagieren, die zunächst nur auf einer Körperseite stattfinden, konzentrieren sich die Feldenkrais-Bewegungen zuerst einmal entweder auf die linke oder auf die rechte Körperseite. Die Bewegungen sind behutsam und wiederholen sich immer wieder, denn Feldenkrais war davon überzeugt, dass ein zu intensives Körpertraining abträglich sei, ein Schock für den Organismus, der den Körper unsensibler werden lasse.

Die Praxis der Feldenkrais-Methode

Bevor Sie versuchen, Ihr Bewegungsmuster zu verändern, sollten Sie herausfinden, welche Ihrer Bewegungen Sie aus Gewohnheit auf eine bestimmte Weise machen. Die folgenden Übungen helfen Ihnen dabei, dies wahrzunehmen:

Beine, Arme und Hände kreuzen

Setzen Sie sich, ohne darüber nachzudenken, auf einen Stuhl oder auf den Boden und kreuzen Sie die Beine. Das Bein, das Sie zuerst angewinkelt haben, ist dasjenige, das Sie aufgrund eines in Ihrem Gehirn verankerten Musters automatisch zuerst benutzen. Tun Sie das Gleiche mit den Armen. Hier wird sich höchstwahrscheinlich dasselbe Muster zeigen. Falten Sie nun die Hände. Welcher Daumen ist oben? Lösen Sie die Hände jetzt wieder voneinander, und versuchen Sie, den anderen Daumen oben zu platzieren. Wie fühlt sich das an?

Schreiben

Kurz nach dem zweiten Geburtstag eines Kindes steht fest, mit welcher Hand es einmal schreiben wird. Nehmen Sie beim Schreiben wahr, dass sich noch ein anderer Körperteil bewegt? Wahrscheinlich nicht. Da diese Bewegung so effizient ist, findet keine unnötige Muskelbewegung statt. Versuchen Sie nun einmal, mit der anderen Hand zu schreiben. Wie schwer fällt Ihnen das, wie unangenehm ist es für Sie? Das gibt Ihnen eine Vorstellung davon, wie es sich anfühlt, wenn man versucht, ein kaum genutztes, unterentwickeltes Bewegungsmuster einzusetzen.

Zähneputzen

Achten Sie einmal darauf, in welchem Maß Ihr Körper in die Bewegung einbezogen ist, wenn Sie Ihre Zähne mit der Hand putzen, die Sie gewöhnlich nicht dafür benutzen. Auch das vermittelt Ihnen eine Vorstellung davon, auf welche Weise eine unterentwickelte motorische Leitungsbahn vom Gehirn zum Muskel die Bewegung beeinträchtigen kann.

Die Effektivität der Feldenkrais-Methode kann sehr schön anhand von Vorher-nachher-Vergleichen dokumentiert werden. Auch die im Folgenden beschriebenen Techniken können uns helfen herauszufinden, welche unserer alltäglichen Bewegungsmuster schlechte Angewohnheiten sind und wie diese verändert werden können, wenn die Muskeln neue Informationen vom Gehirn erhalten.

Gehen

Gehen Sie in einem Zimmer oder im Garten umher, und nehmen Sie bewusst wahr, welcher Teil Ihrer Fußsohle zuerst den Boden berührt, wie hart Ihre Füße auf dem Boden aufsetzen, wie sich Ihre Knie anfühlen, ob sich Ihr Becken, Ihre Wirbelsäule oder Ihr Nacken bewegen und wie schwer sich Ihr Kopf auf Ihrem Hals anfühlt. Führen Sie nun die Feldenkrais-Chi-Ball-Übungen »Sich neigen und schauen«, »Hüftwiegen in Seitenlage«, »Beckenkippen 1«, »Beckenkippen 2«, »Beckenkreisen 1« und »Beckenkreisen 2« aus, (Seite 177 ff.); gehen Sie danach wieder eine Weile und achten Sie auf den Unterschied.

Auf dem Rücken liegen

Legen Sie sich flach auf den Rücken, die Füße liegen ein wenig auseinander, die Beine sind ausgestreckt; die Hände sind jeweils etwa fünfzehn Zentimeter vom Körper entfernt, die Handflächen zeigen nach oben. Nehmen Sie Ihren Körper nun bewusst wahr, tasten Sie ihn gleichsam geistig ab und registrieren Sie, wo genau Ihr Rücken Kontakt zum Boden hat, wie gleich (oder ungleich) sich Ihre Beine und Hüftgelenke anfühlen, ob die Schulterblätter verspannt sind und wie viel Raum zwischen Ihrem unteren Rücken und dem Boden ist. Machen Sie nun die Feldenkrais-Chi-Ball-Übungen »Beckenkreisen 1« und »Beckenkreisen 2«, »Beckenkippen 1« und »Beckenkippen 2«, »Nackenkreisen« und »Abgewandelte Fisch-Position« durch (Seite 177 ff.) und nehmen Sie wahr, ob es einen Unterschied gibt, wenn Sie sich nun wieder flach hinlegen.

Drehen

Setzen Sie sich seitlich auf einen Stuhl, so dass sich die Rückenlehne direkt neben Ihrem rechten Arm befindet. Halten Sie sich an den Armlehnen des Stuhls fest, drehen Sie sich sanft und probieren Sie aus, wie weit Sie sich drehen können. Führen Sie jetzt die Feldenkrais-Chi-Ball-Übungen »Schulterwiegen in Seitenlage«, »Hüftwiegen in Seitenlage« und »Schmetterlingsdrehung« (Seite 173 ff.) aus. Setzen Sie sich jetzt wieder auf den Stuhl und wiederholen Sie die Drehung. Fällt sie Ihnen diesmal leichter? Können Sie sich weiter dre-

hen als zuvor? Müssen Sie sich dabei weniger anstrengen? Fühlt sich die Bewegung im Ganzen angenehmer an? Die Antwort auf all diese Fragen sollte Ja lauten.

Sich nach vorn beugen

Versuchen Sie, bei leicht gebeugten Knien Ihre Zehen zu berühren. (Falls Sie unter Rückenschmerzen leiden, sollten Sie sich dazu auf einen Stuhl setzen. Die Füße stehen hüftbreit auseinander.) Wie mühsam fühlt sich das an, sind Ihre Beine blockiert? Führen Sie jetzt die Feldenkrais-Chi-Ball-Übung »Sich neigen und schauen« (Seite 182) aus. Beugen Sie sich nun wieder nach vorn und nehmen Sie wahr, ob es Ihnen diesmal leichter fällt, Ihre Zehen zu berühren. Halten Sie die Position eine Weile und versuchen Sie, irgendeine andere Bewegung in der Wirbelsäule, den Muskeln des Rückens oder den Beinen wahrzunehmen. Können Sie jetzt Knochen oder Muskeln wahrnehmen, derer Sie sich vor der Übung überhaupt nicht bewusst waren?

Die Seiten aufdehnen

Stellen Sie sich entweder mit gespreizten Beinen hin oder setzen Sie sich auf einen Stuhl, beugen Sie sich nach rechts und heben Sie Ihren linken Arm über den Kopf. Wie fühlen sich Ihr mittlerer Rücken, Ihr Brustkorb, Ihre Schultern und Ihr Nacken an? Führen Sie jetzt die Feldenkrais-Chi-Ball-Übung »Den Kopf heben und schauen in Seitenlage« (Seite 184) aus, und zwar zuerst auf der linken Seite liegend. Machen Sie dann die im Sitzen durchzuführenden Übungen zur Rechten. Wiederholen Sie nun die seitliche Dehnung, und beobachten Sie, ob die Bewegung weniger anstrengend ist oder sich natürlicher anfühlt. Durch diese Übungen bekommen Sie eine Vorstellung, wie groß Ihr Potenzial zur Veränderung ist, obwohl auch hier wie bei jeder anderen Methode mehrere »Sitzungen« nötig sind, bevor sich Änderungen in Ihren Bewegungsgewohnheiten bemerkbar machen und dauerhaft sind. Falls es nötig ist, Kraft zu sparen, können diese Übungen abgewandelt und sanfter ausgeführt werden.

Um so viel wie möglich von den auf der Feldenkrais-Methode basierenden Übungen zu profitieren, sollten Sie sich folgende zehn Punkte einprägen:

1. Wählen Sie einen Schwerpunkt. Suchen Sie sich eine Chi-Ball-Übung aus, bei welcher der Schwerpunkt entweder auf zur Seite oder nach vorn gerichteten Bewegungen, auf dem Drehen oder Gehen liegt, und probieren Sie aus, wie viele Abwandlungen Sie kreieren können und wie locker Sie sich nach dem Üben fühlen.

2. Beginnen Sie mit einer Seite. Fangen Sie mit dem Training eines Körperteils auf einer Körperseite an, beispielsweise mit dem rechten Arm oder dem linken Bein, wiederholen Sie die Bewegung, variieren Sie sie und beziehen Sie erst allmählich den ganzen Körper ein.

3. Bewegen Sie zuerst die gelenkigere Seite. So haben Sie mehr Spaß an der Übung. Wenn Sie dann an der unbeweglicheren Seite arbeiten, ist der ganze Körper wärmer und geschmeidiger.

4. Es geht um Geschicklichkeit, nicht um Anstrengung. Verwöhnen Sie sich mit den Übungen – viel wichtiger als das Gefühl, hart zu arbeiten, ist, *wie* Sie die Übungen machen.

5. Beobachten Sie Ihren Atem. Je mehr der Atem mit der Bewegung in Einklang ist, desto angenehmer und effektiver sind die Bewegungen.

6. *Wichtig ist, dass Sie sich wohl fühlen.* Zwingen Sie sich nicht, Übungen, die Sie als schwierig empfinden und nicht mögen, zu lange durchzuhalten. Wenn Sie das tun, besteht die Gefahr, dass Sie ganz aufgeben.

7. Versuchen Sie, innerlich eine neutrale Haltung einzunehmen und bewusst zu üben. Hören Sie auf Ihren Körper. Lassen Sie sich nicht von dem Wunsch nach schnellen Resultaten antreiben.

8. Entspannen Sie sich. Je entspannter Sie sind, desto leichter fallen Ihnen die Bewegungen und desto klarer nehmen Sie eventuelle Widerstände wahr.

9. Konzentrieren Sie sich auf die Bewegung, nicht auf die Muskeln. Für diese Übungen brauchen Sie keine Muskelkraft.

10. Verändern Sie das Tempo. Experimentieren Sie mit langsamen Bewegungen, um Ihre Wahrnehmung zu schärfen, und mit schnellen, um Ihre Geschicklichkeit zu trainieren.

Feldenkrais und Chi-Ball

Bei der Chi-Ball-Methode werden die Feldenkrais-Techniken eingesetzt, um das Bewusstsein zu schärfen für die Art und Weise, wie wir uns bewegen, aber auch um wieder etwas Spielerisches in das körperliche Training zu bringen, denn dadurch entspannen wir uns. Wenn wir unsere Haltung vor und nach jeder Übung überprüfen, zeigt sich normalerweise, dass wir beweglicher geworden sind, und das gibt uns, wie bei jedem Spiel, das wir gewinnen wollen, das schöne Gefühl, etwas erreicht zu haben. Es ist fast überflüssig, darauf hinzuweisen, dass wir insgesamt enorm profitieren, wenn wir unseren Körper von uneffektiven Bewegungsmustern befreien, die wir uns in vielen Jahren zu Eigen gemacht haben – wir gewinnen an Kraft, Flexibilität und Energie.

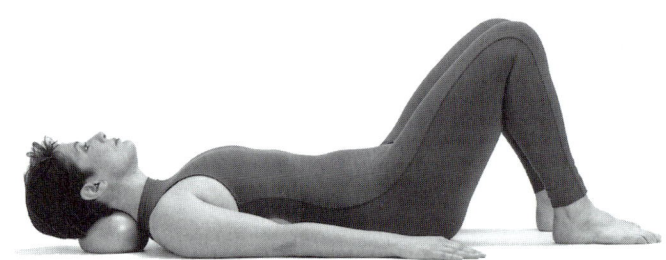

Tiefenentspannung

Unsere Fähigkeit zu entspannen spiegelt unsere Bereitschaft zu vertrauen.

Anonym

Der eigentliche Schlüssel zu einem glücklichen, harmonischen Leben ist geistige Ausgeglichenheit. Es gibt heute eine Fülle von Informationen und Methoden, mit denen uns nahe gebracht wird, wie man eigentlich leben sollte, ganz zu schweigen von den vielen Schlankheitskuren, die uns die lang ersehnte Figur in zehn Tagen (oder weniger) versprechen. Sie wollen die Antwort auf all unsere Probleme und die frustrierenden Lebensumstände sein, in denen wir uns befinden.

Ein Gleichgewicht in unserem Leben zu erreichen erfordert Übung. Stress und persönliche Dramen sind Angewohnheiten. Wir müssen wieder von neuem lernen, wie wir in einem ruhigen und entspannten Zustand bleiben können. Ich selbst habe immer dann effektiv gelernt, wenn man mir den Stoff in klaren, genauen Lernschritten vermittelte. Die Lehrer, welche ich am meisten schätzte, gaben mir klare Hinweise auf Fortschritte oder mögliche Stolpersteine, die auf meinem Weg lauerten. Viele Menschen geben ihre Entspannungs- und Meditationsübungen auf, weil sie zu dem Schluss kommen, dass sie ihnen nicht viel nutzen. Sie haben den in einem Buch, Seminar oder Workshop versprochenen Zustand nicht erreicht.

Ich glaube, dass es zunächst einmal sehr wichtig ist, Menschen darüber zu informieren, zu welchem Zweck man eine bestimmte Praxis ausübt. Aus vielen Seminaren oder Retreats kommen diejenigen, welche zum ersten Mal an einem solchen Workshop teilnahmen, ein wenig verwirrt heraus und fühlen sich mit ihren Erfahrungen allein gelassen. Insbesondere Meditationsseminare führen oft nicht zu den versprochenen euphorischen Geisteszuständen. Viele von uns empfanden ihre erste Begegnung mit der Meditation aufgrund der Konfrontation mit dem eigenen Selbst als beunruhigend und schmerzhaft, denn wenn der Geist in einen tiefen Zustand der Entspannung kommt und sich der Griff unserer negativen Emotionen lockert, beginnen alle möglichen Arten von Erinnerungen an die Oberfläche des Bewusstseins zu steigen und verlangen danach, ausgedrückt und aufgelöst zu werden. Manche dieser Erfahrungen können recht schockierend sein, und wenn die Gruppenleiter nicht klar oder mitfühlend genug sind, um die Teilnehmer während dieser emotionalen Ausnahmezustände zu unterstützen, kann es sein, dass die Erinnerung der ursprünglichen Erfahrung wieder ins Unbewusste abgleitet, so dass eine wertvolle Gelegenheit, das alte Trauma aufzulösen, ungenutzt vorüberzieht.

Die meisten von uns setzen die Reise fort, wenn sie klare, unterstützende Informationen bekommen. Wir alle brauchen Ziele und Zeichen für unseren Fortschritt, um uns auf unserem Weg bestätigt zu fühlen. Dieser Teil der Chi-Ball-Methode ist subtil und geht sehr tief. Das Ziel besteht darin, loszulassen und uns jenem Teil von uns selbst hinzugeben, der das Leben als Ganzes kennt und weiß, wer wir wirklich sind. In diesem Zustand werden wir, wie die Meister sagen, unser wahres Wesen finden, welches reine Glückseligkeit ist. Und wir können in diesem Zustand auf der körperlichen, geistigen und seelischen Ebene leichter heil werden.

Dem Weg, auf dem wir uns von Stress, Anspannung und Erschöpfung befreien, können wir uns in drei Etappen nähern: über die Atmung, die tiefe Entspannung und die Meditation. Indem wir zu einem natürlichen Atemrhythmus zurückkehren, wird die erste Schicht der Spannung von Geist und Körper gelöst, so dass es uns leichter fallen wird, in einen tiefen Zustand von Entspannung zu gelangen. Die Tiefenentspannung vermittelt uns die Erfahrung und Praxis, die wir brauchen, um uns in Vorbereitung auf die Meditation ganz zu entspannen. Meditation ist die letzte Stufe auf dem Weg zu Harmonie und innerem Frieden.

Atmung

Der Atem ist der Schlüssel zu unserem emotionalen Zustand, weil er das Maß unserer Anspannung sowohl widerspiegelt als auch in Schranken halten kann.

Dan Millman

Wenn wir unser Atemmuster verbessern, damit wir mehr Sauerstoff aufnehmen können, steigert sich unweigerlich auch die Leistung unseres Immunsystems. Unsere Art zu atmen zeigt außerdem, in welchem Maß wir unsere Gefühle unterdrücken oder ausdrücken.

Emotionale Stabilität hängt von unserer Fähigkeit zu einer tiefen, natürlichen Bauchatmung ab. Tiefes Atmen zeigt, dass wir mit innerer Leichtigkeit ans Leben herangehen, während eine flache Atmung mit kurzen Atemzügen darauf hinweist, dass wir angespannt sind. Die mit der Atmung verbundenen Bewegungen der Ausdehnung und des Zusammenziehens sind eng mit unserer Fähigkeit verknüpft, mit dem, was uns im Leben begegnet und geschieht, angemessen umzugehen, und können als Barometer für diese Fähigkeit dienen. Denken Sie einmal daran, wie Sie den Atem anhalten, wenn Sie erschrecken, und wie Sie dann wieder vor Erleichterung seufzen, wenn der Schreck vorbei ist.

Wir werden mit der Fähigkeit zum richtigen Atmen geboren. Das heißt, ursprünglich ist jeder von uns in der Lage, aus dem Bauch zu atmen und zuzulassen, dass Zwerchfell und Bauch sich voll ausdehnen. Wenn wir unter Stress stehen, wird als Erstes unsere Atmung in Mitleidenschaft gezogen. Studien haben gezeigt, dass in England jährlich über 267 000 Arbeitstage durch stressbedingte Krankheiten verloren gehen.

Die häufigste Reaktion des Atems auf Stress ist die Brustatmung, ein Atemmuster, das durch eine ängstliche Reaktion auf äußere Lebensumstände verursacht wird. Bei der natürlichen, gesunden Atmung hebt sich der Bauch beim Einatmen und senkt sich beim Ausatmen wieder. Bei der »umgekehrten Atmung« geschieht genau das Gegenteil: Der Bauch wird beim Einatmen eingezogen und dehnt sich beim Ausatmen aus. Wenn wir auf diese Weise atmen, werden die sekundären Atemmuskeln übermäßig beansprucht, was zu einer ungeheuren Spannung in Kopf, Gesichtsmuskeln, Nacken, Schultern, oberem Rücken und Brustkorb führt.

Die Brustatmung reduziert außerdem das Atemvolumen, das heißt, die Lungen können weniger Luft und unser Körper damit wenig Sauerstoff aufnehmen. Unsere Atemfrequenz oder die Anzahl der Ausatmungen pro Minute nimmt zu, weil der Körper diese reduzierte Sauerstoffaufnahme kompensieren will. So wird wiederum das Herz in Mitleidenschaft gezogen, weil es Stress erfährt. Wenn der Oberkörper gezwungen wird, die Atemleistung allein zu erbringen, wird die Fähigkeit unserer Lungenflügel, Luft aufzunehmen, beeinträchtigt. Da sowohl das Gehirn als auch das Herz große Mengen an Sauerstoff benötigen, um gut funktionieren zu können, liegt es auf der Hand, dass schlechte Atemgewohnheiten diese Organe im Laufe der Zeit schwer schädigen. Anzeichen für eine mangelhafte Atmung, die in der Regel auf Stress zurückzuführen sind, sind emotionale Labilität, Herzjagen, hoher Blutdruck, Muskelschmerzen, Migräne, Lethargie und Erschöpfung.

Wenn wir wieder lernen, tief in unseren Bauch hineinzuatmen, werden unsere Lungenbläschen gereinigt, weil mehr Luft in die Lungen einströmen kann und die abgestandene Restluft (die bei flacher Atmung zurückgehalten wird) ausgetauscht wird. Die Grundlage alter östlichen Übungsdisziplinen wie Yoga, Tai Ji und Qi Gong ist das Wissen darum, dass es fast unmöglich ist, ohne richtige Atmung ein starkes Immunsystem und einen ruhigen Geist zu haben und seelisches Gleichgewicht zu erfahren. Die Meister dieser uralten Disziplinen atmen zwischen fünf- und

sechsmal pro Minute, während der normale Durchschnittsmensch vierzehn- bis achtzehnmal pro Minute atmet. Das macht es ihnen möglich, jederzeit innerlich ruhig und gleichzeitig geistig wach zu bleiben. Nach der Traditionellen Chinesischen Medizin ist man nur dann in der Lage, das eigene Leben effektiv zu steuern, wenn man seinen Atem lenken kann.

Emotionen und Atemmuster

Emotionen kann man sich am besten als unausgedrückte Gefühle oder blockierte Energien vorstellen, die sich irgendwo im Körper festgesetzt haben. Klinische Tests haben gezeigt, dass immer, wenn ein Mensch starkem Stress ausgesetzt wird, der Kampf-oder-Flucht-Reflex ausgelöst wird. Eigentlich sollte man annehmen, dass diese Angstreaktion dazu führt, dass die Angst im ganzen Körper wahrgenommen wird. Das ist jedoch nicht der Fall. Die Reaktion auf den Stress wird meist in einem bestimmten Körperbereich mehr als in den anderen wahrgenommen – in welchem, das hängt von der individuellen Veranlagung ab, aber es ist wahrscheinlich, dass dieses Muster irgendwann in Zukunft zu einem Problem in dem betreffenden Körperbereich führen wird. Bei manchen Menschen ist der Verdauungstrakt betroffen, bei anderen wird Stress eher im unteren Rücken, im Nacken oder in den Schultern wahrgenommen. Das bestätigt die hinter dem Yoga oder der Traditionellen Chinesischen Medizin stehende Erkenntnis, dass unterdrückte Emotionen uns innerlich schädigen.

Unbelastet von Konventionen weinen,

schreien und toben Kinder ungehemmt, um ihre Gefühle auszudrücken. Als Erwachsene neigen wir dazu, Gefühle der Trauer, Angst, Anspannung, Frustration, Wut und Enttäuschung zu unterdrücken und somit festzuhalten. Unausgedrückte Gefühle manifestieren sich jedoch im Körper, stören mit der Zeit unseren natürlichen Atemrhythmus und belasten unseren gesamten Organismus.

Die beim Yoga, Tai Ji und Qi Gong ausgeführten Atemübungen helfen uns, den Körper von der chronischen Anspannung zu befreien, die die negativen Gedanken und Emotionen im Körper festhält. Emotionale Unterdrückung lässt uns unsere – positiven wie negativen – Erfahrungen nur noch aus der Distanz wahrnehmen, anstatt sie voll zu erleben, willkommen zu heißen und zu integrieren. Richtiges Atmen hilft uns, mit unseren Emotionen zu fließen und sie zu anzunehmen, anstatt auf sie zu reagieren.

Der unten stehenden Tabelle können Sie entnehmen, welche unterdrückten Emotionen mit welchen Atemmustern in Verbindung stehen.

Emotion	Atemmuster
Angst	flach, oberflächlich (oberer Brustraum)
Wut und Frustration	schwache Einatmung, forcierte Ausatmung (tiefes Seufzen)
Trauer und Schmerz	stoßweise Einatmung, schwache oder kaum wahrnehmbare Ausatmung

Die meisten von uns verschwenden keinen Gedanken daran, wie sie atmen und wie der Körper darauf reagiert. Auch Muskelverspannungen können unsere Atmung beeinträchtigen, indem sie die natürliche Bewegung des Zwerchfells behindern. Dann übernehmen die sekundären Atemmuskeln diese Aufgabe und werden so überstrapaziert. Richtig atmen heißt zulassen, dass der Bauch sich beim Einatmen ausdehnt und hebt und beim Ausatmen wieder senkt. Um richtig atmen zu können, müssen wir uns zunächst jeglicher Verspannungen im Bereich der Rippen, in der Brust, in den Schultern, im Nacken, im Hals oder im Gesicht bewusst werden und dann lernen, diese Spannungen loszulassen. Das erreichen wir mit Hilfe von Übungen, die den Brustkorb weiten und dehnen, die Muskulatur ausgleichen, Spannungen lösen und den Geist zentrieren. Meditation und Tiefenentspannung sorgen dafür, dass die negativen Atemgewohnheiten nach einiger Zeit der Vergangenheit angehören, denn sie sind ein ausgezeichnetes Training, um den natürlichen Atemrhythmus wiederherzustellen. Der Atem wird hier dazu genutzt, das emotionale Muster des »Festhaltens« aufzulösen, um den Geist zu befreien und den Körper zu entspannen. Die östlichen Lehren sagen, dass beim Einatmen Körper, Geist und Seele aktiviert werden und der gesamte Stoffwechsel auf zellulärer Ebene angeregt wird. Die Ausatmung bringt Ruhe, befreit den Geist, entspannt den Körper und reinigt uns.

Um eine schlechte Angewohnheit loszulassen, müssen wir ihrer zunächst gewahr sein. Es gibt einige sehr einfache Atemübungen, die Ihnen helfen, sich Ihres Atemmusters bewusst

Ent-sprechungen	Einatmen	Ausatmen
Geist	stimuliert, regt an, aktiviert	integriert, befreit, beruhigt
Muskulatur	aktiviert, macht handlungsbereit	befreit, entspannt
Stoffwechsel	nährt: Millionen neuer Zellen werden geboren	reinigt: Millionen abgestorbener Zellen werden ausgeschieden

zu werden, und Sie mit einer Art und Weise des Atmens vertraut machen, die Ihnen helfen kann, ein destruktives Atemmuster aufzulösen. Das führt dazu, dass wir sofort von Angst, Stress oder Anspannung befreit werden. Wenn Sie die natürliche Atmung wiedererlernen, wirkt sich das segensreich auf Ihre körperliche Gesundheit und Ihren geistigen Zustand aus.

Der Zweck dieser Übungen besteht darin, die Flexibilität im Brustkorb zu verbessern, das Zwerchfell zu befreien und Stress zu verringern, indem wir die Atemfrequenz (Anzahl der Ausatmungen pro Minute) herabsetzen. Jede dieser Übungen fördert die bewusste Wahrnehmung des Atemmusters und hilft, ruhiger und ausgeglichener zu werden. Es ist sehr schwierig, sich zu entschließen, einen Zustand zu ändern, wenn man keine angenehmere Alternative zum gegenwärtigen Zu-

stand kennt. Die folgenden Übungen sind eine ausgezeichnete Vorbereitung auf Tiefenentspannung und die Meditation:

»Der Schmetterling« (Seite 103)
»Die Sonne umkreisen« (Seite 105)
»Den Mond umkreisen« (Seite 106)
»Totenstellung« (Seite 149)
»Strohhalm-Atmung« (Seite 193)
»Atmung in umgekehrter Stellung«
  (Seite 192)

Sich tief entspannen

Sich zu entspannen ist der erste Schritt zu intuitiver Weisheit.

Wong Kiew Kit

Techniken der Tiefenentspannung zu praktizieren ist der zweite Schritt in Richtung unseres natürlichen Seinszustandes. Tiefe Entspannung ist einfach die Bereitschaft, weich zu werden und sich ganz hinzugeben – alle Spannungen in Körper und Geist völlig loszulassen. Die meisten Menschen haben keine Ahnung, wie viele Spannungen sie in ihrem Körper mit sich herumtragen.

Eine Geschichte über einen Aikido-Meister verdeutlicht das: Um seinem Schüler die Bedeutung von wahrer Kraft und Stärke zu vermitteln, forderte der Aikido-Meister den Schüler in jeder Unterrichtsstunde auf, sich zu entspannen. Die Zeit verstrich, und immer noch stand bei jeder Lektion die Entspannung im Vordergrund, bis der Schüler seinem Lehrer äußerst frustriert erklärte, er fühle sich nach diesen sechs Monaten Praxis verspannter als je zuvor. Wie könne er sich je entspannen? Der Aikido-Meister erwiderte: »Erst jetzt, da du dir deiner Verspannung bewusst geworden bist, kann ich anfangen, dich zu lehren.«

Den Körper ins Gleichgewicht bringen

Den meisten von uns wird in der Ruhe und Stille unbehaglich zumute, weil wir dann unsere Anspannung spüren. Deshalb zielt der Aufbau eines Chi-Ball-Trainings (auch zu Hause) zunächst darauf ab, Spannungen aufzulösen. Wird die an der Oberfläche herrschende Spannung gelöst, sind wir eher bereit und in der Lage, uns zu entspannen. Um das zu erreichen, drückt und massiert man mit Hilfe des Chi-Balls die langen, verspannten Muskelstränge entlang der drei Energiepunkte nahe der Wirbelsäule, die gewöhnlich blockiert sind: entlang des Kreuzbeins (Rückseite des Beckens), der Brustwirbelsäule (mittlerer Rücken, direkt unter den Schulterblättern) und der Halswirbelsäule (im oberen Nackenbereich). Werden diese Energiepunkte stimuliert und von Blockaden befreit, verspüren wir ein sehr angenehmes Gefühl der Entspannung. Danach wird der Ball entfernt und wir nehmen uns Zeit, absolut still dazuliegen. Viele von uns bekommen jetzt zum ersten Mal eine Ahnung von ihrem natürlichen Seinszustand, der absolute Stille und Ruhe ist. In diesem Zustand kann unser Körper leichter heilen, und wir beginnen, mit jenem Teil unseres Selbst in Verbindung zu treten, der tiefe innere Freude, Frieden und Zufriedenheit kennt.

Ich pflege alle meine Schüler zu fragen, wie häufig sie dieses Gefühl an einem normalen Arbeitstag haben. Diejenigen, die keine Erfahrung mit Meditation oder Tiefenentspannung haben, antworten gewöhnlich »kaum« oder »nie«. Lautet die Antwort »nie«, frage ich, wie weit ihr Alltag von diesem Zustand der Freude, des Friedens und der Zufriedenheit entfernt ist.

Ziel der Tiefenentspannung ist es, ganz vertraut mit diesem Gefühl der tiefen Ruhe und Entspannung zu werden und dann zu schauen, wie lange man es aufrechterhalten kann. Sind Körper und Geist in einer Zwangsjacke von Verspannung, Stress und Frustration gefangen, wird unweigerlich irgendwann das Immunsystem geschwächt, und so wird den verschiedensten Krankheiten Tür und Tor geöffnet.

Körperbewusstsein entwickeln

Die Vorher-nachher-Vergleiche beim Üben machen uns verspannte Bereiche bewusst und dienen als einfaches und doch wirkungsvolles Instrument, um mehr über uns selbst herauszufinden. Haben wir beispielsweise wiederholt festgestellt, dass unser Nacken und die Schultern blockiert sind und dass dies nach den Übungen stark nachgelassen hat, werden wir uns natürlich Fragen über unsere täglichen Angewohnheiten stellen: Wie sitze ich beim Arbeiten? Ziehe ich den Kopf ein, während ich auf den Computer-Bildschirm blicke? Der Kopf wiegt viereinhalb bis fünfeinhalb Kilo und dieses Gewicht drückt auf die Schulter- und Nackenmuskeln. Sitzen wir häufig längere Zeit in schlechter Haltung, so entsteht ein starker Druck, der zu Verspannungen und Unbehagen führt. Jeder von uns kann sich jederzeit dafür entscheiden, Verantwortung für seine eigene Gesundheit und sein Wohlergehen zu übernehmen.

Stehen Sie entweder aufrecht und still (die Füße hüftbreit auseinander) oder setzen Sie sich mit geradem Rücken auf einen Stuhl, wobei beide Fußsohlen flach auf dem Boden aufliegen sollten. Sie können sich aber auch mit ausgestreckten Beinen auf den Boden legen, lassen Sie die Füße dabei nach außen fallen, die Fersen bleiben auf dem Boden (die Arme liegen ein paar Zentimeter vom Körper entfernt, die Handflächen zeigen nach oben). Nehmen Sie sich eine Minute Zeit, um Ihren Körper geistig »abzutasten« und sich Ihre Stimmung bewusst zu machen, bevor Sie mit der Chi-Ball-Sitzung beginnen. Beginnen Sie bei den Fußsohlen und arbeiten Sie sich langsam nach oben. Spüren Sie Ihre Füße, Fußknöchel, Schienbeinmuskeln, Oberschenkel. Nehmen Sie nun Ihr Becken wahr. Sind Sie sich irgendwelcher Spannungen in den Hüften oder im unteren Rücken bewusst? Wie fühlt sich Ihr Rücken insgesamt an? Sind die Schultern verspannt? Fühlt sich Ihr Nacken entspannt und locker an oder empfinden Sie das Gewicht Ihres Kopfes wie eine Last? Machen Sie sich nun Ihre Stimmung bewusst. Fühlen Sie sich angespannt, gestresst, deprimiert? Oder glücklich, friedvoll und entspannt?

Überprüfen Sie *nach* Ihrer Chi-Ball-Sitzung noch einmal alle Körperbereiche und schauen Sie, ob Sie irgendeine Veränderung wahrnehmen können. Fühlt sich ein Bereich leichter, schwerer oder flexibler an als zuvor? Wie ist

Ihre allgemeine Stimmung? Fühlen Sie sich emotional empfindsamer als vorher? Ist es ein angenehmes Gefühl oder eher ein bisschen überwältigend? Oft wird unser mentaler und physischer Panzer durchlässig, wenn wir ganz entspannt sind. Dann können alle möglichen Ängste, Sorgen oder lange unterdrückten Gefühle an die Oberfläche sprudeln und danach verlangen, ausgedrückt zu werden.

Versuchen Sie, diese Gefühle nicht zu bewerten oder zu verurteilen. Beobachten Sie sie freundlich, mitfühlend und distanziert – und vergessen Sie vor allem nicht zu atmen. Vielleicht können Sie sich sogar erlauben, vollkommen in die emotionale Welle einzutauchen und sich von ihr überspülen zu lassen. Wenn wir uns dagegen wehren, blockierte Emotionen voll und ganz zu fühlen, nähren wir sie und steigern ihre Intensität. Sich selbst zu erlauben, die Welle der Gefühle zu spüren und ganz in ihr präsent zu sein, ist eine Gelegenheit, die emotionale Spannung loszulassen, die uns schon allzu lange gefangen hält. Es kostet unglaublich viel Kraft, negative Emotionen im Innern festzuhalten, und führt zu Depressionen, Lethargie, körperlichen Beschwerden, dem chronischen Müdigkeitssyndrom und vielen anderen Krankheiten. Unser Körper wird so zu einer Rumpelkammer für emotionales Gepäck.

Ich bin um die Welt gereist, um viele Menschen mit der Chi-Ball-Methode vertraut zu machen, und habe oft erlebt, dass Teilnehmer am Ende des Seminars weinen und sehr aufgewühlt sind. Viele von ihnen erlebten zum ersten Mal seit Jahren wieder einen Zustand tiefer Entspannung – einen Zustand, in dem ihre Gefühle an die Oberfläche kommen konnten.

Unglücklicherweise bringt uns unsere Gesellschaft bei, dass es sich nicht gehöre, öffentlich Gefühle zu zeigen oder auszudrücken, und für die meisten Menschen ergibt sich selten die Gelegenheit, diese Gefühle ganz zu erforschen. Deshalb ist es zunächst einmal wichtig, sich für die ersten Phasen der Entspannung und des Loslassens ein sicheres, nährendes Umfeld zu suchen. Außerdem müssen wir uns selbst die Erlaubnis geben, loszulassen und ohne Urteil oder Bewertung mit unseren Gefühlen zu »fließen«.

Meditation gleicht den Geist aus

Sei leer, sei still.
Beobachte einfach, wie alles kommt und geht.
Es kommt von der Quelle –
und kehrt zur Quelle zurück.
Das ist der Lauf der Natur.
Sei friedvoll.
Sei dir der Quelle bewusst.
Dies ist die Erfüllung deiner Bestimmung.
Kenne das, was sich nie verändert.
Das ist Erleuchtung.

Laotse, Tao te Ching

Dieser Abschnitt soll nicht als intellektuelles Material zur Unterhaltung oder Analyse dienen, sondern eher als Leitfaden, auf den Sie zurückgreifen können, falls Sie sich entschließen sollten, sich der Praxis der Meditation zu widmen. Vielleicht wird, was ich hier vorstelle, für Sie dann eines Tages wichtig und, wie ich hoffe, hilfreich sein.

Es wurde schon viel über Meditation geschrieben, und das ist, wenn man es genau nimmt, ein Widerspruch an sich. Meditation ist in Wirklichkeit etwas, das kaum zu erklären oder zu beschreiben ist, und im Zen heißt es, dass man nicht über Meditation schreiben sollte. Man muss sie einfach praktizieren, um sie zu erfahren. Versucht man, ihre Vor- und Nachteile zu analysieren oder mit dem Verstand zu erfassen, intellektualisiert man sie. Aber das Denken kann Meditation nicht begreifen – man kann sie nur erfahren.

Nachdem ich nun all das vorausgeschickt habe, möchte ich Ihnen meine eigenen Einsichten und Erfahrungen anbieten. Vielleicht ermutigen diese Sie dazu, eigene Erfahrungen mit Meditation zu machen. Sie werden vielfältig und weitreichend belohnt werden, und ich habe die Meditation in die Chi-Ball-Methode einbezogen, weil sie letztendlich die tiefgreifendste Methode zur Befreiung von Körper, Seele und Geist ist.

Chi-Ball ist eigentlich eine Vorbereitung auf die Tiefenentspannungs- und Meditationsphase; die verschiedenen Übungen aus dem Tai Ji, Qi Gong und Yoga lösen Muskelverspannungen, so dass Körper, Geist und Seele sich ohne physische Ablenkungen der Meditation hingeben können. Körperliches Training wirkt zweifellos befreiend auf den Körper – und in hohem Maße auch auf den Geist –, aber Meditation ist ein Prozess, der schließlich irgendwann die geheime Tür zu wahrer Gesundheit und echtem Glück aufstoßen kann.

In den folgenden, tiefer gehenden Ausführungen über die Meditation spreche ich im Rahmen der Chi-Ball-Methode von einer Stufe, auf die wir nur gelangen können, wenn wir bereit und willens sind, Verantwortung für unser Leben zu übernehmen. Auf dieser Stufe kommen wir in engen Kontakt mit unserem spirituellen Selbst und können uns möglicherweise wirklich erkennen – und sehen, wie wir auf die Welt reagieren und warum.

Es geht nicht um die anderen, sondern um uns!

Ich habe unzählige Male in Fitness-Zentren überall in der Welt Tiefenentspannung und Meditation gelehrt. Oft beschwerten sich die Teilnehmer dann, dass sie sich nicht entspannen konnten, weil aus einem anderen Teil des Gebäudes laute, ablenkende Musik zu hören sei oder draußen vor der Tür eine Gruppe von plaudernden und lachenden Menschen stünde und sie daran hindere, meiner Anweisung, loszulassen und ganz im Hier und Jetzt zu sein, zu folgen. Jeder von uns muss erkennen und akzeptieren, dass der ablenkende Lärm mehr über uns selbst als über irgendeinen anderen Menschen aussagt. Es geht nicht um den Lärm, sondern um unsere Reaktion darauf. Wenn sich Unbehagen breit macht oder wir uns gestört fühlen, müssen wir lernen, die Gefühle, die diese so genannten Ablenkungen in uns auslösen, wahrzunehmen und zu akzeptieren. Der Zweck der meditativen Praxis besteht darin, die ganze Erfahrung zuzulassen und dabeizubleiben, ohne zu beurteilen oder zu kommentieren.

Ich hörte einmal eine Geschichte über eine Gruppe von Menschen, die einige Zeit in einem buddhistischen Meditationszentrum irgendwo in Südostasien verbrachte. Direkt neben dem Zentrum befand sich eine Fabrik, die Tag und Nacht einen Höllenlärm machte und Gestank verbreitete. Am dritten Tag waren einige aus der Gruppe äußerst aufgebracht darüber, dass sie so weit gereist waren, um in einem friedlichen Zentrum Meditation zu praktizieren, und nun ständig unerträglichem Lärm und Gestank ausgesetzt waren. Der Mönch, der das Zentrum leitete, hörte ihnen höflich zu und sagte dann: »Das ist die Praxis.« Dann erhob er sich langsam und verließ den Raum. Einige reisten ab, andere entschieden sich zu bleiben. Der wesentliche Punkt bei dieser Geschichte ist, dass wir die Realität normalerweise nicht voll und ganz erfahren und dass wir nicht spüren, wenn wir versuchen, unser Leben, unsere Umgebung oder die Umstände so zu machen, wie wir es gern hätten. Die Wut über den von der Fabrik verursachten Lärm bot diesen Menschen eine Gelegenheit dazusitzen, ihre Wut wahrzunehmen und sich darin zu üben, einfach ohne Meinung oder Urteil in dieser Situation zu sein. In der »Praxis« geht es darum, alles zu erfahren, was das Leben uns als Teil des Ganzen beschert. Wir erfahren nur einen kleinen Ausschnitt des Lebens, wenn für uns alles immer auf eine bestimmte Weise sein muss. Wenn das Leben uns ein Drama, Schmerzen oder Unbehagen beschert, geben wir sofort der anderen Person, dem Ereignis oder der Situation die Schuld.

Warum wir geistig und emotional aus dem Gleichgewicht geraten sind

Wenn wir Situationen, Umstände oder Menschen als Ursache für unseren Schmerz und unser Unbehagen betrachten, bleiben wir im Schmerz gefangen. Und indem wir diese Szenarien immer wieder durchleben, können wir an einen Punkt kommen, wo wir die eigentlichen Ursachen für die persönlichen Krisen, in die wir immer wieder geraten, völlig abspalten und uns weigern, uns damit auseinander zu setzen.

Dass wir unsere Erfahrungen abgespalten haben, kann sich in Form von kindischem Verhalten, Gefühlsausbrüchen, Launenhaftigkeit, Depressionen, einer gewissen Labilität oder sogar einem großen Nervenzusammenbruch äußern – bis wir schließlich erkennen, dass die Wut, die Trauer oder das Unbehagen, welches wir spüren, auf einer Erinnerung an eine vergangene Situation basiert, in der sich ein Elternteil vielleicht bedrohlich verhielt oder wir verletzt, gedemütigt oder im Stich gelassen wurden und anfingen, das Leben als etwas Unsicheres, Bedrohliches zu begreifen. Diese Erfahrungen werden uns aufgezwungen. Unser Geist kann durch viele negative Erfahrungen gespalten werden, was dazu führen mag, dass wir uns innerlich verschließen und uns von unseren Erfahrungen abspalten. Manche Erfahrungen waren vielleicht so schmerzhaft, dass wir uns entschieden, uns völlig davon abzutrennen und uns nicht einmal mehr daran zu erinnern. Das nennt man eine »blockierte emotionale Erfahrung«. Seelischer Schmerz, der nicht gespürt und integriert wird, scheint sich stattdessen irgendwo

im physischen Körper festzusetzen. Er trägt vielleicht dazu bei, dass wir ein Leben lang unter Rückenschmerzen, Knieproblemen, Migräne, Verdauungsbeschwerden oder zu hohem Blutdruck leiden oder sogar unter einer schweren Krankheit.

Wozu meditieren?

Bei der Meditation geht es darum, den Fluss der Gefühle und Seinszustände ohne Mühe zu integrieren.
                                                Anonym

Wenn Sie meditieren lernen, geben Sie sich das größte Geschenk, das Sie sich überhaupt machen können. Meditation und Tiefenentspannung können nach einer gewissen Zeit (wenn Sie eines von beidem eine bestimmte Zeit lang praktizieren) Ihre negativen Gewohnheiten und Emotionen auflösen und Sie von den Dingen befreien, die zu Stress, Konflikten und persönlichen Dramen in Ihrem Leben führen. Sie sind nicht länger in Ihrer privaten emotionalen Achterbahn gefangen. Anfangs kann Meditation jedoch Unbehagen auslösen. Wenn Sie zum ersten Mal ganz still sitzen, bekommen Sie vielleicht ein Gefühl, als ob Ihre Welt plötzlich Kopf stehen würde. Erinnerungen und Gefühle kommen durch die verborgenen Kanäle des Geistes an die Oberfläche, um akzeptiert und losgelassen zu werden. Michael Porter (ein Therapeut, der mit Akupunktur arbeitet) sagte einmal zu mir, die ersten Stufen der Meditation seien mit einem Wasserschlauch vergleichbar, in dem ein hoher Druck herrscht und den man mitten in einen vollen Mülleimer hält.

Das meiste, was hochkommt, stinkt, ist verrottet, völlig ungenießbar und höchstwahrscheinlich nicht mehr als emotionale Basis geeignet.

Es gibt viele Beschreibungen jener Zustände, die man in der Meditation erwarten kann, und eine Unzahl von Anweisungen in Bezug auf das, was man beim Meditieren tun sollte. Das Geheimnis der Meditation besteht aber darin, überhaupt nichts zu erwarten oder zu tun. Wenn Sie meditieren, tun Sie in der Tat nichts – Sie üben sich im *Sein*. Seien Sie mit sich, seien Sie still, ruhig, wach, geduldig, entspannt und ganz wach für Ihre Erfahrungen. Das *Sein* ist das grundlegendste Element unserer Erfahrung und das wichtigste. Im Hier und Jetzt zu sein befreit uns von Angst.

Das Ziel der Meditation besteht darin, die eigene Verletzlichkeit wiederzuentdecken, was bedeutet, wieder sensibel und offen zu werden. Verletzlich sein heißt nicht schwach sein. Im Gegenteil, es geht darum, ein furchtloser Krieger zu werden, der alles fühlt, was das Leben ihm präsentiert, und der die ganze Erfahrung wach und bewusst durchlebt. Schwäche bedeutet in diesem Zusammenhang, die eigenen Gefühle zu vermeiden und die Umwelt oder andere Menschen für die Umstände verantwortlich zu machen, in denen man sich befindet.

Meditation kann Ihnen helfen, Ihre Seele oder Ihr spirituelles Selbst wieder zu integrieren und jene Erinnerungen zurückzuholen, die durch unglückliche Erfahrungen in der Kindheit verloren gingen. Die Unfähigkeit, sich an Ereignisse und Erfahrungen aus der Kindheit zu erinnern, weist darauf hin, dass Sie Ihre Gefühle und Erinnerungen abgespal-

ten haben. Meditation soll uns nun wieder Zugang zu jenem Zustand unschuldiger Freude verschaffen, den wir als Säuglinge erlebten und der unbelastet von inneren Kommentaren oder Urteilen ist. Es geht darum, jene zauberhafte Welt wiederzuentdecken, in der wir tatsächlich in jedem Augenblick wach und gegenwärtig sind. Meditation gibt uns unsere Vorstellungskraft zurück, sie schließt die Schatzkammer auf und lässt aus gewöhnlichen Augenblicken wieder magische Augenblicke werden. Wenn wir die Verbindung zu unserem Erfahrungsprozess verlieren, verlieren wir uns im Materialismus. Wir lassen uns von Ideen blenden, die uns weismachen wollen, dass wahres Lebensglück von Wohlstand oder einem Lebensstil wie in Hollywood abhängt.

Wir lernen schon in frühen Jahren, Glücklichsein stets auf einen späteren Zeitpunkt zu verschieben: »Verzichte jetzt, arbeite hart und spare, damit du deinen Erfolg später genießen kannst.« In unser Denken schleicht sich die Vorstellung ein: »Das Leben wäre wunderbar, wenn ich nur schon mein Examen oder diesen guten Job oder diese Beförderung in der Tasche hätte.« Doch wenn ein Ziel erreicht ist, scheinen sofort die nächsten in einer endlosen Reihe aufzutauchen, so dass »das gute Leben« immer gerade außer Reichweite und – je älter wir werden – immer schwerer zu erreichen ist, bis wir schließlich anfangen, uns aus dem aktiven Leben zurückzuziehen. Die weit verbreitete Illusion, dass wir Erfüllung in der Zukunft finden werden, hat einen hohen Preis und wird ununterbrochen genährt. Könnten wir uns nur diesen Mercedes leisten, das neue Penthouse oder die Weltreise, dann würden wir uns wirklich lebendig fühlen! Wir vergessen dabei, dass wir vor langer Zeit bewusst entschieden haben, uns nicht im Hier und Jetzt glücklich zu fühlen und nicht die unglaublichen Wunder zu sehen, von denen wir in ganz gewöhnlichen Augenblicken unseres Lebens umgeben sind.

Unser emotionales Befinden hängt dann von Faktoren ab, über die wir keine Kontrolle haben. Man lehrt uns zu glauben, dass unsere Probleme durch äußere Ursachen ausgelöst würden, die wir nur unter Kontrolle bringen müssten. Meditation aber offenbart uns, dass alles von innen kommt, dass man die Wahl im eigenen Innern trifft. Und schließlich erkennen Sie durch die Meditation, dass Sie in der Tat Meister Ihrer eigenen Gefühlswelt sind. »Ich fühle mich so, weil ich gewählt habe, mich so zu fühlen« – dieses Geheimnis wird sich Ihnen vielleicht niemals enthüllen, bis Sie sich entschließen zu meditieren. In Ihren dunkelsten Augenblicken betrachten Sie vielleicht sogar Freunde, die Ihnen das zu sagen versuchen, als Ihre schlimmsten Feinde. Meditation kann Ihnen den Schlüssel zu diesem Geheimnis schenken, so dass Sie mit einem Mal erkennen, dass Sie den Menschen, die Sie wütend oder hilflos »machen«, letztendlich die Erlaubnis dazu erteilt haben.

Den Geist befreien

Eine der tiefgehendsten Methoden, die Wirkung der Meditation wirklich zu erfahren, besteht darin, zwei oder drei Tage lang nichts anderes zu tun als still zu sitzen und die eigene Innenwelt zu beobachten. Lange Phasen

der Meditation können den Geist befreien und die Negativität auflösen, die Sie zum Gefangenen Ihres eigenen Lebens werden ließ.

Bei der Zen-Meditation sitzen Sie still, beobachten den ausströmenden Atem und lassen zu, dass sich Ihnen alle Schichten des Geistes offenbaren. Leider wird bei längeren Meditationsseminaren oft versäumt, die Teilnehmer entsprechend vorzubereiten und darauf hinzuweisen, was innerhalb der nächsten Tage auf sie zukommen kann. Viele geben die Meditationspraxis dann ganz auf, weil sie die Erfahrung als unangenehm und zu aufwühlend empfinden.

Über einen längeren Zeitraum täglich zu praktizieren kann zu den gleichen Ergebnissen führen. Ohne offensichtlichen Grund kann an einem völlig gewöhnlichen Tag plötzlich eine Erinnerung in Ihnen aufsteigen, die eine ganze Reihe unerwarteter Emotionen in Ihnen auslöst. Ihr Geist wurde durch die Meditationspraxis quasi »aufgeschlossen« und setzt bestimmte Inhalte frei. Es ist wichtig, in diesen Momenten weder zu analysieren noch zu urteilen oder die Dinge zu hinterfragen. Sitzen Sie einfach still und atmen Sie gleichmäßig und tief ein und aus, damit Sie die Gefühle, die in Ihnen aufsteigen, wirklich *fühlen*.

Eine Reise in den eigenen Geist

In seinem Buch *Absolute Happiness** erläutert Michael Rowland auf einleuchtende Weise jene emotionalen Schichten, durch die wir hindurchgehen müssen, um den Geist zu

---

* Michael Rowland: *Absolute Happiness. The Way to a Life of Complete Fulfilment.* Hay House o. J.

befreien. Diese Erklärung ist besonders für unseren westlich geprägten Geist so etwas wie eine »Landkarte«, die uns zeigt, dass die Gefühle, die hochkommen, Teil eines Prozesses sind, bei dem negative Muster und Schmerzen aufgelöst werden, welche in uns gespeichert waren und uns eine Menge wertvoller Energie raubten.

Rowland beschreibt sechs emotionale Schichten, auf die wir stoßen können, wenn wir unseren Geist über längere Zeit voll konzentrieren:

- die Persönlichkeit
- Langeweile
- Wut
- Trauer
- Angst
- Liebe

Rowland nimmt in seiner Erläuterung Bezug auf das Karma-Yoga, das Yoga, in dem man sich auf selbstloses Handeln konzentriert. Die Praxis besteht darin, in einfachen, alltäglichen Aktivitäten ganz präsent zu sein und voll zu atmen – eine Methode, die der buddhistischen Zen-Meditation ähnelt, bei der man allerdings nicht körperlich aktiv ist, sondern still verharrt und den Geist beobachtet. Letzteres wird *Zazen* genannt, was einfach »Sitzen« bedeutet und als eine der wirkungsvollsten Meditationstechniken zur Befreiung des Geistes und somit zur Erlangung von innerem Frieden und Glückseligkeit betrachtet wird. Konzentration und Zielgerichtetheit – ob durch physische Aktivität oder meditative Praxis – stehen am Anfang jener Reise, die uns zur Befreiung von allen inneren Begrenzungen und negativen Einschränkungen führen soll.

Der Atem ist der rote Faden, der uns direkt mit unseren Erfahrungen verbindet, Integration und schließlich Befreiung von unseren schmerzvollen Erfahrungen ermöglicht. Es ist unbedingt notwendig, dass auf jedes aufsteigende Gefühl, sei es angenehm oder schmerzlich, ein Ausatmen folgt. Sie beobachten – und wenn Sie beobachtet haben, dass Sie sich vom Gewahrsein Ihres Atems entfernt haben, verbinden Sie sich wieder damit und nehmen Sie ihn wieder bewusst wahr.

Die oben genannten sechs emotionalen Schichten stellen eine Art Leitfaden dar, der jedoch erst für denjenigen Sinn macht, der mit einer regelmäßigen hingebungsvollen Praxis der Meditation begonnen hat.

Die Persönlichkeit

Die Persönlichkeit trägt immer eine Einkaufsliste bei sich. Es gibt so viel zu tun, so viele Orte, die man aufsuchen muss, so viele Fernsehprogramme und so viele Menschen, die man treffen könnte. Die Persönlichkeit plappert ständig vor sich hin – es geht um aktuelle oder zukünftige Pläne und Sorgen. Sie hat stets eine feste Meinung über sich selbst, ihre Wünsche und darüber, wer Recht oder Unrecht hat. Das ist die erste Schicht, die man abschälen muss, will man zum wahren Wesen des Geistes vordringen. Innerhalb eines dreitägigen Meditationsseminars kann es fast einen ganzen Tag dauern, bis dieses innere Geplapper allmählich nachlässt. Auch bei täglicher Meditationspraxis kann ein Mensch sehr lange in dieser Schicht stecken bleiben. Sie ist am schwersten zu durchdringen, weil unsere Welt die Wünsche und Bedürfnisse der Persönlichkeit ununterbrochen nährt. Selbst wenn Sie nur zehn Minuten pro Tag still sitzen, können Sie enorm profitieren. Seien Sie sich aber bewusst, dass der Geist äußerst widerspenstig sein kann. Wenn das innere Geplapper dann schließlich nachlässt, stoßen wir auf die nächste Schicht, die wir durchdringen müssen: *Langeweile*. Beobachten Sie, schauen Sie hin und atmen Sie weiter.

Langeweile

Langeweile hat etwas mit Vermeidung zu tun. Wir vermeiden es, uns selbst anzuschauen, indem wir uns und unseren Geist ständig beschäftigt halten. Der Geist will unterhalten sein und wird alles daransetzen zu vermeiden, dass man ihn auf seine unsinnige und überflüssige Bedürftigkeit stößt. Die Persönlichkeit wird eingreifen und versuchen, Ihnen klar zu machen, dass Meditation nicht funktionieren kann; dass das eine lächerliche Übung ist; dass es schließlich viel wichtigere Dinge zu tun gibt, als hier still herumzusitzen, usw. Diese zweite Schicht versucht verzweifelt, den Deckel auf der darunter liegenden Schicht zu halten, denn nun stoßen wir auf die *Wut*. Beobachten Sie, schauen Sie hin und atmen Sie weiter.

Wut

Alter, lang angestauter Zorn und Groll über die trivialsten bis schmerzhaftesten Erfahrungen kann an die Oberfläche des Bewusstseins steigen. In diesem Fall ist Wut definitiv

ein Gefühl, das besser draußen als drinnen sein sollte. Hier werden verdrängte Erinnerungen wachgerufen, Erinnerungen, die absolut schockierend und bedrohlich auf uns wirken können. Wenn wir uns an einen Erwachsenen oder ein Familienmitglied erinnern, das uns Schaden zufügte oder Traumata auslöste, ist es wichtig, diese Person nicht als Ursache unseres Schmerzes anzusehen und dann zu »kreuzigen«. Um diese Erinnerungen loszulassen, müssen wir einfach fühlen und atmen und fühlen und wieder atmen. Integrieren Sie jeden einzelnen Aspekt der betreffenden Erinnerung und jener Gefühle, die Sie damals erlebten. Indem wir unsere Wut erleben und verarbeiten, stoßen wir auf die darunter liegende Emotion: *Trauer*. Beobachten Sie, schauen Sie hin und atmen Sie weiter.

Trauer

Tränenausbrüche, Verzweiflung und das Aufsteigen von Erinnerungen, die Gefühle tiefen Bedauerns oder der Enttäuschung auslösen – all das kann so aufwühlend sein, dass wir vielleicht glauben, unseren Halt im Leben zu verlieren, und fürchten, einem Zustand gefährlich nahe zu kommen, in welchem wir ernsthaft aus dem Gleichgewicht geworfen würden und nicht mehr gesellschaftsfähig wären.

Es gibt eine Geschichte über einen Mönch, der weinend neben dem Grab seines unlängst verstorbenen Meisters kniete. Ein Mann ging vorüber, blieb stehen und fragte den Mönch: »Warum weinst du?« Der Mönch erwiderte:

»Weil ich traurig bin.« Dieser Mönch erkannte seine Gefühle an und drückte sie angemessen aus. Unsere Gesellschaft erlaubt uns im Allgemeinen nicht, zu trauern oder Traurigkeit zu fühlen. Analysieren Sie nichts und stellen Sie keine Fragen. Fühlen und atmen Sie einfach. Beobachten Sie, schauen Sie hin und atmen Sie weiter.

Angst

Die nächste emotionale Schicht ist die *Angst*. Angst ist die Wurzel nahezu aller unserer Begrenzungen und körperlichen, geistigen und seelischen Disharmonien. Auf dieser Stufe der Meditation ist es wichtig, mit dem Atem verbunden zu bleiben und sich auf das innere Bild eines unschuldigen Kindes zu konzentrieren. Stellen Sie sich vor, wie Sie diesem Kind durch einen schrecklichen Alptraum hindurchhelfen würden. Stellen Sie sich vor, wie Sie selbst gehalten und von innen heraus getröstet werden. Seien Sie der tröstende Erwachsene für dieses erschreckte Kind – geduldig, verständnisvoll, sanft und freundlich. Uns allen fällt es schwer zu begreifen, dass Angst nur eine Illusion ist. Es gibt viele Therapien zur Bekämpfung von Phobien und Ängsten. In den meisten Fällen konnte bisher die Angst vor dem Fliegen, vor Spinnen, Schlangen, Wasser oder davor, vor Menschen zu sprechen, überwunden werden, wenn die Betroffenen allmählich mit dem Angst erregenden Objekt konfrontiert wurden. In dem Maße, wie sich ihre vorgefasste Meinung und ihre falschen Vorstellungen auflösten, verschwand auch die Angst. Sie war eine Illu-

sion. Wir sind in vielen Schichten der Angst gefangen, und das hindert uns daran, voll am Leben teilzunehmen.

Angst kann angesichts einer echten, unmittelbaren Gefahr natürlich auch eine lebensrettende Reaktion sein, aber sie ist äußerst destruktiv und lähmend, wenn unser ganzes Leben von ihr beherrscht wird und wir uns deshalb aus bestimmten Lebensbereichen zurückziehen. Die Angst, mit der wir uns letztendlich konfrontieren müssen, ist die Angst vor unserer eigenen Vernichtung. Bildlich gesprochen ist es wie in einem Traum, in welchem man bereit sein muss zu sterben. Sie müssen bereit sein, alles aufzugeben und vollkommen loszulassen. Und wenn Sie das schließlich tun, wenn Sie sich hingeben und völlig loslassen, lösen sich all die Dinge aus der Vergangenheit auf, die Sie gefangen hielten und einschränkten. Nur dann können Sie wahrhaft frei sein.

Liebe

Die tiefste Schicht ist die *Liebe*. In unserer westlichen Welt verstehen die meisten Menschen unter Liebe »herzbewegende« Erfahrungen. Wir verlieben uns oder lieben, was wir haben oder tun. Wenn sich in Bezug auf unsere Liebesobjekte plötzlich etwas ändert oder wenn diese aus unserem Leben verschwinden, sind wir am Boden zerstört, verzweifelt und verwirrt. Der Verstand oder das Alter Ego hasst Veränderungen; er urteilt, hat vorgefasste Meinungen und fühlt sich nur unter bestimmten Bedingungen und Umständen sicher und glücklich. Läuft alles so, wie es unserer Vorstellung entspricht, lieben wir das Leben und sind glücklich. Die östlichen Weisheitslehren aber betrachten diese Art von Liebe als sehr oberflächlich; sie ist kurzlebig und schickt uns ein Leben lang immer wieder auf eine emotionale Achterbahn. Die uralten östlichen Weisheitslehren sehen Liebe als eine Energieform an und nicht als Emotion. Liebe ist ein euphorischer Seinszustand, eine tiefe Glückseligkeit, in welcher man alle Ebenen der Realität erfährt, ohne zu urteilen oder zu werten.

Ich glaube, dass wir diese sechs emotionalen Schichten die ganze Zeit über erfahren oder wenigstens erfahren können – allerdings unbewusst. Bestimmte Dinge können wir aber nur dann verändern, wenn wir uns ihrer bewusst werden, wenn wir ganz »aufwachen«. Wir können unbewusst in einer Stunde, einem Zwölf-Stunden-Tag, einem Monat oder einer mehrmonatigen Phase durch alle sechs Schichten hindurchgehen.

Ich erlebte das beispielsweise bei meinem allerersten Yoga-Kurs, an dem ich im Jahre 1992, kurz nachdem ich nach Australien zurückgekehrt war, teilnahm. Als Michael Rowland bei einem seiner Vorträge über die sechs emotionalen Schichten sprach, erinnerte ich mich plötzlich wieder daran. Als Teil des Behandlungsprogramms gegen mein chronisches Müdigkeitssyndrom hatte man mir Meditation und Yoga empfohlen, und so hatte ich mich zu einem Kurs in einem Iyengar-Yoga-Zentrum in Adelaide angemeldet.

Ich erinnere mich, dass ich zu Beginn dachte: »Das ist ja ganz einfach. Ein bisschen wie Ballett. Ich bin eine gute Tänzerin. Ich

kann das. Ich muss einfach nur meinen Körper bewegen, weil er ein bisschen steif und unbeweglich geworden ist.« *Die Persönlichkeit* war ganz in ihrem Element. Aber während wir uns von einer Yoga-Stellung in die andere bewegten, kam *Langeweile* bei mir auf. Es langweilte mich, die Stellungen so lange halten zu müssen, während sonst nichts geschah. Ich erinnere mich daran, dass meine Atmung hektisch und unregelmäßig war.

Als die Übungsstunde halb vorüber war, forderte uns die Yoga-Lehrerin auf, zur Wand zu gehen, um den Kopfstand zu üben. Sie zeigte uns, wie man sich vorbereitet, wies uns auf Sicherheitsmaßnahmen hin und demonstrierte dann, wie man die Beine an der Wand nach oben schiebt, um in den Kopfstand zu gelangen. Ich bereitete mich vor und hielt mich an alle Anweisungen, aber es gelang mir nicht, meine Beine ganz nach oben zu bekommen. Ich versuchte es immer wieder, aber es ging einfach nicht. In mir stieg *Wut* auf. Eine Frau in den Fünfzigern, die neben mir übte, hatte ebenfalls Schwierigkeiten. Ich fragte Sie: »Können Sie das?« und kochte innerlich vor Wut. Sie erwiderte: »Noch nicht«, während sie still und beharrlich ihre Beine an der Wand nach oben schob, bis sie schließlich im Kopfstand war. Das war der Tropfen, der mein Fass zum Überlaufen brachte – jemand, der älter war als ich, schaffte es, und ich schaffte es nicht! Ich setzte mich mit dem Rücken zur Wand, verschränkte wütend die Arme vor der Brust und weigerte mich, weiterhin an dieser lächerlichen Übung teilzunehmen.

Der Lehrerin entging nichts. Sie bat uns, auf unsere Matten zurückzukehren und erklärte dann sehr freundlich und sanft: »Jede Yoga-Stellung dient einem ganz bestimmten Zweck. Die Umkehrstellungen, eben zum Beispiel der Kopfstand, stellen das chemische Gleichgewicht im Gehirn und in den im Kopfbereich befindlichen Drüsen wieder her, da sie den Kopf besser durchbluten. Die inneren Organe werden entlastet und die Stellung ist unserer Gesundheit ganz allgemein sehr förderlich. Es geht auch darum, einmal für kurze Zeit ›die eigene Welt auf den Kopf zu stellen‹. Die Übung hilft Ihnen, Ihre Angst vor Veränderung zu überwinden.« Ich war gerade nach Australien zurückgekehrt, nachdem ich alles verloren hatte – meine Ehe, mein Geschäft, meinen Golf GTI und meinen äußerst luxuriösen, abwechslungsreichen Lebensstil. Ich fühlte mich entwürdigt und schämte mich dafür, nach siebzehn Jahren Auslandsaufenthalt kein Geld zu haben, in einer schlechten körperlichen Verfassung zu sein und wieder bei meinen Eltern wohnen zu müssen. Kurz nachdem die Yoga-Lehrerin erläutert hatte, wozu diese Stellungen gut sind, wurde ich von überwältigender *Trauer* ergriffen. Ich wollte mir das Herz aus dem Leib weinen und war kurz davor, alles hinzuwerfen. Doch trotz meines emotionalen Zustands, meines Gefühls der Hilflosigkeit, beschloss ich zu bleiben.

Als Nächstes standen Übungen auf dem Programm, bei denen man sich nach hinten beugen musste. Nun spürte ich *Angst*. Ich erinnere mich daran, dass sowohl mein Körper als auch mein Verstand wie gelähmt waren und ich noch nicht einmal bereit war, an den Vorübungen zur eigentlichen Yoga-Stellung teilzunehmen. Die Lehrerin erinnerte uns im-

mer wieder daran zu atmen. Ich saß auf dem Boden und atmete einfach nur, und mir wurde klar, wie achtsam und bewusst diese Lehrerin war. Sie ließ mich in Ruhe und erlaubte mir so, einfach in der Situation zu *sein* und meine Gefühle wahrzunehmen. Irgendwann wurde ich ein bisschen ruhiger, beobachtete die anderen, nahm einen tiefen Atemzug und ging in die Bogenposition. Ich war völlig überrascht, dass mir dies sofort gelang, und merkte plötzlich, dass die Lehrerin neben mir stand. Sie stützte mich und half mir, die Position ohne Schmerzen eine Weile zu halten – einfach zu atmen und zu spüren. Dann erklärte sie uns: »Die Stellungen, bei denen wir uns nach hinten beugen, öffnen den Herzbereich, den wir infolge von Ängsten und emotionalen Befürchtungen verschließen. Diese Stellungen können eine große Herausforderung sein. Wenn Sie mit Ihrer Yoga-Praxis fortfahren, wird sich das, was Sie in bestimmten Haltungen erleben und überwinden, auch in Ihrem täglichen Leben transformieren. Die physische Ebene transformiert die metaphysische, sie beeinflusst den Geist, der unser Leben beeinflusst und transformiert.«

Die Unterrichtsstunde endete mit einer Tiefenentspannung in der »Totenstellung«. Ich erinnere mich noch gut daran, dass ich nach dieser Stunde voller Energie war, wie ich es noch nie zuvor erlebt hatte. Gleichzeitig war ich innerlich völlig ruhig, entspannt und friedvoll. Dieser Zustand kommt, so glaube ich, der sechsten und letzten emotionalen Schicht ziemlich nahe: der *Liebe*. Wenn wir gewahr sind, wie wir auf verschiedene Situationen und Lebensphasen emotional reagieren können, haben wir uns und unser Leben eher in der Hand. Jede Erfahrung ist Teil von dem, was wir sind, und wir sind unsere Erfahrungen.

Die Atmung in der Meditation

»Vergiss niemals deinen Atem, so wirst du nie deinen Weg aus den Augen verlieren.« Das ist der Rat, den Zen-Lehrer am häufigsten geben. Es geht darum, sich stets daran zu erinnern, dass man, was auch immer während der Meditation passiert, nicht »aus dem Boot fallen wird«, wenn man ununterbrochen bewusst atmet und seine Aufmerksamkeit dabei vor allem auf das Ausatmen richtet. »Im Boot« zu bleiben bedeutet, dass man auf den Wellen der emotionalen Erfahrung zu reiten vermag, während man diese aus der Distanz beobachtet. Wenn Wellen beunruhigender Erinnerungen an die Oberfläche des Geistes aufsteigen, können sie den Atemrhythmus durcheinander bringen. Bleiben Sie also »in Ihrem Boot« oder auf Ihrem distanzierten Beobachterposten, indem Sie Ihrem Atem folgen, bewusst atmen. Haben Sie den Mut, Ihr Bewusstsein fließen zu lassen, wie schmerzhaft oder unbehaglich Sie sich auch fühlen. Meditation befreit die Seele, die Gefühle und die verloren gegangenen Anteile Ihres Selbst. Denken Sie daran, dass Ihr Geist der Ozean Ihres Lebens ist.

Meditation in den Alltag integrieren

Eine Reise von tausend Meilen beginnt mit einem einzigen Schritt.

Konfuzius

Ich empfehle Ihnen, sich mit Hilfe der ersten zwei Schritte zur Harmonisierung des Geistes – dem Atmen und der Tiefenentspannung – langsam und sanft einzustimmen. Üben Sie sich also zunächst darin, still zu werden. Wenn Sie dann in der Lage sind, zehn, fünfzehn und schließlich zwanzig Minuten völlig still in einem tief entspannten Zustand dazuliegen, ohne sich unbehaglich zu fühlen, sind Sie bereit für die eigentliche Meditationspraxis.

Die folgenden Erläuterungen helfen Ihnen vielleicht, die hinter der Zen-Meditation stehenden Prinzipien besser zu verstehen.

- Der Atem
  Bleiben Sie achtsam und nehmen Sie bei jedem Atemzug den ausströmenden Atem bewusst wahr. Ihre Atmung ist wie eine Welle: Beim Einatmen schwillt und steigt die Welle an; beim Ausatmen fällt sie ab.
- »Im Sattel bleiben«
  Eine angenehme Haltung: Sich des ausströmenden Atems bewusst zu bleiben und jedes Mal achtsam auf der Welle des ausströmenden Atems zu reiten bedeutet »im Sattel zu bleiben«.
- Sich erinnern
  Erinnern Sie sich daran, sich immer wieder mit dem ausströmenden Atem zu verbinden und achtsam zu bleiben.

- Disziplin
  Tun Sie es einfach. Sitzen Sie still – an einem Tag oder an zwei oder drei aufeinander folgenden Tagen.

Nach innen zu schauen und die volle Verantwortung für sich selbst zu übernehmen erfordert großen Mut und große Entschlossenheit. Wenn Sie negative Emotionen freisetzen und loslassen, die Sie bisher gefangen hielten und einschränkten, so ist das der erste Schritt zu einem selbstbestimmten Leben und einem natürlichen Seinszustand in Gleichgewicht und Harmonie. Meditation und Tiefenentspannung können Ihre Konzentrationsfähigkeit, Ihre Kreativität, Ihre Entscheidungsfähigkeit erhöhen und Ihnen helfen, mehr Erfüllung und Zufriedenheit in Ihrem Leben zu erfahren. Der Schlüssel zu diesem verheißungsvollen, wunderbaren Zustand ist unermüdliches, geduldiges und sanftes Üben.

Die Chi-Ball-Methode macht sich die Prinzipien der Zen-Meditation zunutze – bei der man mit halb oder ganz geschlossenen Augen still sitzt und sich auf den Atem konzentriert – und kombiniert sie mit Bewegung, um dem Körper seine Geschmeidigkeit zurückzugeben.

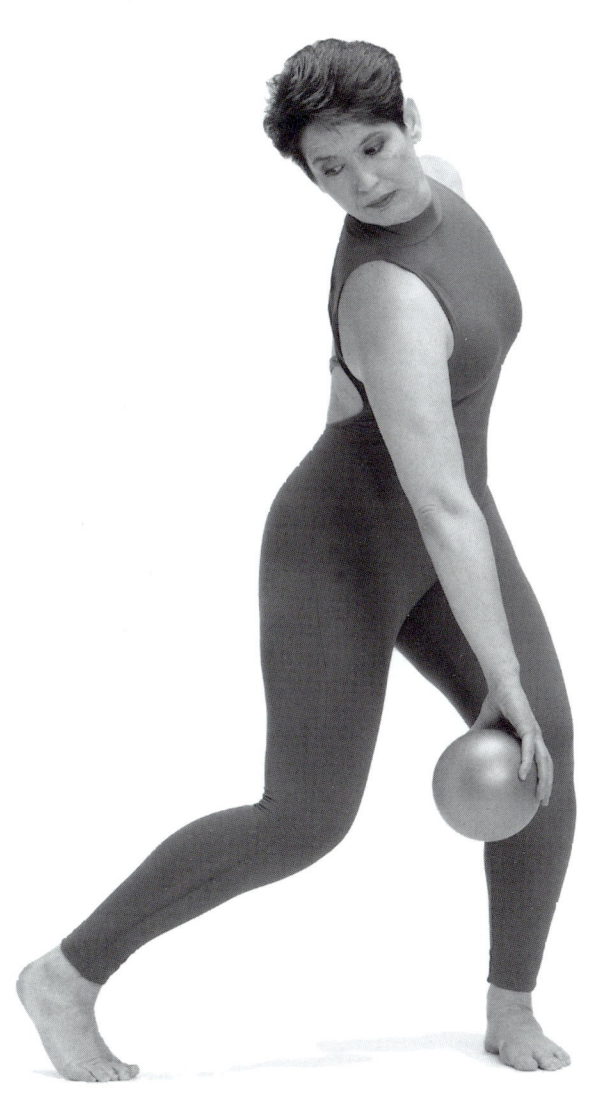

Kapitel 3

Eine Chi-Ball-Trainingseinheit

Die Entwicklung des Chi-Balls

Um den Chi-Ball in seiner jetzigen Form zu entwickeln, waren drei Jahre des Experimentierens und Forschens nötig. Farben, Größe, Qualität des Materials und die Verwendung verschiedener ätherischer Öle wurden getestet und immer wieder verändert, bis der Chi-Ball jedem Anspruch der Trainings-Methode genügte.

Nach Gesprächen mit mehreren australischen Körpertherapeuten war mir klar, dass der wichtigste Aspekt darin bestand, herauszufinden, welche Eigenschaften der Ball besitzen musste, um sich beim Training optimal der menschlichen Wirbelsäule anzupassen. Der mit Luft gefüllte Chi-Ball kann mit der Hand verkleinert oder vergrößert werden, damit man ihn in jedem Fall benutzen kann – egal, wie flexibel die Wirbelsäule ist. Das Material des Chi-Balls muss so weich und dehnbar sein, dass sich der Ball zu beiden Seiten der Wirbelsäule mindestens siebeneinhalb Zentimeter weit ausdehnen kann. Es ist kontraindiziert, ja sogar gefährlich, die Wirbelsäule und das Becken über eine harte Oberfläche zu rollen, insbesondere, wenn man nicht weiß, ob ein Bandscheibenvorfall vorliegt.

Farben und Düfte des Chi-Balls

Der Chi-Ball ist in vier Farben erhältlich: in Orange, Gelb, Grün und Lila. Diese Farben wurden aufgrund ihrer Energien und stimmungsaufhellenden Qualitäten und der Düf-te, die mit ihnen verbunden werden, gewählt. Welche Farbe Sie bevorzugen, kann Ihnen also auch einiges über Ihren emotionalen oder körperlichen Zustand sagen.

Orange (süße Orange)

Diese Farbe wird mit Freude, Verspieltheit und Spontaneität in Verbindung gebracht. Der angenehme Orangenduft hilft, uns auf diese Qualitäten einzustimmen. Dieses Aroma entspannt und schenkt Selbstvertrauen und Optimismus, indem es Spannungen und Gefühle der Frustration auflöst.

Gelb (Lemongrass)

Selbstachtung, Kompetenz, Selbstdisziplin und Mut werden mit dieser Farbe assoziiert, die uns in von Selbstzweifeln, Angst und Sorgen geprägten Phasen unterstützen kann. Der zarte Lemongrassduft fördert diesen Prozess, indem er einen überlasteten Geist befreit und uns hilft, ein Gefühl des Vertrauens zu entwickeln. Er klärt auch das Denken und steigert unsere Konzentrationsfähigkeit.

Grün (Geranium)

Diese Farbe steht in Verbindung mit unserer Fähigkeit zu Mitgefühl und kann uns so davor bewahren, uns in Gefühlen des Grolls, der Bitterkeit und Kaltherzigkeit zu verlieren. Diese Qualität wird durch den Duft von Geranium verstärkt, der die emotionale Sensibilität erhöht und uns ein Gefühl innerer Stabilität, Ruhe und Sicherheit vermittelt.

Lila (Lavendel)

Lila steht in Verbindung mit unserem Wunsch zu wissen, unserer Einsichtsfähigkeit, Intuition und unseren philosophischen Neigungen. Lavendel holt uns aus dem Zustand der Verleugnung dieser Qualitäten heraus, indem es unterdrückte Gefühle befreit, Angst oder Schüchternheit überwinden hilft und Körper und Geist zur Ruhe bringt. Dieser Duft kann uns ein Gefühl des Friedens geben.

Die fünf Elemente des Chi-Ball-Trainings

Aufgrund der Verbindung zu den Fünf Elementen und dem Energiekreislauf der Jahreszeiten ändern sich Inhalt und Aufbau einer Chi-Ball-Trainingseinheit im Laufe des Jahres. Doch in jedem Kurs, ganz gleich, wann er stattfindet, werden Yin- und Yang-Elemente kombiniert, um den Körper in ein harmonisches Gleichgewicht zu bringen.

Eine typische, neunzig Minuten dauernde Trainingsstunde umfasst im Allgemeinen folgende Elemente:

1. Energetisieren und Kräftigen (einschließlich Tai Ji und Qi Gong), um auf die Yoga-Übungen vorzubereiten und den Körper aufzuwärmen
2. Yoga-Übungen, die Kraft geben, den Körper geschmeidig machen, Entschlossenheit, Konzentrationsfähigkeit und Entspannungsfähigkeit fördern
3. Body-Conditioning für inneren Ausgleich und innere Stärke
4. Feldenkrais-Übungen, um die Beweglichkeit zu erhöhen und den Körper allmählich zu lösen
5. Tiefenentspannung und Meditation, um Körper und Geist zur Ruhe zu bringen

Die Übungen, die ich im Rahmen der Beschreibung einer Chi-Ball-Bewegungseinheit im Folgenden nun genauer erläutere, stellen eine Auswahl jener Übungen dar, die ich an die Chi-Ball-Methode angepasst habe. Falls Sie allein für sich zu Hause üben möchten, sollten Sie langsam mit einer oder zwei der Übungen aus jedem Abschnitt beginnen. So können Sie sich eine eigene kleine Trainingseinheit zusammenstellen.

Sie sollten beim Trainieren immer auf Ihr Körpergefühl hören. Es ist allerdings am besten, Tai-Ji- oder Qi-Gong-Übungen morgens durchzuführen, weil sie eine anregende Wirkung auf den Kreislauf haben. Die Übungseinheit »Energetisieren und Kräftigen« (Chi-Ball-Dance) können Sie zu passender Musik machen. Mittags haben sich Yoga-Übungen oder Body-Conditioning und Feldenkrais bewährt, um das sinkende Energieniveau wieder anzuheben. Die Tiefenentspannungs-Übungen sollten Sie für den Abend reservieren, für die Zeit also, in der Sie zur Ruhe kommen und schlafen wollen.

Wie schwer es Ihnen auch fallen mag, einzelne Übungen zu machen oder überhaupt genügend Disziplin aufzubringen, sich täglich

Zeit dafür zu nehmen: Denken Sie daran, dass Ausdauer sich auszahlt. Haben Sie Geduld mit sich selbst, aber seien Sie auch stolz auf das, was Sie dazu beitragen, dass Ihr Körper »in Form« bleibt.

Energetisieren und Kräftigen mit dem Chi-Ball

Wie ich an anderer Stelle erwähnt habe, eignen sich zum Energetisieren und Kräftigen besonders folgende drei Übungsdisziplinen: Tai Ji, Qi Gong und Chi-Ball-Dance. Sie können in jede Trainingsstunde alle drei Elemente oder nur eines davon integrieren, um sich gut vorzubereiten und den Körper aufzuwärmen. Tai Ji ist das Verbindungsglied zwischen verdichtetem Yin und ansteigendem Yang. Qi Gong entspricht überwiegend dem ansteigenden Yang, und der Chi-Ball-Dance ist das Verbindungsglied zwischen ansteigendem und strahlendem Yang.

Die Phase »Energetisieren und Kräftigen« spiegelt in unserer Fünf-Elemente-Theorie das Element Holz, da die Übungen langsam (Tai Ji) und mit mittlerem Energieaufwand (Qi Gong) durchgeführt werden. Mit dem Chi-Ball-Dance gehen wir dann zum Element Feuer über: Die Bewegungen werden dynamischer. So bereiten wir uns auf die Yoga-Phase vor.

Tai Ji mit dem Chi-Ball

Wir setzen am Anfang einer Chi-Ball-Trainingsstunde auch Tai-Ji-Elemente ein, um unsere Konzentrationsfähigkeit sowie unser Atemvolumen zu erhöhen. Da die Bewegungen einfach und langsam sind, können wir uns darauf konzentrieren, Spannungen im Körper aufzuspüren und uns negative Atemmuster bewusst zu machen. Bei schnellen Übungen ist das nicht möglich. Obwohl man die Übungen natürlich auch auf eher klassische Art ohne Ball machen kann, mag dieser besonders für Menschen hilfreich sein, denen langsame Bewegungen schwer fallen.

Bei der Chi-Ball-Methode arbeiten wir mit acht vom Tai Ji abgeleiteten Bewegungen.

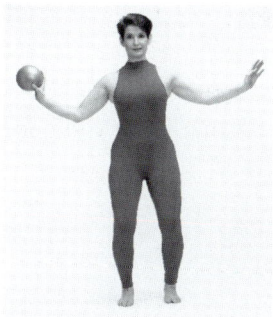

Der Schmetterling (TJ 1)

Stehen Sie aufrecht, die Füße etwa schulterbreit auseinander.

Atmen Sie langsam ein, heben Sie dabei die Arme seitlich bis auf Schulterhöhe (siehe Abbildung) und lassen Sie zu, dass der Bauch sich hebt. Beim Ausatmen senken Sie die Arme wieder und ziehen den Nabel zur Wirbelsäule hin ein. Nehmen Sie den Chi-Ball in die andere Hand und wiederholen Sie die Übung. Machen Sie die Übung 4- bis 8-mal auf jeder Körperseite. Achten Sie darauf, dass die Schultern entspannt bleiben, während Sie die Arme anheben. Wenn Sie die Arme wieder senken, lassen Sie zuerst die Ellbogen fallen und die Arme dann hinabfließen.

Wirkung

Diese Übung regt die Atmung an und entspannt den Nacken, die Schultern und den oberen Rücken.

Zugeordneter Meridian
  Lunge

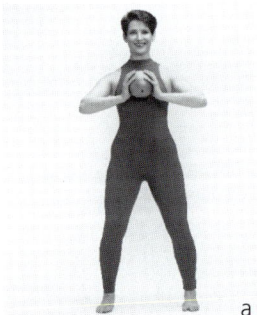 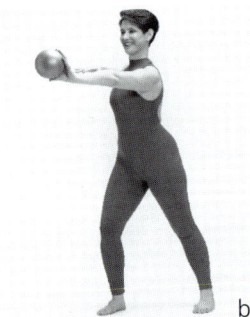

a   b

Den Wind schieben (TJ 2)

Stehen Sie aufrecht, achten Sie darauf, dass die Füße mehr als schulterbreit auseinander stehen, und halten Sie den Chi-Ball in Brusthöhe (Abbildung a).

Atmen Sie ein. Nehmen Sie beim Ausatmen den Chi-Ball in Ihre linke Hand (die rechte Hand »folgt« der linken) und drücken Sie ihn zuerst nach vorn und dann nach rechts (Abbildung b). Drehen Sie sich dabei aus dem Nabelzentrum heraus und lassen Sie die Schultern dieser Drehung folgen. Atmen Sie ein und ziehen Sie den Chi-Ball wieder zu Ihrem Körper zurück.

Wiederholen Sie die Bewegung dann mit dem Chi-Ball in der rechten Hand und drehen Sie sich dabei nach links. Machen Sie die Übung 4- bis 8-mal zu jeder Seite. Halten Sie den Rücken gerade, heben Sie das Herz in Richtung Sonne, die Knie sind leicht gebeugt.

Wirkung

Löst Verspannungen im oberen Rücken und in den Schultern. Stimuliert die Nerven der Wirbelsäule, kräftigt die Muskulatur der Wirbelsäule und regt den Blutfluss zum Gehirn an.

Zugeordnete Meridiane

Dick- und Dünndarm und Dreifacher Erwärmer

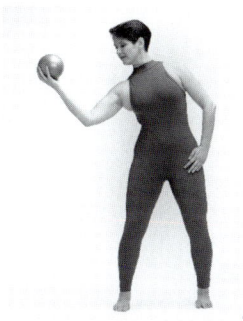 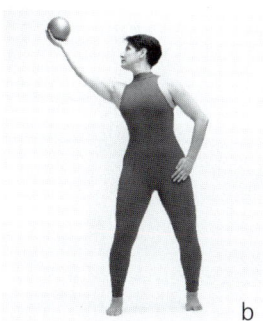 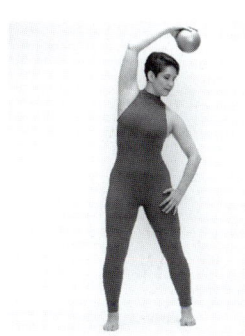 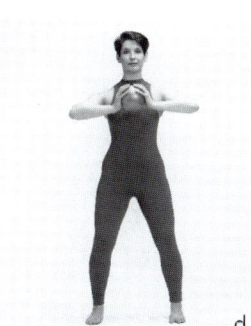

a   b   c   d

Die Sonne umkreisen (TJ 3)

Stehen Sie mit mehr als schulterbreit auseinander stehenden Füßen und halten Sie den Chi-Ball mit beiden Händen direkt vor Ihrer Brust (Abbildung d).

Nehmen Sie beim Einatmen den Chi-Ball in die rechte Hand und lassen Sie diesen Arm hinter dem Kopf zur linken Schulter kreisen (Abbildungen a, b und c). Sie führen den Ball in einem Bogen hinter den Kopf und um ihn herum. Atmen Sie aus und führen Sie dann die Übung mit dem linken Arm in entgegengesetzter Richtung aus. Zum Schluss halten Sie den Chi-Ball wieder mit beiden Händen vor der Brust (Abbildung d).

Wiederholen Sie die Übung 4- bis 8-mal in jede Richtung.

Wirkung:

Dehnt und streckt Taille und Brustkorb; löst Blockaden und Spannungen in den Schultern und im oberen Rücken, macht geschmeidig. Das Zwerchfell wird gedehnt und bewegt, was zu einer verbesserten Atmung beiträgt.

Zugeordnete Meridiane
Herz und Gallenblase

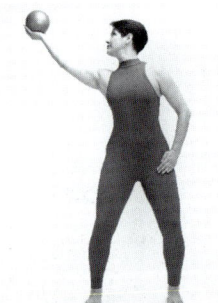
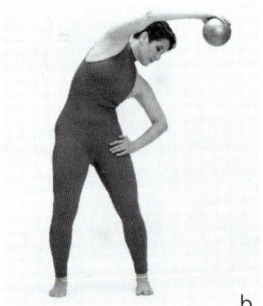
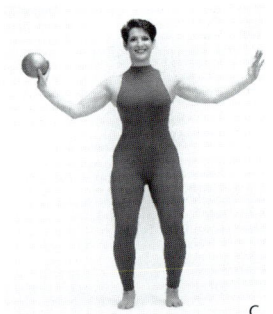

a   b   c

Den Mond umkreisen (TJ 4)

Stehen Sie aufrecht, die Füße mehr als schulterbreit auseinander, und halten Sie den Chi-Ball mit beiden Händen direkt unterhalb des Herzbereichs (ohne Abbildung).

Nehmen Sie den Ball beim Einatmen in die rechte Hand und strecken Sie den rechten Arm zur rechten Seite aus, lehnen Sie sich dann im Bereich der Brustwirbelsäule leicht zurück und beschreiben Sie hinter sich einen Kreis, indem Sie den Chi-Ball über den Kopf zur linken Schulter nach unten führen (Abbildung a, b), dann ruhen beide Arme wie in Abbildung c. Atmen Sie aus und lassen Sie den Chi-Ball in die linke Hand gleiten; strecken Sie diesen Arm zur linken Seite aus und machen Sie die Übung in die entgegengesetzte Richtung.

Wiederholen Sie die Übung 4- bis 8-mal zu jeder Seite.

Wirkung

Öffnet und dehnt im Bereich der Brust, löst Verspannungen in den Schultern, im oberen Rücken, im Bereich der Rippen und der Taille. Verbessert die Atmung allgemein.

Zugeordnete Meridiane

Lunge, Herz, Gallenblase, Dick- und Dünndarm

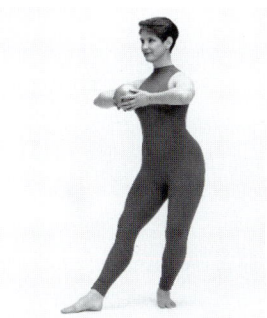

Wasser schöpfen (TJ 5)

Stehen Sie aufrecht; Ihre Füße sind mehr als schulterbreit auseinander.

Atmen Sie ein und drehen Sie sich aus der Körpermitte heraus. Dabei heben Sie die Zehen Ihres rechten Fußes vom Boden und drehen sich auf der Ferse dieses Fußes, um den Körper und das Bein leicht zur Seite hin zu öffnen (siehe Abbildung). Halten Sie das rechte Bein fast gerade (das Knie ist locker, nicht durchgedrückt) und beugen Sie sich beim Ausatmen aus der Hüfte nach vorn, während Sie mit dem Chi-Ball der Linie des Beins bis zum Fuß folgen. Die Schultern sollen dabei nicht nach vorn fallen (siehe Abbildung rechts). Atmen Sie ein, richten Sie sich aus den Hüftgelenken heraus auf (der Rücken bleibt gerade), und machen Sie mit dem Chi-Ball eine schöpfende Bewegung nach oben, während Sie mit dem Oberkörper in die aufrechte Position zurückkehren.

Wiederholen Sie diese Übung 4- bis 8-mal zu jeder Körperseite hin.

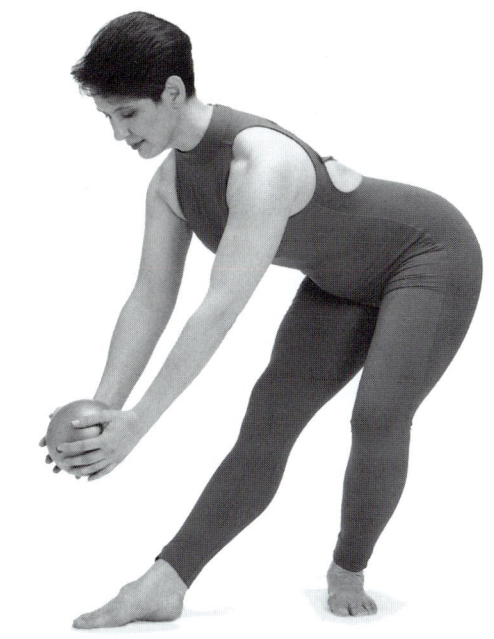

Wirkung

Lockert die Bein- und Hüftmuskulatur. Kräftigt die Wirbelsäule und macht sie geschmeidiger.

Zugeordnete Meridiane
  Blase und Nieren

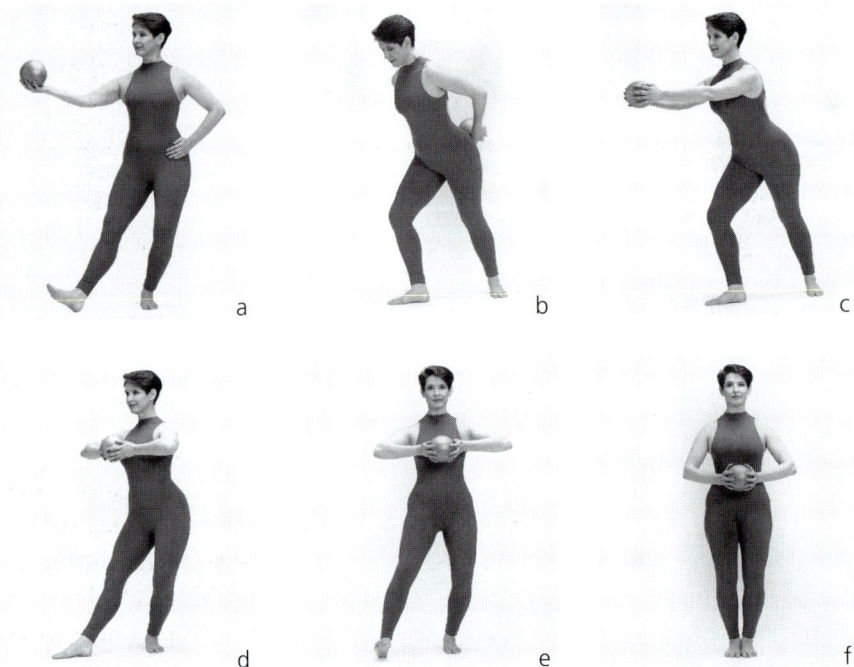

Energiekreis (TJ 6)

Stehen Sie mit geschlossenen Füßen und halten Sie den Ball vor die Körpermitte (Abbildung f).

Atmen Sie ein, nehmen Sie den Ball in die rechte Hand und öffnen Sie den rechten Arm nach außen, das rechte Bein wird ein Stück vor dem Körper auf der Ferse aufgestellt, wobei der Fuß nach rechts außen gedreht wird (Abbildung a). Verlagern Sie Ihr Gewicht auf das rechte Bein und lassen Sie den Chi-Ball hinter dem Rücken in die linke Hand gleiten (Abbildung b). Der linke Fuß hat festen Kontakt zum Boden, während Sie ausatmen und die Arme nach vorn ausstrecken (Abbildung c). Atmen Sie ein, verlagern Sie Ihr Gewicht wieder auf das linke Bein und führen Sie den Chi-Ball erneut vor die Brust (Abbildung d). Atmen Sie aus und richten Sie den Körper wieder nach vorn aus (Abbildung e). Die Füße stehen nebeneinander.

Wiederholen Sie die Übung, indem Sie das linke Bein nach vorn stellen und den Ball in die linke Hand nehmen ... Machen Sie die Übung 4- bis 8-mal zu jeder Körperseite.

Wirkung

Regt des Kreislauf im ganzen Körper an; regt die Atmung an.

Zugeordnete Meridiane
  Lunge und Dünndarm

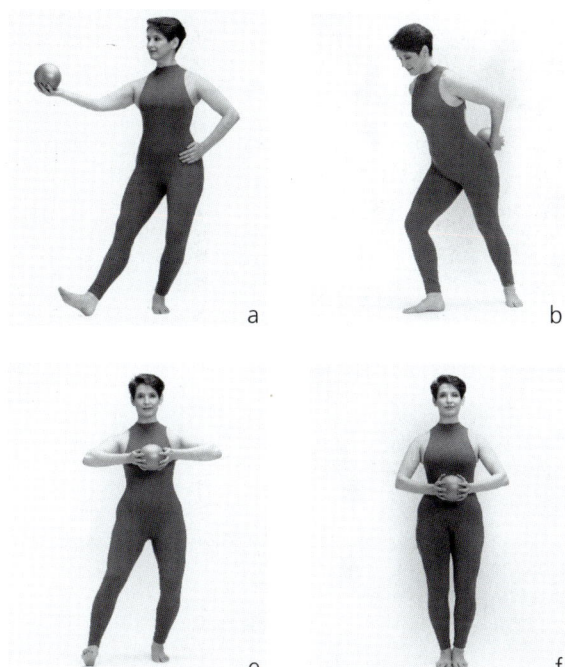

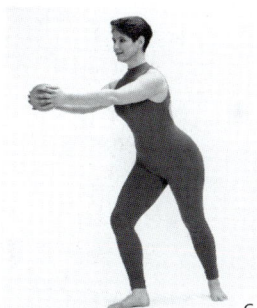

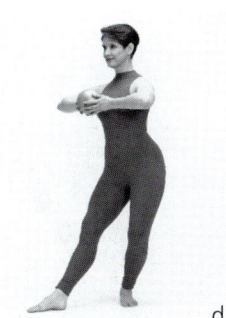

Chi schöpfen (TJ 7)

In der Ausgangsstellung stehen Ihre Füße dicht zusammen und Sie halten den Ball in Höhe der Körpermitte (ohne Abbildung).

Atmen Sie ein, nehmen Sie den Ball in die rechte Hand, stellen Sie den rechten Fuß vor dem Körper auf die Ferse und öffnen Sie den rechten Arm und das rechte Bein nach rechts außen (Abbildung a). Atmen Sie aus und verlagern Sie Ihr Gewicht auf den rechten Fuß, nehmen Sie den Chi-Ball in beide Hände und halten Sie ihn mit fast ausgestreckten Armen vor Ihrem Brustkorb. Der linke Fuß hat festen Kontakt zum Boden (Abbildung b). Atmen Sie ein, verlagern Sie Ihr Gewicht zurück auf das linke Bein und beschreiben Sie mit dem Chi-Ball in Ihrer rechten Hand einen Kreis zu einem imaginären Punkt hinter Ihrem Kopf (Abbildung c).

Beim Ausatmen verlagern Sie das Gewicht erneut auf das rechte Bein und halten nun den Chi-Ball mit beiden Händen und ausgestreckten Armen vor Ihrem Brustkorb (Abbildung d).

Atmen Sie ein, verlagern Sie Ihr Körpergewicht zurück auf das linke Bein und führen Sie den Chi-Ball in Ihrer linken Hand in entgegengesetzter Richtung in einem Kreis zu einem imaginären Punkt hinter Ihrem Kopf (Abbildung e). Atmen Sie aus und verlagern Sie das Gewicht wieder auf Ihr rechtes Bein, dabei strecken Sie beide Arme nach vorn aus (Abbildung f). Atmen Sie ein und verlagern Sie Ihr Gewicht zurück auf das linke Bein. Atmen Sie aus und bringen Sie Ihre Füße zusammen; Sie befinden sich in der Ausgangsstellung.

Wiederholen Sie den Bewegungsablauf nun, indem Sie das linke Bein nach vorn stellen. Machen Sie die Übung 4- bis 8-mal auf jeder Seite.

Wirkung

Regt den Kreislauf an und hilft, die Atmung mühelos mit der Bewegung zu verbinden.

Zugeordnete Meridiane
Lunge, Herzbeutel, Herz

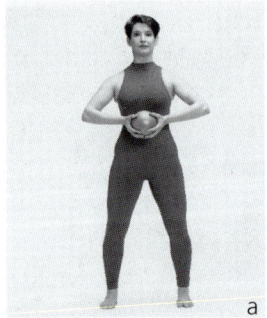 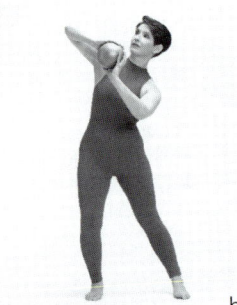 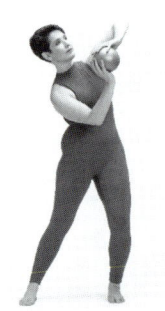

Der Wind (TJ 8)

Stehen Sie aufrecht; die Füße sind mehr als schulterbreit auseinander. Halten Sie den Chi-Ball mit beiden Händen, die Arme sind angewinkelt, vor Ihrem Körper in der Höhe der Körpermitte (Abbildung a).

Atmen Sie ein, heben Sie den rechten Ellbogen so hoch wie möglich, ohne dass sich die Schultern heben oder verspannen; und drücken Sie den Chi-Ball zur rechten Körperseite (Abbildung b). Atmen Sie aus, heben Sie den linken Ellbogen so hoch wie möglich und drücken Sie den Chi-Ball zur linken Seite (Abbildung c).

Wiederholen Sie die Übung 4- bis 8-mal zu jeder Seite.

Wirkung

Erhöht die Beweglichkeit und Geschmeidigkeit des Brustkorbs.

Zugeordneter Meridian

Gallenblase

Qi Gong mit dem Chi-Ball

Willst du dich geistig entwickeln, so achte auf deinen Körper. Willst du dich spirituell entwickeln, so achte auf deinen Geist.

Kenneth S. Cohen, *The Way of Qi Gong*

Im Rahmen der Chi-Ball-Methode wenden wir auch einige Elemente der »Acht Kostbaren Übungen des Qi Gong« an (siehe auch Seite 59), um den Energiefluss im ganzen Körper anzuregen. Mit der richtigen Atmung (das heißt durch die Nase) wird jede Übung achtmal wiederholt und sollte entweder mit eng zusammenstehenden Füßen (neutrale Stellung) oder mit auseinander stehenden Füßen (Reiterposition – siehe unten, Abbildung a) sanft und gleichmäßig durchgeführt werden.

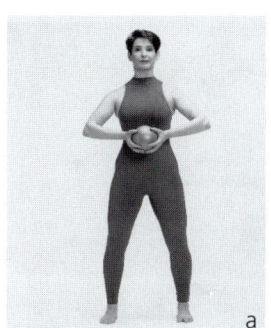 a
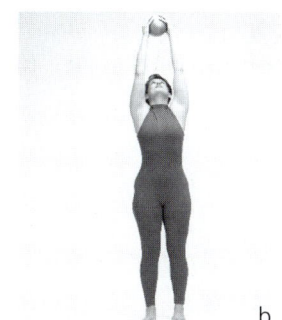 b
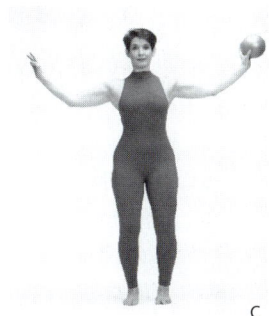 c

Aufgehende Sonne (QG 1)

Beginnen Sie in der breiten Reiterposition, bei der die Füße mehr als schulterbreit auseinander stehen.

Bringen Sie den Chi-Ball beim Einatmen in die Höhe der Körpermitte (Abbildung a). Atmen Sie weiter ein und drücken Sie dabei den Chi-Ball nach oben über Ihren Kopf (Abbildung b). Atmen Sie aus und strecken Sie die Arme zu beiden Seiten aus (Abbildung c).

Wiederholen Sie die Übung 8-mal.

Wirkung

Dehnt und stimuliert den Dreifachen Erwärmer.

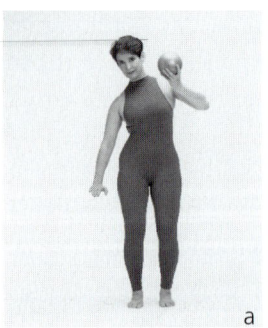
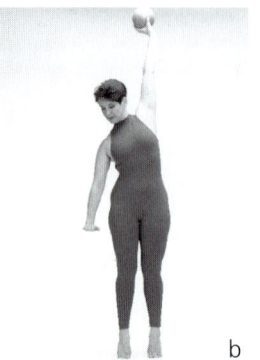
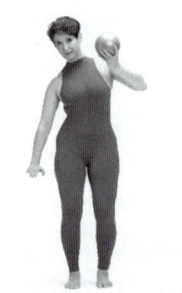
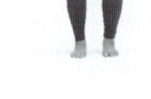

a   b   c

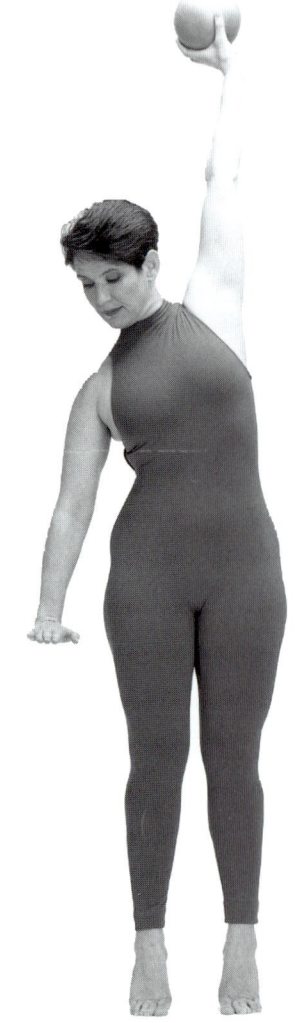

In den Himmel drücken (QG 2)

Beginnen Sie in der Reiterposition, die Füße stehen schulterbreit auseinander.

Nehmen Sie den Ball in die linke Hand, atmen Sie ein und heben Sie den Ball auf Schulterhöhe (Abbildung a). Atmen Sie weiter ein und strecken Sie Ihren Arm nach oben aus – drücken Sie den Chi-Ball gen Himmel. Strecken Sie den rechten Arm dabei nach unten aus, die rechte Hand wird angewinkelt, und heben Sie die Fersen vom Boden ab (Abbildung b). Atmen Sie aus und senken Sie den Arm mit dem Chi-Ball wieder bis auf Schulterhöhe. Die Füße stehen wieder flach auf dem Boden (Abbildung c).

Wiederholen Sie diese Übung 4-mal auf jeder Körperseite.

Wirkung

Dehnt und stimuliert folgende Meridiane: Milz, Magen, Leber und Gallenblase.

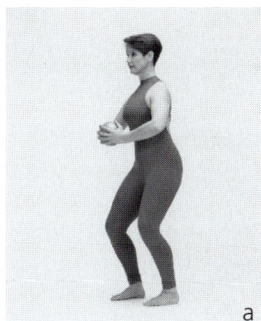 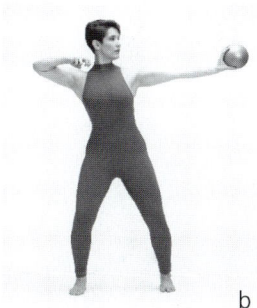

a   b

Den Bogen spannen (QG 3)

Beginnen Sie in der breiten Reiterposition (die Füße stehen mehr als schulterbreit auseinander) und halten Sie den Chi-Ball vor den unteren Brustkorb (Abbildung a).

Atmen Sie ein, strecken Sie den linken Arm zur linken Seite aus und drücken Sie den Chi-Ball sanft vom Körper weg, während Sie den rechten Ellbogen nach hinten ziehen, als wollten Sie einen Bogen spannen (Abbildung b).

Atmen Sie aus und lassen Sie die Arme dabei sinken. Wiederholen Sie die Übung 4-mal zu jeder Körperseite.

Wirkung

Dehnt und stimuliert folgende Meridiane: Herz und Lunge.

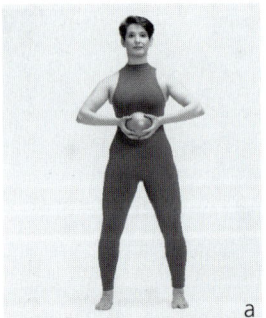 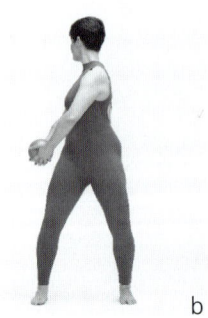

Drehen und schauen (QG 4)

Beginnen Sie in der breiten Reiterposition, halten Sie dabei den Chi-Ball in Höhe der Körpermitte (Abbildung a).

Sie drücken nun die Knie ein wenig nach außen in Richtung kleine Zehen, atmen ein und drehen Körpermitte und Schultern nach rechts, so dass Sie nach hinten schauen (Abbildung b). Atmen Sie aus und drehen Sie sich wieder nach vorn.

Wiederholen Sie die Übung 4-mal auf jeder Körperseite.

Wirkung

Massiert die inneren Organe, wirkt Verspannungen in Nacken und Schultern entgegen und regt Blutkreislauf und Chi-Fluss an.

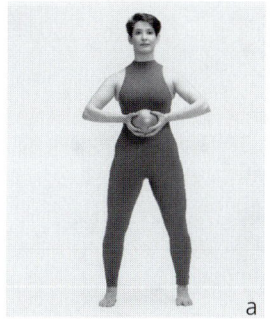 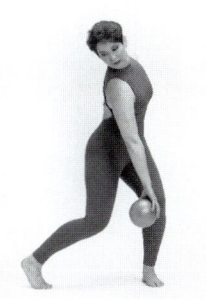

a   b

Drehen und loslassen (QG 5)

Beginnen Sie in der breiten Reiterposition und halten Sie den Chi-Ball in Höhe der Körpermitte (Abbildung a). Atmen Sie ein.

Atmen Sie aus, nehmen Sie den Ball in die rechte Hand und lassen Sie Ihre rechte Schulter und das rechte Knie nach unten fallen und den Chi-Ball diagonal vor dem Körper nach unten in Richtung Boden schwingen (Abbildung b). Atmen Sie ein und richten Sie sich dabei wieder auf; lassen Sie den Chi-Ball hinter Ihrem Rücken in die andere Hand gleiten (Abbildung c). Atmen Sie aus, lassen Sie die linke Schulter und das linke Knie fallen und den Chi-Ball dabei erneut – in anderer Richtung – diagonal vor dem Körper nach unten schwingen.

Wiederholen Sie diese Übung 8-mal auf jeder Körperseite.

Wirkung

Bringt Yin und Yang ins Gleichgewicht, hilft Wut und Groll loszulassen und harmonisiert das Herz, indem sie den Atemrhythmus verbessert.

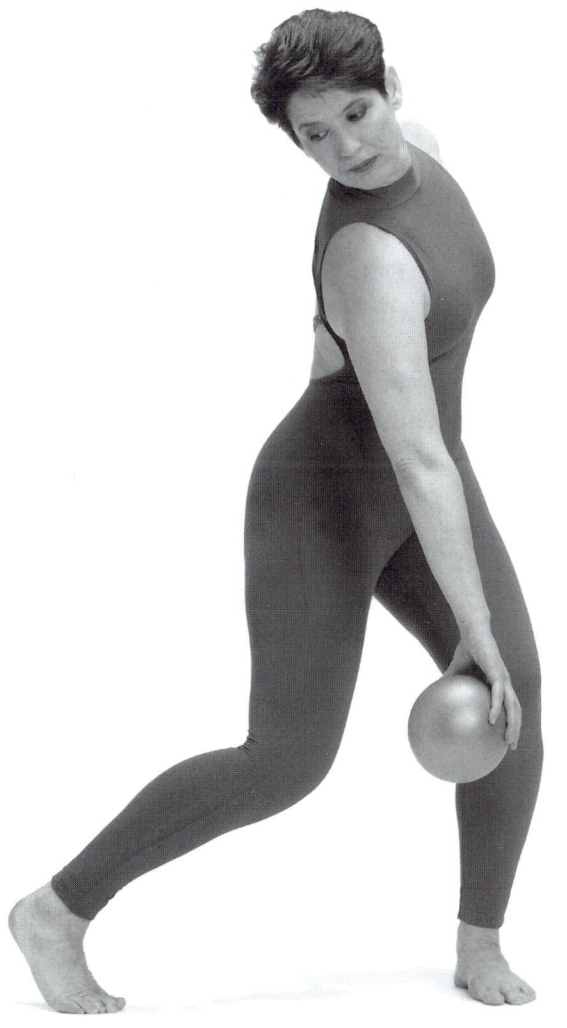

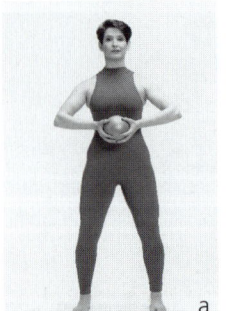 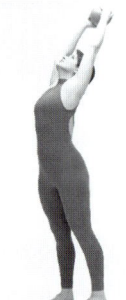 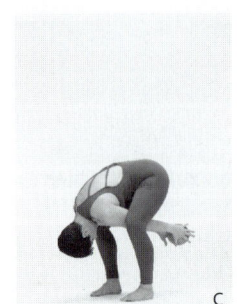 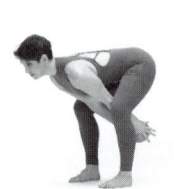 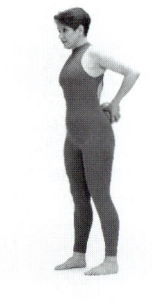

a   b   c   d   e

Himmel und Erde (QG 6)

Beginnen Sie in der breiten Reiterposition und halten Sie dabei den Ball in Höhe der Körpermitte (Abbildung a).

Atmen Sie ein, während Sie den Chi-Ball hoch über den Kopf heben und Ihren oberen Rücken leicht nach hinten dehnen (Abbildung b). Atmen Sie aus und gehen Sie in die Knie; lassen Sie den Ball durch Ihre geöffneten Beine nach hinten schwingen. Der Kopf macht diese Bewegung mit, so dass Sie durch Ihre Beine hindurchschauen (Abbildung c). Atmen Sie ein, während Sie den Kopf heben und die Wirbelsäule in dieser Position dehnen (Abbildung d). Richten Sie sich aus der Hüfte heraus mit geradem Rücken auf, atmen Sie dabei weiter ein und lassen Sie den Chi-Ball hinter Ihren Rücken gleiten, wo Sie ihn mit beiden Händen festhalten (Abbildung e).

Wiederholen Sie die Übung 8-mal.

Wirkung

Führt der Blase, den Nieren und den Nebennieren neue Energie zu, stimuliert den Magen- und den Milz-Meridian; erhöht die Flexibilität der Beine und Füße.

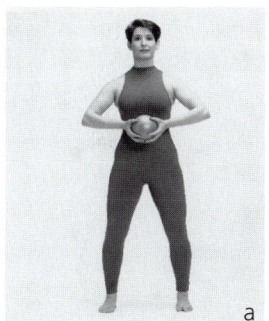 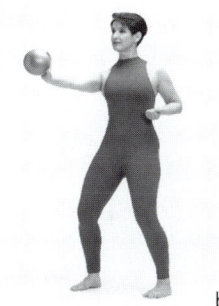 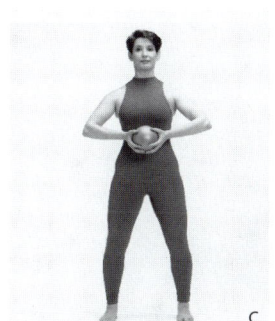 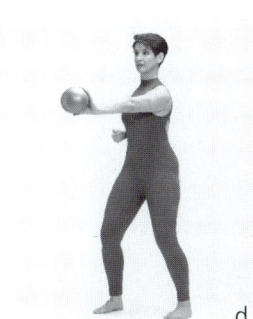

a b c d

Energiestoß (QG 7)

Beginnen Sie in der breiten Reiterposition und halten Sie den Ball in Höhe der Körpermitte (Abbildung a).

Atmen Sie aus, während Sie den linken Ellbogen nach hinten ziehen und die rechte Hand (mit dem Chi-Ball) nach vorn stoßen (Abbildung b). Atmen Sie ein, während Sie den Ball zur Körpermitte zurückziehen (Abbildung c). Atmen Sie aus, während Sie den rechten Ellbogen nach hinten ziehen und die linke Hand (die den Chi-Ball hält) nach vorn stoßen (Abbildung d).

Wiederholen Sie die Übung 4-mal zu jeder Körperseite.

Wirkung

Diese Übung wirkt anregend und vitalisierend und entgiftet die Leber. Regt den Blutkreislauf und den Chi-Fluss an.

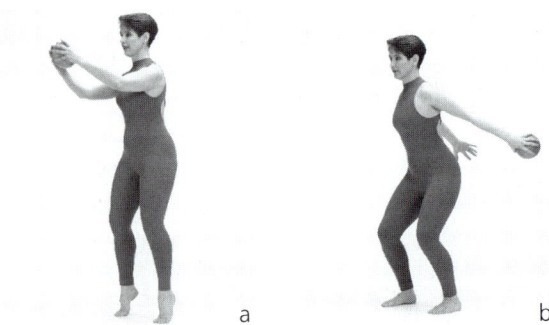

a   b

Energiesprung (QG 8)

Stehen Sie in enger Reiterposition (Füße schulterbreit auseinander) und halten Sie den Chi-Ball in der rechten Hand (ohne Abbildung). Atmen Sie ein, stellen Sie sich auf die Zehenspitzen und lassen Sie die Arme nach vorn schwingen, um den Ball vor Ihrem Körper zu »fangen« (Abbildung a).

Atmen Sie aus, und lassen Sie sich federnd auf die Fersen fallen, wobei Sie den Ball in der linken Hand nach hinten schwingen lassen (Abbildung b).

Wiederholen Sie die Übung 16-mal.

Wirkung

Stimuliert alle Energiepunkte in den Füßen, energetisiert das Zentralnervensystem, kräftigt das ganze Knochengerüst und regt den Kreislauf an.

Chi-Ball-Dance

Anfangs sollten Sie zunächst ein oder zwei Bewegungen auswählen und diese sechzehn- bis zweiunddreißigmal wiederholen. Sind Ihnen die einzelnen Bewegungen dann vertrauter, können Sie versuchen, drei oder vier zu einer Tanzsequenz zu verbinden. Achten Sie dabei auch auf die Aspekte »Haltung«, »Rhythmus und Fluss«, »Raum und Atmung«, wie Sie in Kapitel 2 beschrieben wurden.

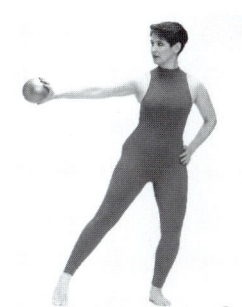 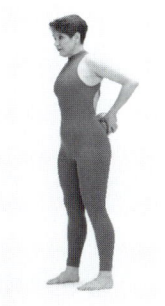 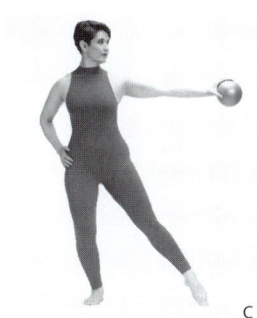 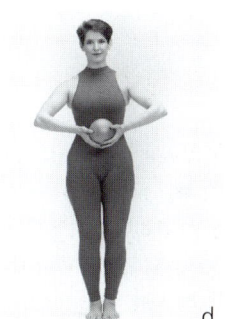

a b c d

Einmal um die Welt (CB 1)

Stehen Sie aufrecht, die Füße sind eng zusammen, und halten Sie den Chi-Ball auf Höhe der Körpermitte vor sich (Abbildung d).

Atmen Sie ein und strecken Sie den rechten Arm und das rechte Bein zur rechten Seite aus (Abbildung a). Atmen Sie weiter ein, während Sie Ihre Füße wieder zusammenbringen (Abstand etwa hüftbreit) und den Ball hinter Ihrem Rücken in die linke Hand gleiten lassen (Abbildung b). Atmen Sie aus, und verlagern Sie dabei Ihr Gewicht auf das rechte Bein; der linke Arm und das linke Bein werden zur linken Seite ausgestreckt (Abbildung c). Bringen Sie Ihre Füße dann wieder zurück in die Grundstellung (Abbildung d).

Wiederholen Sie die Übung 4- bis 8-mal auf jeder Seite und beschreiben Sie mit Armen und Beinen jeweils immer größere Kreise um die Körpermitte herum. Erkunden Sie den Raum um sich herum!

Wirkung

Erweitert den Brustraum und vertieft die Atmung.

Zugeordnete Meridiane
  Lunge und Herz

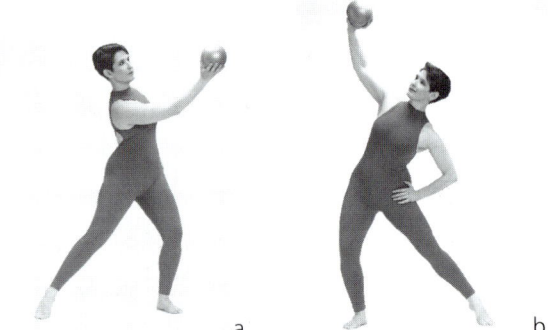

a   b

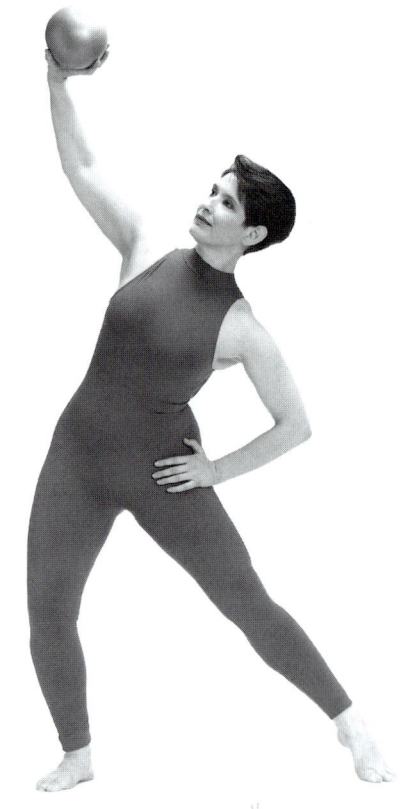

Meereswelle (CB 2)

Stehen Sie in breiter Reiterposition und nehmen Sie den Chi-Ball in die rechte Hand.

Atmen Sie ein und schwenken Sie den rechten Arm nun vor ihrem Körper zur linken
Seite hin (Abbildung a). Atmen Sie aus und
bewegen Sie Ihren Arm mit einer großzügigen
schwingenden Bewegung vom Körper weg
nach oben (Abbildung b).

Wiederholen Sie diese Bewegung 8- bis 16-
mal. Seien Sie experimentierfreudig: Beschreiben Sie mit dem Ball verschiedene Li-
nien in unterschiedlicher Entfernung von
Ihrem Körper, erkunden Sie den Raum um
sich herum. Lassen Sie den Körper jeder
schwingenden Bewegung Ihres Armes ganz
natürlich und intuitiv folgen. Wechseln Sie
die Seiten.

Wirkung

Löst Verspannungen und Blockaden in den
Schultern, im oberen Rücken und im Brustkorb. Erhöht die Blutzufuhr zu den Armen
und Beinen, weil Puls und Körpertemperatur
ansteigen.

Zugeordnete Meridiane

Dreifacher Erwärmer, Dick- und Dünn-
darm

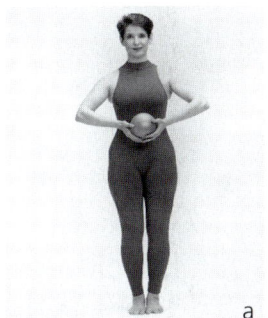 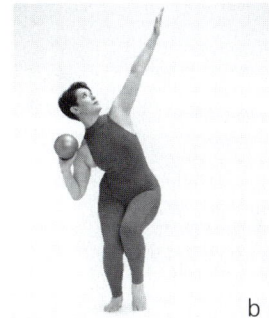 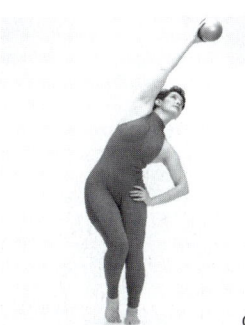

a b c

Blitz (CB 3)

Stehen Sie aufrecht, die Füße sind geschlossen, und halten Sie den Chi-Ball in Höhe der Körpermitte (Abbildung a).

Atmen Sie ein, nehmen Sie den Ball in die rechte Hand und machen Sie einen kleinen Schritt nach rechts, gehen Sie in die Knie, neigen Sie den Körper nach rechts – der Ball liegt in der rechten Hand auf Schulterhöhe. Schauen Sie nach oben zum gestreckten linken Arm (Abbildung b). Die Füße beim Ausatmen schließen. Nun atmen Sie ein, während Sie einen Schritt zur linken Seite machen und den Chi-Ball nach oben und schräg über den Körper strecken, so dass sich der Oberkörper sanft zur linken Seite neigt (Abbildung c).

Bewegen Sie sich langsam und geschmeidig und wiederholen Sie die Übung 4- bis 8-mal auf jeder Seite.

Wirkung

Dehnt Taille und Brustkorb. Stärkt und kräftigt Oberschenkel und Gesäßmuskeln.

Zugeordneter Meridian
    Gallenblase

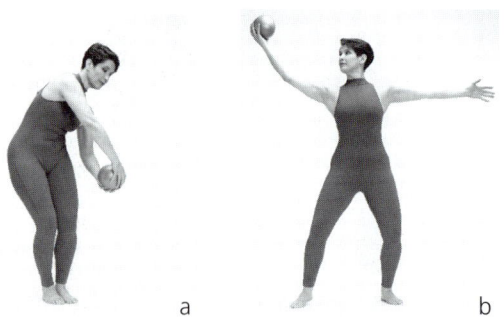
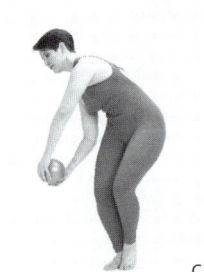

a   b   c

Regenbogen (CB 4)

Stehen Sie aufrecht, die Füße sind geschlossen, gehen Sie etwas in die Knie und halten Sie den Chi-Ball mit beiden Händen.

Lassen Sie den Oberkörper ein bisschen rund werden und drehen Sie ihn auf die linke Körperseite (Abbildung a). Atmen Sie ein, während Sie einen Schritt nach rechts machen und mit dem Ball in Ihrer rechten Hand einem imaginären Regenbogen über Ihrem Kopf folgen (Abbildung b). Atmen Sie aus, stellen Sie den rechten Fuß zum linken zurück; halten Sie den Ball wieder in beiden Händen und drehen Sie sich dabei nach rechts (Abbildung c).

Wiederholen Sie die Übung 8- bis 16-mal auf jeder Seite.

Wirkung

Regt die Muskulatur des oberen Rückens und der Schultern an, dehnt Taille und Brustkorb, regt Chi-Fluss und Blutkreislauf an.

Zugeordneter Meridian
   Gallenblase

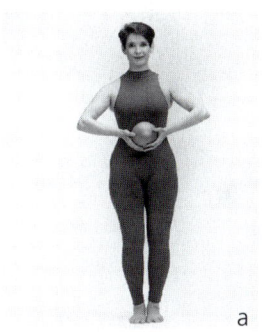
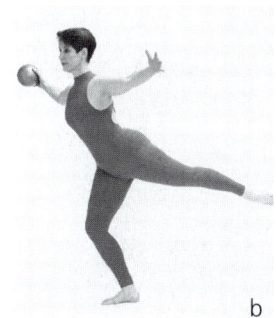
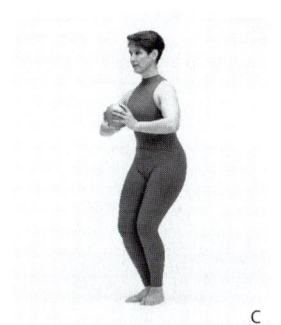
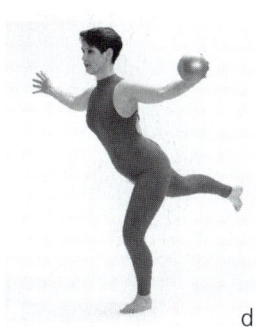

a b c d

Die Schwalbe (CB 5)

Beginnen Sie in der Grundstellung, die Füße sind geschlossen, und halten Sie den Ball in Höhe der Körpermitte (Abbildung a).

Atmen Sie ein, während Sie mit dem rechten Bein einen Schritt nach vorn machen und mit dem Chi-Ball in der rechten Hand die Arme nach vorn und dann zur Seite führen, so, als wollten Sie wie eine Schwalbe davonfliegen. Achten Sie darauf, dass das rechte Knie gebeugt ist, und strecken Sie das linke Bein weit nach hinten aus (Abbildung b). Öffnen Sie den Herzbereich und dehnen Sie die Vorderseite des Körpers. Atmen Sie aus und machen Sie dabei zwei Schritte nach hinten; atmen Sie ein und verlagern Sie dabei das Gewicht auf Ihr linkes Bein.

Wiederholen Sie die Übung 4- bis 8-mal auf jeder Seite.

Wirkung

Löst Energieblockaden sowie Verspannungen überall im Körper. Hilft, Gefühle der Frustration zu überwinden. Erlaubt es, Freude, Begeisterung und Vertrauen auszudrücken, während der Herzbereich geöffnet und der Brustkorb gedehnt werden.

Zugeordnete Meridiane
  Lunge, Dickdarm, Dienergefäß

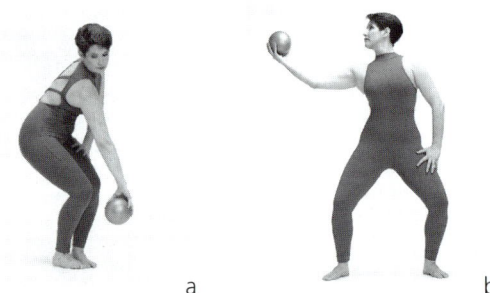

a   b

Der Sturm (CB 6)

Beginnen Sie in der Grundstellung mit geschlossenen Füßen und halten Sie den Chi-
Ball in der rechten Hand (ohne Abbildung).

Atmen Sie ein, gehen Sie in die Knie und
lassen Sie den rechten Arm und die rechte
Schulter nach vorn fallen (Abbildung a). Atmen Sie aus, während Sie den Chi-Ball mit
einer schöpfenden Bewegung über den Kopf
und nach rechts außen führen (Abbildung b).
Die Bewegung sollte fließend, weich und
locker sein, um die Knie zu schonen.

Wiederholen Sie die Übung 4- bis 8-mal auf
jeder Seite.

Wirkung

Kräftigt Oberschenkel und Gesäß, löst Blockaden und Verspannungen im Nacken, in
den Schultern, im Brustkorb und in der Muskulatur des unteren Rückens.

Zugeordnete Meridiane
Magen, Milz, Leber, Gallenblase

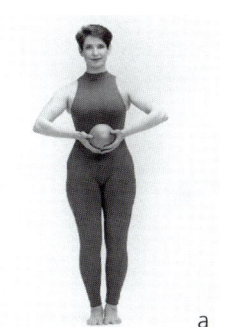 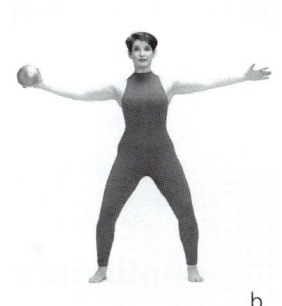 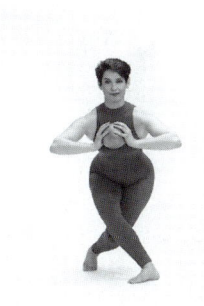 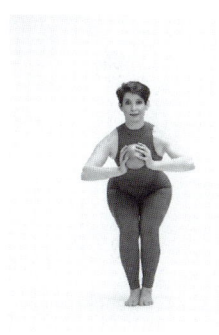

a b c d

Sonnenuntergang (CB 7)

Beginnen Sie in der Grundstellung mit geschlossenen Füßen und halten Sie den Chi-Ball in Höhe der Körpermitte (Abbildung a).

Atmen Sie ein und machen Sie mit dem rechten Fuß einen Schritt zur Seite, während Sie gleichzeitig die Arme zu beiden Seiten ausstrecken – der Chi-Ball liegt in der rechten Hand (Abbildung b). Atmen Sie aus, während Sie den linken Fuß hinter dem rechten kreuzen und einen tiefen Hofknicks machen (Abbildung c). Falls Sie Probleme mit den Knien haben, gehen Sie besser in die Hockstellung (Abbildung d).

Wiederholen Sie die Übung 4- bis 8-mal auf jeder Seite.

Wirkung

Erhöht die Beweglichkeit von Fußgelenken und Hüften. Kräftigt die Oberschenkel, die Gesäßmuskeln und die untere Rückenmuskulatur.

Zugeordnete Meridiane

Blase, Lunge, Herzbeutel, Dreifacher Erwärmer

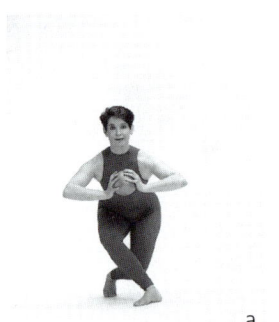
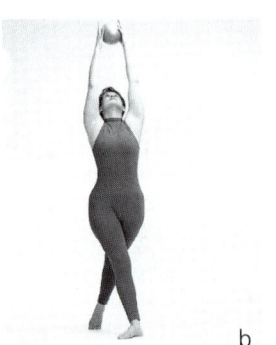
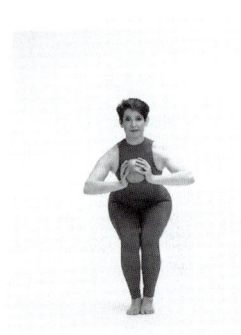
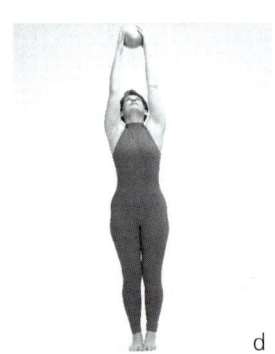

a   b   c   d

Sonnenaufgang (CB 8)

Beginnen Sie die Übung aus der tiefen Hock-stellung heraus (Abbildung a oder c) und hal-ten Sie den Chi-Ball in Brusthöhe.

Atmen Sie ein und richten Sie sich auf (ent-weder mit geschlossenen Füßen oder mit dem linken Fuß hinter dem rechten), schieben Sie dabei den Chi-Ball nach oben in Richtung Zimmerdecke und strecken Sie den ganzen Körper (Abbildung b oder d). Atmen Sie aus, während Sie sich wieder in die tiefe Hockstel-lung begeben. Falls Sie Probleme mit den Knien haben, sollten Sie die Übung wie in den Abbildungen c und d gezeigt ausführen.

Wiederholen Sie die Übung 4- bis 8-mal. Atmen Sie tief ein, wenn Sie sich nach oben ausstrecken, und ganz aus, wenn Sie wieder in die Hockstellung gehen.

Wirkung

Dehnt den ganzen Körper und wirkt sich po-sitiv auf die Herzfunktion und das Zwerchfell (durch Verbesserung der Blutzirkulation im Bauchbereich), die Lunge und die ganze Wir-belsäule aus (lindert Rückenschmerzen und Nackenprobleme).

Zugeordnete Meridiane
Lunge, Herz, Dreifacher Erwärmer, Blase

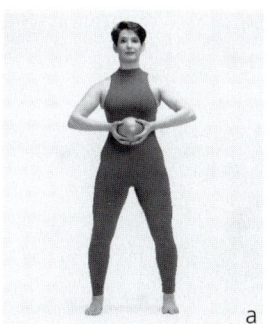 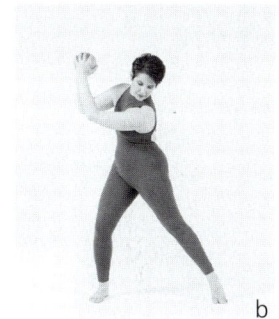 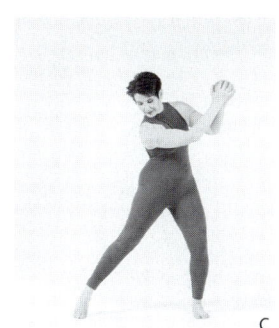

Halbmond (CB 9)

Stehen Sie aufrecht in der breiten Reiterposition (die Füße sind mehr als schulterbreit auseinander) und halten Sie den Chi-Ball vor der Körpermitte (Abbildung a).

Atmen Sie ein, während Sie den Ball nach unten und dann empor zur rechten Körperseite schwingen lassen, so, als würden Sie einen Golfschläger schwingen (Abbildung b). Atmen Sie weiter ein, während Sie den Ball zur linken Seite hinüberschwingen (Abbildung c). Atmen Sie aus, während Sie den Ball noch einmal nach rechts und nach links schwingen lassen.

Wiederholen Sie die Übung 8-mal: Atmen Sie jeweils zwei Schwünge lang ein und zwei Schwünge lang aus.

Wirkung

Erhöht die Beweglichkeit der Hüften und der Taille und kräftigt die Muskulatur des mittleren und unteren Rückens. Lindert Schmerzen im unteren Rücken. Regt durch die Rechtsdrehung die Funktion der Leber und durch die Linksdrehung die Funktion von Magen und Milz an. Die Drehung aus der Taille trägt zum Ausgleich der Yin- und Yang-Energien bei und beruhigt das Herz.

Zugeordnete Meridiane
Herzbeutel, Dreifacher Erwärmer

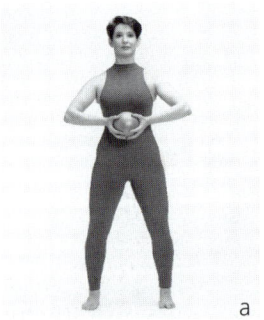 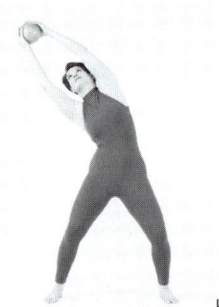 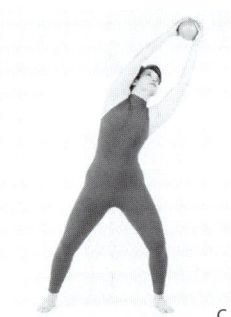

a   b   c

Vollmond (CB 10)

Stehen Sie aufrecht in der breiten Reiterposition (die Füße sind mehr als schulterbreit auseinander) und halten Sie den Chi-Ball vor der Körpermitte (Abbildung a).

Atmen Sie ein und bringen Sie dabei den Ball in einer großzügigen, weiten Bewegung mit beiden Händen zur rechten Körperseite (Abbildung b); atmen Sie aus und führen Sie den Ball nun mit ausgestreckten Armen über den Kopf. Beschreiben Sie mit dem Chi-Ball in beiden Händen einen großen, weiten Bogen nach oben und über dem Kopf zur linken Seite hin (Abbildung c).

Wiederholen Sie die Übung 4- bis 8-mal in jede Richtung.

Wirkung

Dehnt die Taille, die Wirbelsäulenmuskulatur und das Zwerchfell. Balanciert das ganze Knochengerüst aus. Beim Einatmen und Ausstrecken der Arme über dem Kopf wird das Atemvolumen erhöht. Vertreibt Müdigkeit und Lethargie durch den Ausstoß verbrauchter Luft und verbrauchter Energien.

Zugeordnete Meridiane
Dickdarm, Leber, Gallenblase

Yoga mit dem Chi-Ball

Yoga repräsentiert das Feuerelement und das strahlende Yang im Energiekreislauf. Die Bewegungssequenzen, bei denen Stellungen im Sitzen oder Stehen fließend miteinander kombiniert werden, erzeugen Körperwärme und »inneres Feuer«. In dieser Trainingseinheit wollen wir uns darauf konzentrieren, Körper und Geist zu reinigen und Kraft, Stabilität und Geschmeidigkeit zu entwickeln, ohne uns anzuspannen. Je nach Jahreszeit enthält ein Chi-Ball-Training zwischen sechs und zehn verschiedene Yoga-Stellungen.

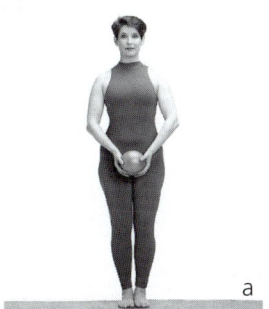 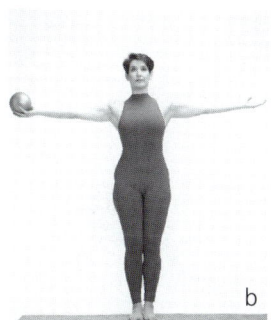 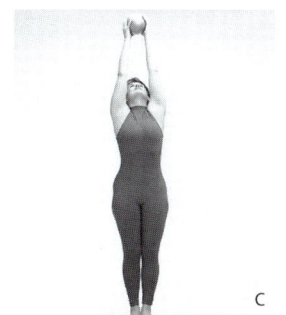 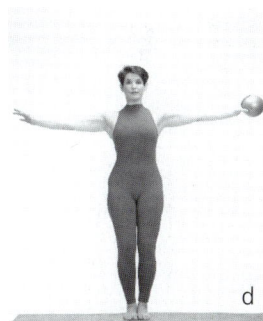

Der Berg (*tadasana*, Y 1)

Stehen Sie aufrecht, die Füße sind eng zusammen und parallel, die Zehen ausgestreckt –, und halten Sie den Chi-Ball in beiden Händen. Ziehen Sie die inneren Fußränder nach oben, sodass sich die Fußbögen heben. Seien Sie in den Beinen aktiv, ohne die Knie durchzudrücken, indem Sie Ihre Oberschenkelmuskeln (aktiv) nach oben ziehen. Ziehen Sie den Nabel ein, lassen Sie das Steißbein ganz leicht nach unten sinken und heben Sie das Schambein ein wenig an – das Becken wird so nach unten und vorn gekippt. Bringen Sie die Schultern nach hinten und unten, und nehmen Sie wahr, wie die Schulterblätter nach unten in Richtung Hüften sinken. Lassen Sie auch die Haut des Rückens weicher werden und ein wenig in Richtung Hüften »rutschen«. Ziehen Sie das Kinn an, ohne den Nacken zu überdehnen. Nehmen Sie bewusst wahr, wie Ihr Körpergewicht auf den Füßen ruht und wie Ihre Wirbelsäule nach oben wächst (Abbildung a).

Lassen Sie den Ball beim Einatmen in die rechte Hand gleiten, und strecken Sie die Arme zu beiden Seiten aus (Abbildung b). Atmen Sie weiter ein, während Sie den Chi-Ball über den Kopf heben (Abbildung c). Versuchen Sie, den Ball so weit wie möglich in Richtung Zimmerdecke zu schieben, um im Körper Raum zu schaffen. Lassen Sie ihn beim Ausatmen in die linke Hand gleiten und die Arme über die Seiten ganz nach unten sinken.

Wiederholen Sie die Übung 6- bis 8-mal. Lassen Sie den Chi-Ball immer von der rechten in die linke Hand gleiten, nachdem Sie ihn so weit wie möglich nach oben gedrückt haben.

Wirkung

Verhilft zu einer stabilen Grundhaltung, erhöht die Wahrnehmungsfähigkeit. Bildet eine gute Basis für alle Positionen. Diese korrekte Ausrichtung schafft genügend Raum für die inneren Organe und trägt zu einer Verbesserung der Verdauung bei. Befreit das Zwerchfell und verbessert die Atmung.

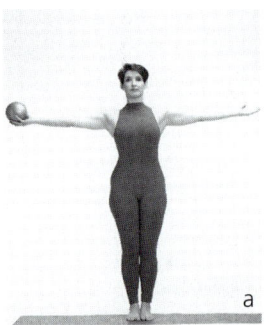 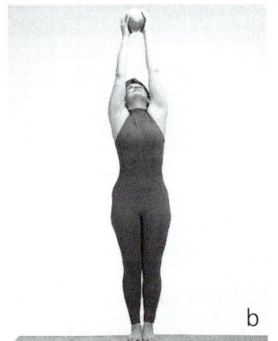 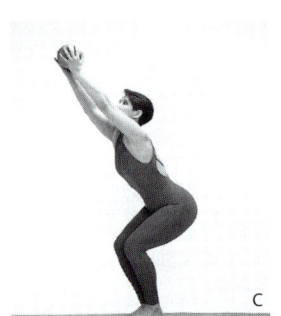 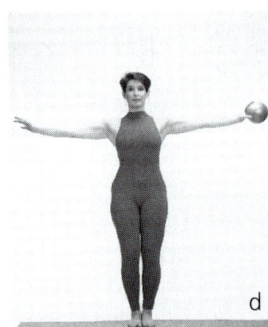

Schwierige Stellung
(*uttkatasana*, Y 2)

Beginnen Sie in der Position »Der Berg«. Ziehen Sie den Nabel in Richtung Wirbelsäule ein, lassen Sie das Steißbein nach unten sinken und ziehen Sie das Schambein ein wenig nach oben.

Bringen Sie die Schultern nach hinten und lassen Sie sie nach unten sinken, die Schulterblätter rutschen in Richtung Hüften. Nehmen Sie den Chi-Ball in die rechte Hand; atmen Sie ein und strecken Sie beide Arme zu beiden Seiten aus (Abbildung a).

Atmen Sie weiter ein und führen Sie die Arme nach oben, bis Sie den Ball mit beiden Händen über Ihrem Kopf halten (Abbildung b). Atmen Sie aus, und beugen Sie die Knie, bis Sie sich in der tiefen Hockstellung befinden. Der Brustkorb bleibt aufrecht, heben Sie den Herzbereich und öffnen Sie die Achseln, bleiben Sie in den Schultern breit (Abbildung c). Achten Sie auf eine gleichmäßige sanfte Atmung und entspannen Sie Ihre Gesichtsmuskeln. Atmen Sie ein und drücken Sie sich nach unten auf die Fersen, um die Beine zu strecken. Lassen Sie den Chi-Ball beim Ausatmen in die linke Hand glei-

ten und dann die Arme seitlich nach unten sinken.

Wiederholen Sie die Übung 1- bis 2-mal.

Warnung

Falls Sie hohen Blutdruck haben, sollten Sie die Arme nicht über den Kopf heben. Halten Sie in diesem Fall den Ball wie in der nebenstehenden Abbildung gezeigt.

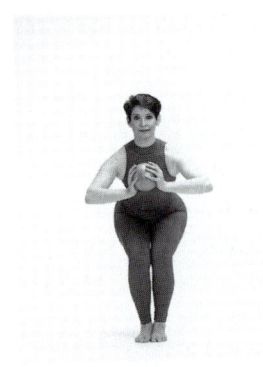

Wirkung

Mildert Verspannungen in den Schultern, kräftigt die Muskulatur des unteren Rückens; stärkt die Fußgelenke; fördert die gleichmäßige Entwicklung der Beinmuskulatur; kräftigt die Brustmuskulatur, hebt das Zwerchfell und massiert sanft das Herz. Festigt die Bauchmuskulatur.

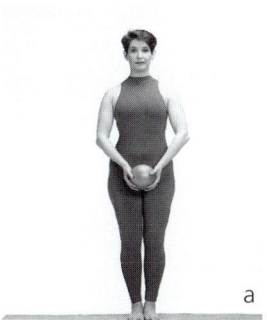
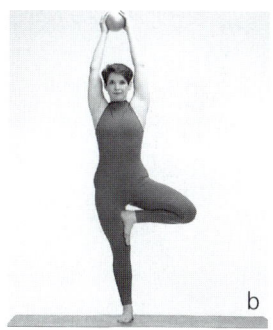

a b

Der Baum (*vrkasana*, Y 3)

Beginnen Sie in der Position »Der Berg«, die Füße stehen eng zusammen (Abbildung a).

Atmen Sie ein, während Sie Ihr Gewicht auf das rechte Bein verlagern; die Füße stehen parallel und die Zehen sind ausgestreckt, so dass die Füße eine feste Basis bilden. Legen Sie nun die linke Fußsohle so hoch wie möglich an Ihren rechten Oberschenkel. (Falls es Ihnen schwer fällt, das Gleichgewicht zu halten, können Sie sich an einem Stuhl oder an der Wand abstützen). Atmen Sie aus, um die Stellung zu stabilisieren, drücken Sie das linke Knie nach hinten, den linken Fuß fest an den rechten Oberschenkel und den rechten Oberschenkel gegen den linken Fuß. Dieser Druck von beiden Seiten hilft Ihnen, die Stellung zu halten. Kippen Sie das Becken nach unten und vorn. Heben und öffnen Sie den Herzbereich, indem Sie die Schultern nach hinten unten bringen und die Schulterblätter in Richtung Hüften sinken lassen. Atmen Sie ein, während Sie den Chi-Ball hoch über den Kopf schieben (Abbildung b). Bleiben Sie in dieser Stellung, und konzentrieren Sie sich 3 bis 5 volle Atemzüge lang darauf, das Gleichgewicht zu halten.

Bleiben Sie innerlich und äußerlich ruhig und unbewegt. Fixieren Sie mit den Augen einen Punkt in einiger Entfernung von Ihrem Körper. Wenn Sie die Augen und die Gedanken umherschweifen lassen, wird Ihre Fähigkeit, das Gleichgewicht zu halten, beeinträchtigt. Übung mit dem rechten Bein wiederholen.

Wiederholen Sie die Übung 1- bis 2-mal.

Warnung

Falls Sie unter hohem Blutdruck leiden, sollten Sie die Arme nicht über den Kopf heben. Führen Sie die Übung stattdessen aus, wie sie in der nebenstehenden Abbildung gezeigt wird.

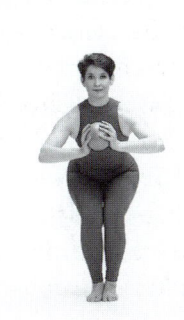

Wirkung

Verbessert die Konzentrationsfähigkeit, fördert Selbstvertrauen und Gelassenheit sowie die Fähigkeit, das Gleichgewicht zu halten. Stärkt die Gelenke und Muskeln der Beine und Füße; erhöht die Flexibilität der Fußgelenke, Knie und Hüftgelenke. Öffnet den Brustbereich und löst Verspannungen in den Schultern und im oberen Rücken.

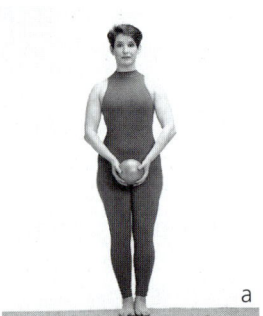 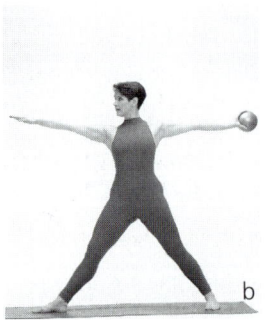 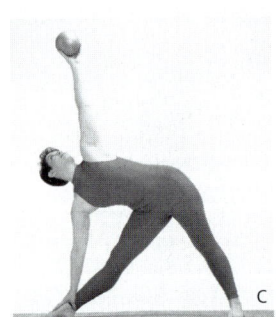

Das Dreieck (*trikonasana*, Y 4)

Beginnen Sie mit geschlossenen Füßen wie in der Position »Der Berg« (Abbildung a).

Atmen Sie ein, während Sie mit Ihrem rechten Fuß einen großen Schritt zur Seite machen, so dass die Füße weit auseinander stehen (bis zu 1 Meter). Die Zehen sind nach vorn ausgerichtet. Atmen Sie aus und halten Sie einen Moment inne. Atmen Sie ein, drehen Sie Ihren rechten Fuß etwa 90 Grad nach außen und den linken etwa 20 Grad nach innen (die Ferse Ihres rechten Fußes sollte mit dem Spann Ihres linken Fußes eine Linie bilden, siehe Abbildung b). Atmen Sie aus und halten Sie noch einmal einen Moment inne. Das Becken sollte nach vorn ausgerichtet bleiben. Ziehen Sie die Oberschenkelmuskeln nach oben, um die Beine im Ganzen zu aktivieren. Ziehen Sie den Nabel nach oben und hinten in Richtung Wirbelsäule. Lassen Sie die Schultern sinken, während Sie die Arme auf Schulterhöhe schweben lassen. Der Chi-Ball befindet sich in Ihrer linken Hand (Abbildung b). Atmen Sie aus; schauen Sie auf Ihren rechten Arm, während Sie den Körper aus der Hüfte heraus so weit zur Seite neigen, dass Sie entweder Ihr rechtes Schienbein oder

das Fußgelenk fassen können. Der ausgestreckte linke Arm mit dem Ball folgt der Bewegung, bis er sich in der Vertikalen befindet. Schauen Sie zum Ball hin (Abbildung c).

Halten Sie die Stellung 3 bis 5 Atemzüge lang. Richten Sie sich dann beim Ausatmen aus der Hüfte heraus auf und ziehen Sie die rechte Seite des Beckens wieder nach vorn. Lassen Sie Ihre Wirbelsäule vom Steißbein bis zur Kopfmitte lang werden. Atmen Sie ein, während Sie den Körper aufrichten. Atmen Sie aus und stellen Sie die Füße wieder parallel. Machen Sie nun die Übung zur linken Seite hin.

Wiederholen Sie die Übung je 1- bis 2-mal zu jeder Körperseite.

Wirkung

Verbessert die Körperhaltung; dehnt die Hüften, den Rücken und die Beine; kräftigt die Nackenmuskulatur und die Fußgelenke. Verbessert die Flexibilität der Wirbelsäule; streckt und stimuliert die Nerven der Wirbelsäule; regt die Verdauung an.

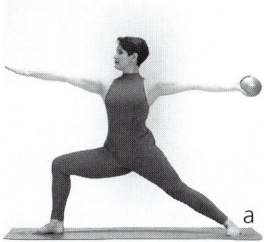
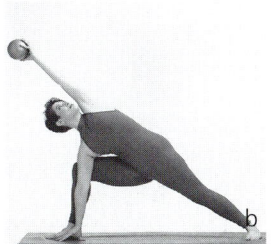
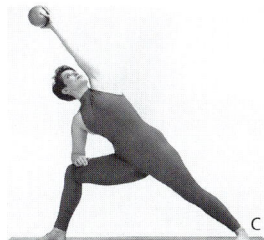

Winkelposition
(*utthita parsvakonasana,* Y 5)

Beginnen Sie in der Position »Der Berg« (Füße geschlossen, ohne Abbildung).

Atmen Sie ein und machen Sie dabei mit dem rechten Fuß einen großen Schritt zur Seite, so dass die Füße etwa 1 Meter 20 auseinander stehen (abhängig von Ihrer Körpergröße). Die Zehen sind nach vorn ausgerichtet (ohne Abbildung). Atmen Sie aus und halten Sie einen Moment inne. Atmen Sie ein und drehen Sie dann Ihren rechten Fuß etwa 90 Grad nach außen und Ihren linken Fuß circa 20 Grad nach innen (die Ferse Ihres rechten Fußes sollte mit dem Spann Ihres linken Fußes eine Linie bilden). Atmen Sie aus und halten Sie noch einmal einen Augenblick inne. Das Becken bleibt nach vorn ausgerichtet. Ziehen Sie die Oberschenkelmuskeln nach oben, um die Beine im Ganzen zu aktivieren. Ziehen Sie den Nabel nach oben und hinten in Richtung Wirbelsäule. Lassen Sie die Schultern nach unten sinken, während die Arme auf Schulterhöhe schweben. Der Chi-Ball befindet sich in der linken Hand (Abbildung a). Atmen Sie aus, während Sie Ihre Wirbelsäule und die Seiten aufdehnen. Beim nächsten Ausatmen beugen Sie Ihr rechtes Knie und lassen sich aus der Hüfte heraus nach unten sinken. Achten Sie darauf, dass das rechte Knie sich über dem Mittelpunkt Ihres rechten Fußes befindet.

Atmen Sie ein und dann aus, während Sie die Fingerspitzen Ihrer rechten Hand auf dem Boden neben Ihrer großen Zehe platzieren und gleichzeitig den linken Arm mit dem Ball über dem Kopf ausstrecken. Drehen Sie den Kopf und schauen Sie an Ihrer linken Achselhöhle vorbei zur Zimmerdecke (Abbildung b). Übung zur anderen Seite hin wiederholen.

Wiederholen Sie die Übung 1- bis 2-mal.

Bitte beachten!

Falls Ihnen diese Dehnung zunächst Schwierigkeiten bereitet, sollten Sie anfangs mit der abgewandelten Stellung arbeiten (Abbildung c). Atmen Sie ein, während Sie den Körper wieder aufrichten, und aus, während Sie die Füße wieder parallel stellen. Übung zur anderen Körperseite hin wiederholen.

Wirkung

Erhöht Kraft und Flexibilität der Fußgelenke, Knie, Oberschenkel, Hüften und des Rückens; öffnet den Brustbereich, dehnt den Brustkorb, befreit das Zwerchfell. Lindert Nerven- und Arthritisschmerzen; stärkt den Schulterbereich und löst dort Verspannungen. Regt, wenn Sie sich nach rechts neigen, die Leberfunktion an, und wenn Sie sich nach links beugen, die Funktion von Magen und Milz.

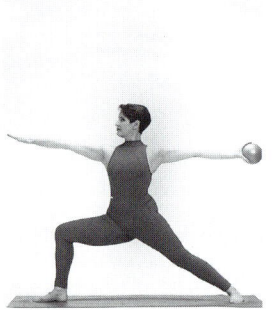

Krieger 1 (*virarbhadrasana 1*, Y 6)

Beginnen Sie in der Position »Der Berg« (Füße sind geschlossen).

Atmen Sie ein, während Sie mit dem rechten Bein einen großen Schritt zur Seite machen, so dass die Füße etwa 1 Meter 20 auseinander stehen (abhängig von der Körpergröße). Die Zehen zeigen nach vorn (ohne Abbildung). Atmen Sie aus und warten Sie einen Moment. Atmen Sie ein, drehen Sie den rechten Fuß etwa 90 Grad nach außen und den linken etwa 20 Grad nach innen (die Ferse Ihres rechten Fußes sollte mit dem Spann des linken Fußes eine Linie bilden). Atmen Sie aus und halten Sie einen Moment inne. Achten Sie darauf, dass Ihr Becken weiterhin nach vorn ausgerichtet bleibt. Ziehen Sie die Oberschenkelmuskeln nach oben, um die Beine im Ganzen zu aktivieren. Ziehen Sie den Nabel nach oben und hinten in Richtung Wirbelsäule. Lassen Sie die Schultern nach unten fallen, während die Arme auf Schulterhöhe schweben. Der Chi-Ball befindet sich in der linken Hand.

Atmen Sie ein und strecken Sie dabei Wirbelsäule und Taille; atmen Sie aus, während Sie Ihr rechtes Knie beugen und die linke Hüfte nach hinten ziehen. Achten Sie darauf, dass das rechte Knie sich über dem Mittelpunkt des rechten Fußes befindet (siehe Abbildung). Das linke Bein ist gestreckt, der Oberkörper aufgerichtet. Die Fußsohlen haben satten Kontakt zum Boden. Ihr Körpergewicht ruht gleichmäßig auf beiden Füßen. Nehmen Sie die Dehnung von der linken Hand über den Brustkorb bis hin in die Fingerspitzen der rechten Hand wahr. Atmen Sie ein und richten Sie dabei den Körper auf. Atmen Sie aus, während Sie die Füße wieder nebeneinander stellen und die Arme nach hinten sinken lassen. Machen Sie nun die Übung zur linken Seite hin. Wiederholen Sie die Übung 1- bis 2-mal.

Wirkung

Streckt und lockert die Hüftgelenke, den Beckenboden und die inneren Oberschenkelmuskeln. Kräftigt alle Beinmuskeln, Gesäßmuskeln und Fußgelenke. Erhöht die Elastizität und Kraft der Wirbelsäule und der Rückenmuskulatur. Kräftigt die Bauch-, Schulter- und Armmuskeln. Macht zielgerichteter und entschlussfreudiger.

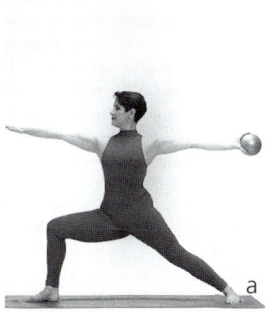 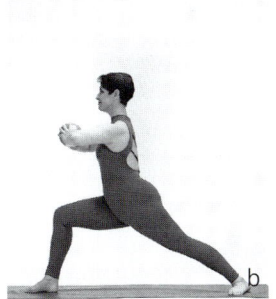 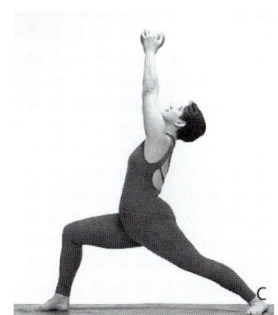

Krieger 2 (*virarbhadrasana 2*, Y 7)

Nehmen Sie die Position »Der Berg« ein (die Füße sind geschlossen).

Atmen Sie ein, während Sie mit dem rechten Bein einen großen Schritt zur Seite machen, so dass Ihre Füße etwa 1 Meter 20 auseinander stehen (abhängig von Ihrer Körpergröße). Die Zehen sind nach vorn ausgerichtet (ohne Abbildung). Atmen Sie aus und halten Sie einen Moment inne. Halten Sie Ihren Chi-Ball in Brusthöhe. Atmen Sie ein, während Sie den rechten Fuß etwa 90 Grad nach außen drehen und das rechte Knie beugen. Atmen Sie aus und drehen Sie Ihren Oberkörper zum rechten Fuß hin. Drehen Sie Ihren linken Fuß etwa 60 Grad nach innen, wobei das linke Bein ausgestreckt und das Becken gerade bleibt. Atmen Sie ein und dann aus, während Sie Ihr rechtes Knie beugen. Atmen Sie wieder ein und drücken Sie den Chi-Ball nach oben in Richtung Zimmerdecke. Atmen Sie aus, während Sie entweder nach oben zum Ball (Abbildung b) oder geradeaus blicken. Halten Sie diese Stellung 3 bis 5 Atemzüge lang. Lassen Sie die Schultern fallen und die Haut Ihres Rückens weich werden und nach unten »rutschen«. Atmen Sie ein und aus, während Sie die Arme sinken lassen, den Körper wieder nach vorn drehen und die Füße nebeneinander stellen. Wiederholen Sie die Übung zur linken Seite hin.

Wiederholen Sie die Übung 1- bis 2-mal zu jeder Körperseite.

Warnung

Falls Sie unter hohem Blutdruck leiden, sollten Sie die Arme nicht über den Kopf heben. Halten Sie den Chi-Ball stattdessen weiterhin vor der Brust (Abbildung c).

Wirkung

Öffnet den Brustbereich, erhöht das Atemvolumen und fördert die tiefe Atmung. Verleiht dem gesamten Körper Widerstandskraft; erhöht das Energieniveau und stimuliert das Zentralnervensystem. Kräftigt die Bein-, Rücken- und Armmuskulatur. Löst Verspannungen und Blockaden in Schultern, Nacken und Rücken.

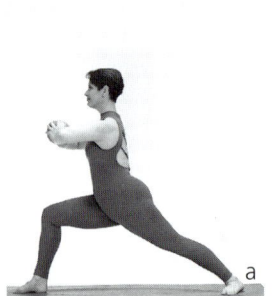 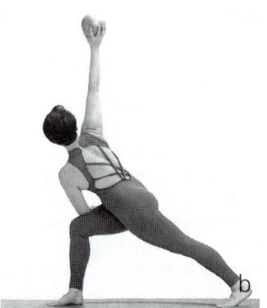 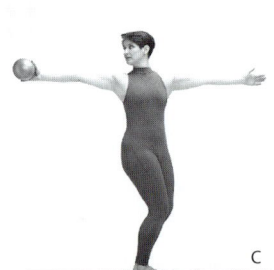

Umgekehrtes Dreieck
(*parivrtta trikonasana*, Y 8)

Beginnen Sie wie bei der Stellung »Krieger 1«, die Füße stehen aber nur etwa 1 Meter auseinander (abhängig von Ihrer Körpergröße) und drehen Sie den Kopf in Richtung rechten Fuß (ohne Abbildung).

Drehen Sie den linken Fuß circa 60 Grad nach innen und den rechten circa 90 Grad nach außen (das Becken bleibt dabei gerade). Atmen Sie ein und dann aus, während Sie Ihr rechtes Knie beugen, das linke Bein strecken und die linke Ferse leicht anheben. Drehen Sie sich rechtsherum, bis Ihr Brustkorb nach hinten zeigt (Abbildung b); atmen Sie ein, und strecken Sie dabei den mittleren Rücken, atmen Sie aus und legen Sie dabei Ihren linken Ellbogen auf Ihr rechtes Knie, während der rechte Arm sich gleichzeitig gerade nach oben bewegt (Abbildung b).

Wiederholen Sie die Übung 1- bis 2-mal zu jeder Körperseite.

Falls Ihnen diese Stellung Schwierigkeiten bereitet, können Sie die Drehung stattdessen im Stehen machen (Abbildung c).

Wirkung

Kräftigt die Rückenmuskulatur (durch die stärkere Durchblutung), die Hüften, Oberschenkel, Schienbeine und Kniesehnen. Dehnt den Brustkorb und verbessert die Atmung. Kräftigt und massiert die Bauchorgane. Löst Verspannungen und Schmerzen im Rücken. Verbessert den Gleichgewichtssinn, die Konzentrationsfähigkeit und macht entschlussfreudiger.

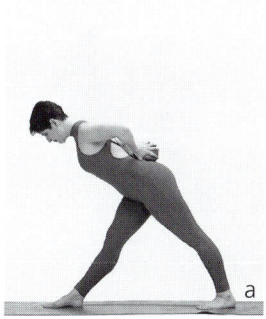
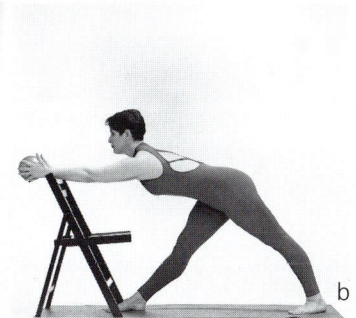

Die Pyramide
(*parsvottanasana,* Y 9)

Beginnen Sie mit geschlossenen Beinen wie in der Position »Der Berg«.

Atmen Sie ein und machen Sie mit den rechten Beinen einen großen Schritt zur Seite, so dass die Füße nun circa 1 Meter 20 (je nach Körpergröße) auseinander stehen; die Zehen zeigen nach vorn (ohne Abbildung). Atmen Sie aus und halten Sie einen Augenblick inne.

Halten Sie den Chi-Ball in Brusthöhe. Atmen Sie ein, während Sie die linke Ferse anheben und das linke Bein beugen. Atmen Sie aus, während Sie sich zum rechten Fuß hin drehen. Drehen Sie nun Ihren linken Fuß etwa 60 Grad nach innen und den rechten etwa 90 Grad nach außen. Spannen Sie die Oberschenkelmuskeln an, um beide Beine zu aktivieren; halten Sie das Becken gerade. Lassen Sie Ihr Gewicht gleichmäßig auf beiden Füßen ruhen. Atmen Sie ein, während Sie beide Hände hinter Ihrem Rücken um den Chi-Ball legen und gleichzeitig die Ellbogen aufeinander zu bewegen. Beugen Sie nun den Oberkörper gestreckt nach vorn, und zwar aus der Hüfte heraus, so dass er sich etwa im 90-Grad-Winkel über dem rechten Bein befindet (Abbildung a) – in jedem Fall aber nur so weit, dass der Rücken gerade bleiben kann. Heben Sie das Herz in Richtung Sonne, um den Brustbereich zu öffnen, und lassen Sie die Schulterblätter nach unten in Richtung Taille »rutschen«.

Ist Ihnen diese Stellung zu schwierig, können Sie auf eine Alternative zurückgreifen: In diesem Fall praktizieren Sie die »Gestützte Pyramide« (Abbildung b).

Atmen Sie ein, wenn Sie den Körper wieder aufrichten, und aus, während Sie den Körper wieder nach vorn ausrichten und die Füße parallel stellen. Machen Sie nun die Übung zur linken Körperseite hin.

Wiederholen Sie diese Übung 1- bis 2-mal zu jeder Seite.

Wirkung

Ausgezeichnete Dehnübung für Beine, Rücken und Schultern. Erhöht die Beweglichkeit der Hüften, der Wirbelsäule, der Schultern und Beine; kräftigt die Beine und Bauchorgane. Fördert den Gleichgewichtssinn und die Abwehrkräfte, verbessert die Blutzirkulation.

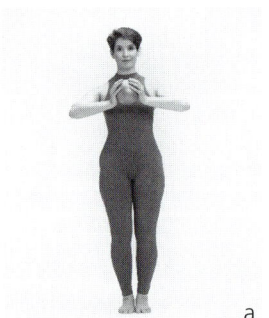
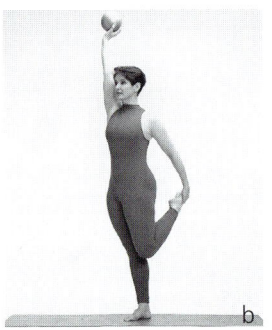

a   b

Die Tänzerin (*natarajasana*, Y 10)

Beginnen Sie wie immer in der Position »Der Berg« mit geschlossenen Beinen.

Atmen Sie ein, während Sie Ihr Gewicht auf das rechte Bein verlagern. Die Füße stehen parallel, und die Zehen sind ausgestreckt, so dass sie einen festen Stand haben. Beugen Sie das linke Knie und umfassen Sie von hinten entweder den Fuß oder das Fußgelenk. Ziehen Sie das Knie leicht nach hinten (falls es Ihnen schwer fällt, das Gleichgewicht zu halten, können Sie einen Stuhl oder die Wand zur Unterstützung benutzen). Atmen Sie aus, um sich in dieser Stellung zu stabilisieren. Kippen Sie das Becken nach unten und vorn. Heben Sie das Herz an, um den Brustbereich zu öffnen; lassen Sie die Schultern nach hinten unten fallen und die Schulterblätter nach unten sinken. Bewegen Sie den Ellbogen des linken Armes nach hinten.

Atmen Sie ein, während Sie den Chi-Ball mit ausgestrecktem rechten Arm nach oben drücken. Atmen Sie aus und halten Sie diese Stellung, konzentrieren Sie sich dabei 3 bis 5 Atemzüge lang auf Ihr Gleichgewicht. Bleiben Sie innerlich und äußerlich ruhig und standfest. Fixieren Sie einen Punkt in einiger Entfernung. Wenn Sie Ihre Augen oder Ihre Gedanken umherschweifen lassen, wird Ihre Fähigkeit, das Gleichgewicht zu halten, beeinträchtigt.

Machen Sie nun die Übung mit dem anderen Bein. Wiederholen Sie diese Übung 1- bis 2-mal auf jeder Seite.

Wirkung

Stärkt die Gelenke und festigt die Muskulatur der Beine, des Rückens und des Brustkorbs. Vitalisiert und beruhigt das Zentralnervensystem. Dehnt den Oberkörper, die Vorderseite der Lenden und die Oberschenkelmuskeln. Sorgt für körperliche und geistige Ausgeglichenheit.

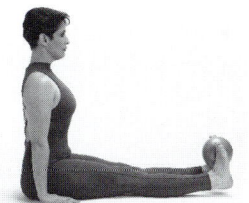

Der Stock (*dandasana*, Y 11)

Platzieren Sie den Chi-Ball vorn zwischen Ihren Füssen und sitzen Sie mit geradem Rücken und ausgestreckten Beinen (siehe Abbildung). Ziehen Sie die Zehen an und drücken Sie Ihre Kniekehlen sanft auf den Boden. Drücken Sie auch die neben den Hüften liegenden Handflächen auf den Boden. Atmen Sie ein: Ziehen Sie den Nabel ein, strecken Sie die Taille, heben Sie den Brustbereich und strecken Sie die Halswirbelsäule. Atmen Sie aus: Ziehen Sie die Schultern nach hinten und unten, während Sie gleichzeitig die Handflächen stärker in den Boden drücken, um den Körper ein wenig vom Boden anzuheben.

Halten Sie diese Stellung 3 bis 5 Atemzüge lang.

Falls Ihnen das aufrechte Sitzen schwer fällt, können Sie sich auch auf den Rand einer zusammengefalteten Wolldecke setzen, um das Becken ein wenig anzuheben.

Wirkung

Lindert Magenbeschwerden und kräftigt die Nieren. Trainiert den unteren Rücken, so dass Sie in diesem Bereich mehr Kraft gewinnen und sich leichter nach vorn beugen können. Bringt die Wirbelsäule in Ihre ursprüngliche Form. Löst Verspannungen im unteren Rücken und erleichtert das tiefe Atmen.

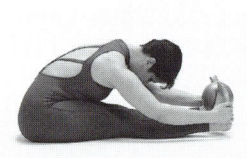

Vorwärtsbeuge im Sitzen (*paschimottanasana*, Y 12)

Beginnen Sie in der Stock-Stellung mit dem Chi-Ball vorn zwischen Ihren Füßen (siehe Y 11).

Atmen Sie ein und wieder aus, während Sie den Nabel in Richtung Wirbelsäule ziehen und sich langsam aus der Hüfte heraus nach vorn über Ihre Beine beugen. (Versuchen Sie, die Wirbelsäule so weit wie möglich zu dehnen und zwischen den Wirbeln Raum zu schaffen, bevor Sie sich weit nach vorn über Ihre Beine sinken lassen.) Sorgen Sie dafür, dass Ihre Beine aktiv bleiben, indem Sie sanft die Oberschenkelmuskeln nach oben ziehen. Strecken Sie sich über Ihre Kopfmitte und die Fersen Ihrer ausgestreckten Beine hinaus.

Verweilen Sie 3 bis 5 Atemzüge lang in dieser Stellung. Atmen Sie ein, während Sie den Körper wieder aufrichten, und aus, um sich wieder ganz zu entspannen.

Sind Ihre Beine sehr steif, sollten Sie eine der unten abgebildeten alternativen Stellungen ausprobieren.

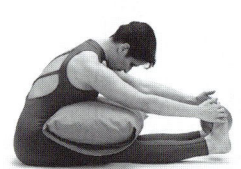

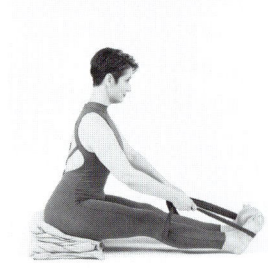

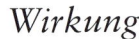

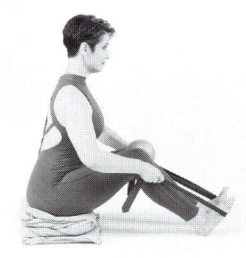

Wirkung

Massiert und stimuliert die Bauchorgane und verhindert eine Erschlaffung. Regeneriert die gesamte Wirbelsäule und trägt zu einer verbesserten Verdauung bei. Wenn man wiederholt länger in dieser gedehnten Haltung verweilt, wird dem Becken und den Fortpflanzungsorganen mehr sauerstoffreiches Blut zugeführt, was die allgemeine Vitalität erhöht und zur Heilung von Impotenz beitragen kann.

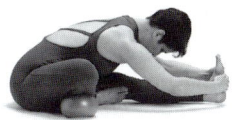

Kopf zum Knie (*janu sirasana,* Y 13)

Beginnen Sie in der Stock-Stellung (siehe Y 11) und legen Sie die Fußsohle Ihres rechten Fußes an die Innenseite Ihres linken Oberschenkels. Platzieren Sie den Chi-Ball unter Ihrem rechten Oberschenkel, Ihrem Knie oder Ihrer Wade (die Position des Balls hängt davon ab, wie beweglich Ihre Hüfte ist). Lassen Sie das Knie entspannt auf den Chi-Ball sinken. Achten Sie darauf, dass beide Beckenknochen in einer Linie sind und nicht eine Seite nach hinten gedreht ist.

Atmen Sie ein: Drehen Sie den Oberkörper in Richtung Ihres linken Beines. Atmen Sie aus: Entspannen Sie die Schultern und ziehen Sie den Nabel nach hinten in Richtung Wirbelsäule, während Sie anfangen, sich aus den Hüften und der Basis der Wirbelsäule heraus über das ausgestreckte Bein zu beugen. Sorgen Sie dafür, dass Ihr Bein aktiv bleibt, indem Sie die Oberschenkelmuskeln sanft nach oben ziehen. Strecken Sie den Körper über Ihre Kopfmitte und die Ferse des ausgestreckten Beines hinaus.

Verweilen Sie 3 bis 5 Atemzüge lang in dieser Stellung. Atmen Sie ein, während Sie den Körper wieder aufrichten, und aus, um sich ganz zu entspannen. Wiederholen Sie die Übung mit dem anderen Bein.

Sollte die oben beschriebene Übung zu schwierig für Sie sein, können Sie eine der beiden unten abgebildeten Alternativen ausprobieren.

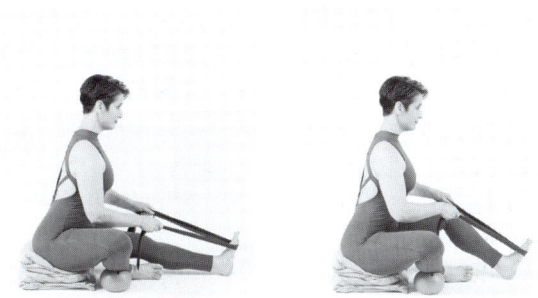

Wirkung

Stärkt die Wirbelsäule und lässt sie länger werden; eine ausgezeichnete Übung, um die Beine zu strecken. Löst Verspannungen im unteren Rücken und lockert Hüft-, Knie- und Fußgelenke. Stimuliert und verbessert die Blutzirkulation im Rückgrat, im Rumpf und den Bauchorganen. Regt die Verdauungs- und Ausscheidungsfunktionen an. Beruhigt den Geist.

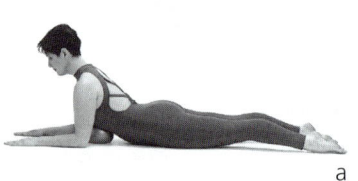 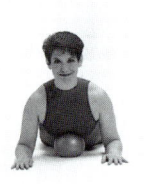

a   b

Die Kobra (*bhujangasana*, Y 14)

Legen Sie sich auf den Bauch und den Chi-Ball unter das Brustbein. Legen Sie die Unterarme flach auf den Boden, die Ellbogen befinden sich unter den Schultern.

Atmen Sie ein und dehnen Sie den Brustkorb auf, so, als wollten Sie den Chi-Ball mit Ihrer Brust von sich wegdrücken. Atmen Sie aus und verweilen Sie in dieser Stellung. Versuchen Sie, sie 3 bis 5 Atemzüge lang zu halten.

Diese Übung streckt die Wirbelsäule, ohne zu viel Druck auf die Bandscheiben auszuüben. Vermeiden Sie es, sich mit den Händen vom Boden abzudrücken; der Rücken soll sich aus sich selbst heraus dehnen und kräftigen. Ziehen Sie die Ellbogen nach innen zum Körper hin, während Sie gleichzeitig die Schultern von den Ohren weg drücken und die Schulterblätter nach unten fallen lassen.

Wirkung

Erhöht die Kraft und Beweglichkeit der Wirbelsäule. Dehnt die ganze Körpervorderseite: Beine, Bauch, Brustkorb und Hals. Erhöht die Blutzufuhr zu Muskeln und Nerven. Verbessert die Verdauung und wirkt gegen Verstopfung. Lindert Menstruationsbeschwerden und regeneriert die Fortpflanzungsorgane.

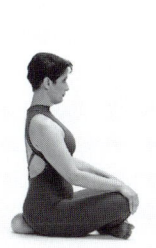
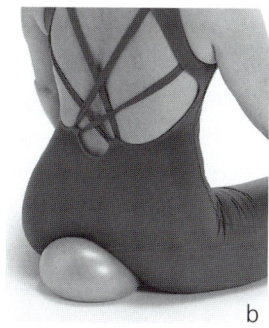
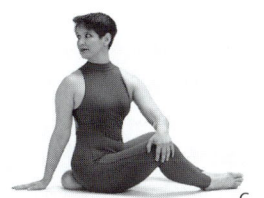
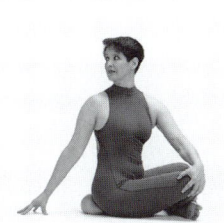

a
b
c
d

Wirbelsäulendrehung (*matsyendrasana*, Y 15)

Setzen Sie sich mit gekreuzten Beinen auf den Boden, der Chi-Ball liegt halb unter dem Gesäß (Abbildung b).

Strecken Sie die Wirbelsäule und richten Sie sie auf; ziehen Sie das Kinn an. Atmen Sie ein, während Sie Wirbelsäule und Taillenbereich noch weiter strecken. Atmen Sie aus und legen Sie Ihre rechte Handfläche hinter Ihrer Wirbelsäule etwa 12 Zentimeter vom Gesäß entfernt auf den Boden. Drehen Sie den Oberkörper aus dem Nabelbereich nach rechts: Der Bauch, die Rippen, der Brustkorb, die Schultern und schließlich der Nacken machen eine Drehung und Sie schauen über Ihre rechte Schulter (Abbildung c oder d). Bleiben Sie 3 bis 5 Atemzüge lang in dieser Stellung.

Stellen Sie sich beim Einatmen vor, dass Ihre Wirbelsäule an einem Pfahl emporgleitet und sich dann beim Ausatmen um den Pfahl windet. Atmen Sie ein und dann aus, während Sie sich aus der oben beschriebenen Stellung lösen und den Oberkörper wieder nach vorn drehen. Wiederholen Sie die Übung zur anderen Körperseite hin.

Wirkung

Stärkt den Rücken; ermöglicht eine vollständige Wirbelsäulendrehung; lindert Rückenschmerzen, die durch Muskelverspannungen verursacht werden. Streckt den Bereich der Hüften, massiert Leber, Milz und Darm. Lockert den Brustkorb und macht die Schultern elastischer.

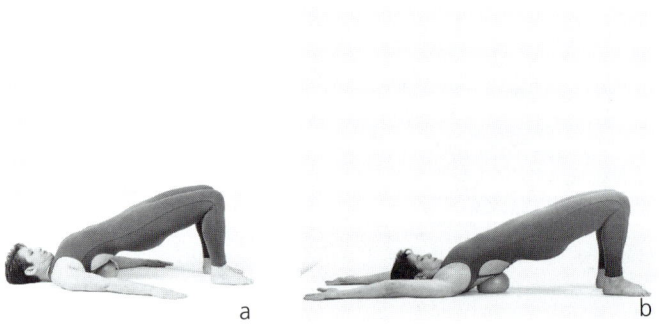

a   b

Die Brücke
(*setu bandha sarvangasana*, Y 16)

Legen Sie sich auf den Rücken, ziehen Sie die Beine an und stellen Sie die Füße etwa hüftbreit parallel und flach nahe beim Gesäß auf den Boden. Legen Sie die Arme mit den Handflächen nach unten neben den Körper (ohne Abbildung).

Rollen Sie sich auf eine Seite und platzieren Sie den Chi-Ball zwischen Ihren Schulterblättern, falten Sie dann die Hände über dem Kopf und bewegen Sie langsam die Wirbelsäule über den Ball, wobei der Kopf auf dem Boden bleiben sollte. Strecken Sie nun die Arme hinter Ihrem Kopf aus oder legen Sie sie wieder seitlich neben den Körper.

Atmen Sie ein, während Sie die Hüften langsam vom Boden heben, bis die Linie von Ihren Schultern bis zu den Knien einen 30-Grad-Winkel zum Boden bildet. Atmen Sie aus, drücken Sie Ihre Füße dabei auf den Boden und lassen Sie Ihre Schultern sanft in Richtung Hüften gleiten. Der Ball soll bei dieser Übung die Rückenmitte unterstützen, um Ihnen die Dehnung der unteren Wirbelsäule und das Anheben des Beckens zu erleichtern. Lassen Sie das Becken dabei nach unten und vorn sinken. Atmen Sie weiter ein und spüren Sie, wie Ihr Körper sich leicht vom Chi-Ball hebt und sich das Gewicht des Oberkörpers beim Ausatmen wieder nach unten senkt.

Wirkung

Stärkt den unteren Rücken, die Gesäßmuskeln, den Nacken und die Schultern. Erhöht die Flexibilität der gesamten Wirbelsäule, verbessert die Blutversorgung der Wirbelsäulennerven. Der Druck des Kinns gegen den Brustkorb massiert die Schilddrüse und trägt so zur Regulierung des Stoffwechsels bei. Durch die tiefe Bauchatmung werden Herz und Lunge massiert. Hilft gegen Schlaflosigkeit und Depression, lindert das Müdigkeitssyndrom.

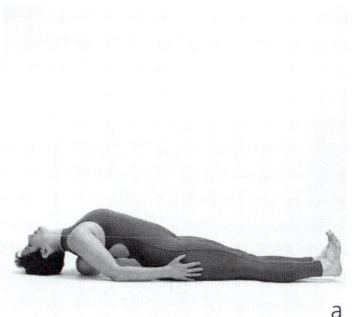
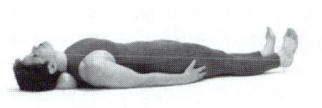

a   b

Gestützte Fisch-Position
(*arda marsyasana*, Y 17)

Legen Sie sich mit ausgestreckten Beinen auf den Rücken, die Füße zeigen gerade nach oben, sie sind geschlossen (ohne Abbildung). Rollen Sie sich auf eine Seite und platzieren Sie den Chi-Ball zwischen Ihren Schulterblättern, falten Sie dann die Hände über dem Kopf und lassen Sie langsam die Wirbelsäule über den Ball rollen; der Kopf bleibt dabei auf dem Boden.

Legen Sie die Hände seitlich an die Hüften. Atmen Sie ein, während Sie sich nach unten auf die Ellbogen drücken, um den Kopf nach hinten zu neigen. Öffnen Sie den Brustkorb, bis der Kopf auf dem Boden aufliegt (Abbildung a). Atmen Sie aus, und ziehen Sie dabei die Schulterblätter nach unten in Richtung der Hüften. Atmen Sie weiter ein, und spüren Sie, wie Brustkorb und Halsbereich sich öffnen, der Körper sich leicht vom Ball hebt und die Füße sich strecken. Versuchen Sie beim Ausatmen das Gefühl für die Länge des Körpers und die Öffnung im Brustbereich aufrechtzuerhalten.

Bitte beachten!

Bei schweren Nackenproblemen sollten Sie jedoch die Alternative (Abbildung b) anwenden. Hier wird der Chi-Ball unter den Nacken gelegt.

Wirkung

Regt die Blutzirkulation in den Schultern sowie in der Brust- und Lendenwirbelsäule an und macht diese Bereiche geschmeidiger. Erhöht das Atemvolumen und stimuliert die Nebenschilddrüse. Das Aufliegen der Schädeldecke auf dem Boden wirkt sich positiv auf die Hirnanhangdrüse und die Zirbeldrüse aus; beruhigt und lindert mentalen Stress. Löst Energieblockaden im Milz-, Magen- und Lungen-Meridian.

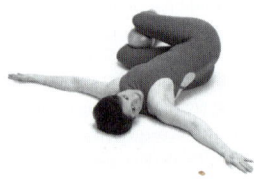

Bauchdrehung in Rückenlage
(*jathara parivartanasana*, Y 18)

Legen Sie sich mit angezogenen Beinen auf den Rücken, die Fußsohlen liegen auf dem Boden auf und die Arme sind seitlich ausgestreckt. Platzieren Sie den Chi-Ball zwischen Ihren Knien (ohne Abbildung).

Atmen Sie ein, während Sie die Hüften etwa 12 Zentimeter nach rechts schieben. Atmen Sie aus und ziehen Sie die Knie zum Bauch hin. Atmen Sie ein, drücken Sie die rechte Schulter nach unten und strecken Sie gleichzeitig beide Arme seitlich vom Körper weg. Atmen Sie aus und lassen Sie die Knie zur linken Seite auf den Boden sinken. Atmen Sie ein und drehen Sie den Kopf so, dass Sie auf Ihren rechten Arm schauen. Atmen Sie aus, drücken Sie die rechte Schulter nach unten und drehen Sie den Brustkorb und den Bauch nach rechts; die Hüften bleiben in Ihrer Position (siehe Abbildung).

Halten Sie diese Position 3 bis 5 Atemzüge lang. Atmen Sie ein und dann aus, während Sie die Knie über den Bauch heben und die Füße wieder auf den Boden stellen. Wiederholen Sie die Übung zur anderen Seite hin.

Wirkung

Löst Energieblockaden in Leber, Milz, Bauchspeicheldrüse und Magen. Kräftigt die Bauchmuskulatur und reguliert die Verdauung. Lindert Schmerzen und Verspannungen im unteren Rücken und im Hüftbereich.

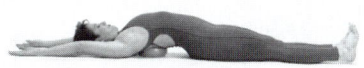

Die Wirbelsäule dehnen
(*supta konasana*, Y 19)

Legen Sie sich mit ausgestreckten Beinen auf
den Rücken, die Zehen zeigen nach oben, die
Füße berühren sich. Rollen Sie sich auf eine
Seite und platzieren Sie den Chi-Ball direkt
unter Ihren Schulterblättern, verschränken
Sie dann die Hände hinter dem Kopf und be-
wegen Sie Ihre Wirbelsäule langsam über den
Ball, während der Kopf auf dem Boden bleibt.
Atmen Sie ein und strecken Sie dabei Ihre
Arme lang über dem Kopf aus, machen Sie die
Ellbogen gerade (siehe Abbildung). Spüren
Sie, wie der gesamte Oberkörper und der
Bauchbereich gedehnt werden. Atmen Sie aus,
entspannen Sie sich und lassen Sie den ganzen
Körper in diese Dehnung hineinsinken.

Falls Ihnen diese Stellung unbequem ist,
können Sie den Kopf, den Nacken und die
Schultern, wie in der folgenden Abbildung
gezeigt, mit einem Kissen unterstützen.

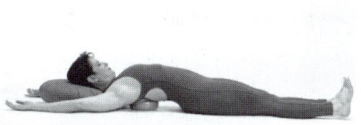

Wirkung

Eine Ruheposition, die Spannungen auflöst,
den Herzbereich hebt und öffnet und passiv
zur Verbesserung der Beweglichkeit der Wirbelsäule beiträgt. Durch die Dehnung des
Brustkorbs und des Zwerchfells wird die Tie-
fenatmung erleichtert. Massiert sanft das
Herz, beruhigt mental und emotional.

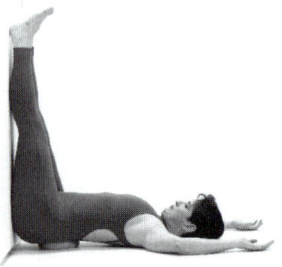

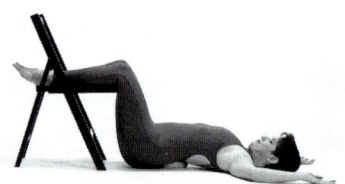

Umkehrposition
(*vipareta karani*, Y 20)

Suchen Sie sich einen freien Platz an der
Wand. Legen Sie sich auf eine Seite, ziehen Sie
die Knie fast bis zum Brustkorb an und legen
Sie dann Ihr Gesäß und die Rückseite der
Beine an die Wand. Rollen Sie sich auf den
Rücken und strecken Sie beide Beine an der
Wand in die Höhe. Beugen Sie die Knie leicht
und drücken Sie beide Füße in die Wand, um
das Becken vom Boden abzuheben. Platzieren
Sie den Chi-Ball unter dem unteren Rücken
und lassen Sie Ihr Körpergewicht dann auf
den Ball sinken.

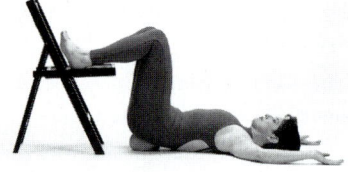

Strecken Sie die Arme über den Kopf und
lassen Sie das Becken sinken (siehe Abbildung). Schließen Sie die Augen, atmen Sie
ganz natürlich und entspannen Sie sich 1 bis 2
Minuten lang ganz in diese Stellung hinein.

Auf den folgenden beiden Abbildungen sehen Sie die abgewandelte Stellung mit einem
Stuhl zur Streckung der Lendenwirbelsäule,
und um Kreuzbein oder Becken zu dehnen.

Wirkung

Eine entlastende, nicht anstrengende Umkehrposition, die Depressionen und starke
Erschöpfungszustände mildern kann. Löst
Spannungen und beruhigt das Zentralnervensystem. Verhilft zu tiefer Entspannung
und dient der Verjüngung des ganzen Körpers. Eignet sich sehr gut als Übung vor der
»Totenstellung«.

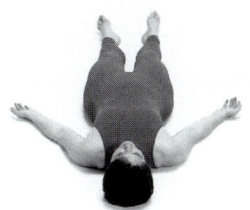

Totenstellung (*shavasana*, Y 21)

Setzen Sie sich auf den Boden, ziehen Sie die Beine an und halten Sie die Knie umschlungen. Lassen Sie sich dann langsam nach hinten abrollen: Die Wirbelsäule schmiegt sich an den Boden; der Nacken und der Kopf ebenfalls. Strecken Sie Beine und Füße aus und lassen Sie diese leicht nach außen fallen, die Fersen berühren den Boden. Legen Sie die Arme mit den Handflächen nach oben neben den Körper (siehe Abbildung).

Lassen Sie den Körper bei jedem Atemzug tiefer auf den Boden sinken. Lockern Sie Schlüsselbein und Brustkorb und bewegen Sie letzteren vom Bauch weg. Der Bauch soll weich und entspannt bleiben. Richten Sie Ihre Aufmerksamkeit auf Ihren Atem und entspannen Sie bei jedem Ausatmen einen Muskel nach dem anderen.

Bleiben Sie 5 bis 10 Minuten in dieser Stellung.

Wirkung

Hilft dem Körper zu integrieren, was er durch die verschiedenen Stellungen erfahren, gelernt und gemeistert hat. Fördert die Muskelentspannung. Verbessert die Energieversorgung des Nervensystems und der inneren Organe; beruhigt den Geist.

Body-Conditioning mit dem Chi-Ball

Die beim Body-Conditioning ausgeführten Übungen repräsentieren das Element Erde und damit das absteigende Yang, welches uns nach den feurigen Yoga-Elementen allmählich wieder abkühlt, um das Chi und den Körper zu stabilisieren.

Ich habe die von Joseph Pilates entwickelten Bewegungen so an die Chi-Ball-Methode angepasst, dass wir in den Genuss der positiven Wirkungen kommen, ohne die Frustration zu erleben, die viele Übende bei ihren ersten Versuchen mit den ursprünglichen Pilates®-Übungen durchmachen. Da wir den Ball als Konzentrationshilfe benutzen, können wir alle das Übungskonzept leichter erfassen und von Anfang an spüren, was es bedeutet, sich stark, stabil und im Gleichgewicht zu fühlen und sich seiner Körperhaltung bewusst zu sein.

Die meisten Bewegungen werden im Liegen ausgeführt, was, im Gegensatz zur weit verbreiteten Vorstellung, eine ebenso große Herausforderung sein kann wie jede im Stehen ausgeführte Übung, wenn man die Bewegungen mit Anmut und Kraft koordiniert. Die positiven Auswirkungen auf den Muskeltonus, die Figur und die Körperbeherrschung sind jedenfalls vergleichbar.

Body-Conditioning wird im Rahmen der Chi-Ball-Methode eingesetzt, um das Energieniveau durch Entwicklung unserer inneren Stärke und Stabilität aufrechtzuerhalten. Die Aufmerksamkeit geht nach innen, denn diese Bewegungen erfordern Konzentration, Koordination und Atemkontrolle. Durch Disziplin und Wiederholung der Bewegungen erwerben Sie Geschicklichkeit und Anmut. Nach einiger Zeit wird die Durchführung der verschiedenen Übungen immer müheloser. Einige nützliche Tipps und Hinweise finden Sie – bevor Sie beginnen – auf Seite 68 ff.

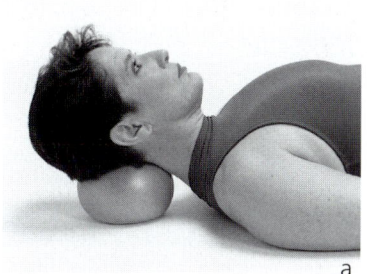 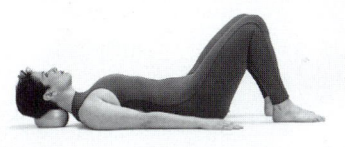 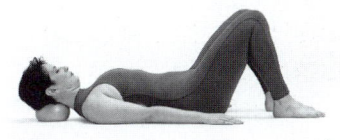

a   b   c

Aufwärmübung: Den Nacken strecken (BC 1)

Legen Sie sich auf den Rücken, ziehen Sie die Beine an und stellen Sie die Füße etwa hüftbreit auseinander flach auf den Boden. Der Abstand zwischen den Füßen und dem Gesäß sollte sich bequem anfühlen. Platzieren Sie den Chi-Ball an der Basis des Kopfes (Abbildung a).

Atmen Sie ein und dehnen Sie Ihren Nacken über dem Chi-Ball (Abbildung b). Atmen Sie aus und ziehen Sie das Kinn zum Hals hin (Abbildung c). Spüren Sie, wie sich der Nacken verlängert.

Wiederholen Sie diese Übung 8- bis 10-mal, ohne sich dabei anzustrengen.

Wirkung

Die Übung lindert Nackenverspannungen.

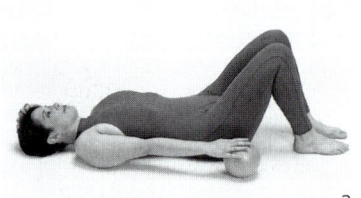 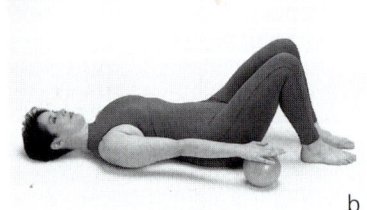

a   b

Aufwärmübung:
Die Schulterblätter wahrnehmen
(BC 2)

Legen Sie sich auf den Rücken, ziehen Sie die Beine an und stellen Sie die Füße parallel in bequemer Entfernung zum Gesäß hüftbreit auseinander flach auf den Boden. Legen Sie die Arme neben den Körper, der Chi-Ball befindet sich unter Ihrer rechten Hand.

Atmen Sie ein und aus, während Sie den Ball sanft in Richtung Ihres rechten Fußes schieben. Nehmen Sie die Bewegung und das Gefühl im Schultergelenk bewusst wahr und spüren Sie, wie Ihre Schulterblätter sich nach unten in Richtung Hüfte schieben. Atmen Sie ein, und lassen Sie dabei los, und atmen Sie aus, während Sie den Chi-Ball in Richtung Fuß schieben. Wechseln Sie die Seite. Wiederholen Sie diese Übung 8- bis 10-mal auf jeder Seite.

Wirkung

Löst Verspannungen und Blockaden in den Schultern.

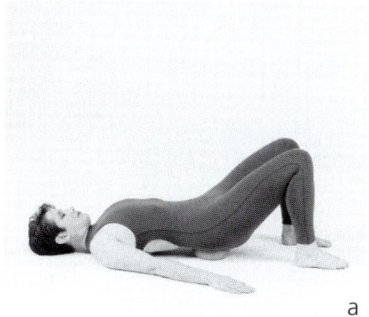 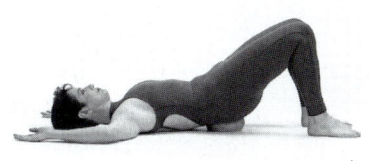 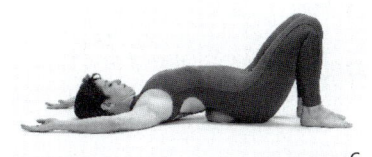

a   b   c

Aufwärmübung:
Das Becken kippen (BC 3)

Legen Sie sich auf den Rücken, ziehen Sie die Beine an und stellen Sie die Füße parallel in bequemer Entfernung zum Gesäß flach auf den Boden. Die Füße sollen etwa hüftbreit auseinander stehen. Heben Sie das Becken an und legen Sie den Chi-Ball unter die Basis der Wirbelsäule (direkt an dem Punkt, wo unterer Rücken und Kreuzbein sich treffen). Legen Sie die Arme mit den Handflächen nach unten neben den Körper (Abbildung a) oder seitlich mit den Handflächen nach oben neben den Kopf (Abbildung b).

Atmen Sie ein und dann aus, während Sie mit den Füßen sanften Druck ausüben, um den mittleren Rücken und die Lendenwirbel-säule näher zum Boden zu bringen und den gesamten Rücken flach gegen den Chi-Ball zu drücken, wodurch sich das Schambein etwas anhebt. Atmen Sie ein und rollen Sie dabei den Rücken über den Chi-Ball. Achten Sie darauf, dass Sie diese Bewegung nicht über-treiben. Um die Beckenbewegung zu aktivie-ren, genügt es, das Becken sanft über dem Chi-Ball nach vorn und zurück kippen zu las-sen (Abbildung c).

Wiederholen Sie diese Übung 8- bis 10-mal.

Wirkung

Aktiviert und lockert den unteren Rücken.

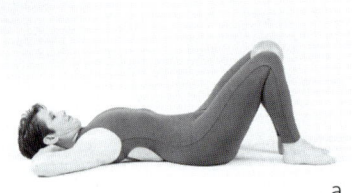 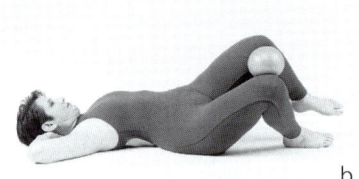 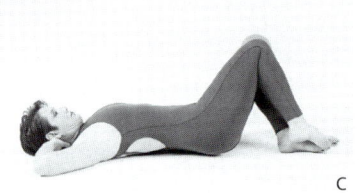

a   b   c

Die Wirbelsäule aufdehnen (BC 4)

Teil 1: Legen Sie sich auf den Rücken, ziehen Sie die Beine an und stellen Sie die Füße parallel flach auf den Boden. Achten Sie darauf, dass die Füße etwa hüftbreit auseinander stehen und sich in bequemem Abstand zum Gesäß befinden. Nehmen Sie den Chi-Ball zwischen Ihre Knie und legen Sie die Hände unter den Hinterkopf (Abbildung a).

Atmen Sie ein, drücken Sie beim Ausatmen die linke Schulter herunter und lassen Sie gleichzeitig Ihre Knie langsam nach rechts zum Boden hin sinken. Der linke Fuß sollte sich vom Boden heben, so dass die Knie zusammenbleiben. Atmen Sie ein und aus, drücken Sie dabei Ihre linke Schulter in Richtung Boden und ziehen Sie den Nabel ein. So ist der Bauch eingezogen, während Sie die Knie wieder zurück zur Mitte bewegen. Wiederholen Sie die Übung zur linken Seite hin.

Führen Sie die gesamte Übungssequenz 6- bis 8-mal durch.

Bitte beachten!

Falls sich Ihre linke Schulter vom Boden hebt, haben Sie die Übung über Ihren Bewegungsradius hinaus durchgeführt. Achten Sie darauf, dass Ihre Schultern während der gesamten Bewegungsabfolge fest gegen den Boden gedrückt bleiben.

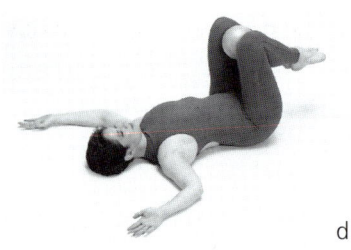 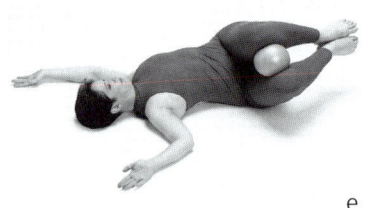 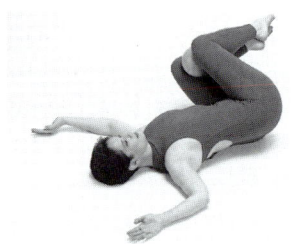

d   e   f

Teil 2: Heben Sie jetzt Ihre Knie über die Hüften (Abbildung d). Rollen Sie sich auf die rechte und dann wieder auf die linke Seite. Die Knie bleiben die ganze Zeit geschlossen.

Wiederholen Sie diese Übungssequenz 6- bis 8-mal mit dem gleichen Atemmuster wie zuvor.

Wirkung

Kräftigt die Muskulatur der Wirbelsäule; stärkt und vitalisiert den Taillenbereich; aktiviert den mittleren Rücken und die Hüften.

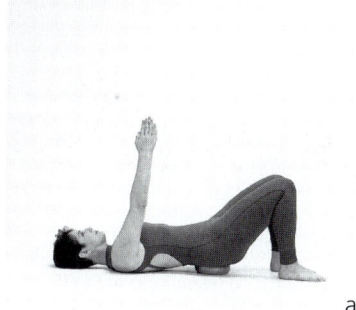
a

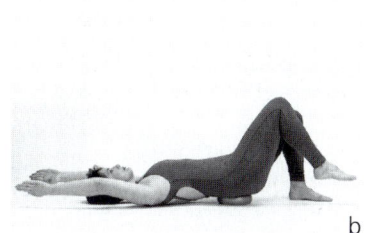
b

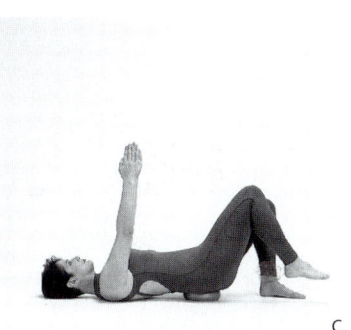
c

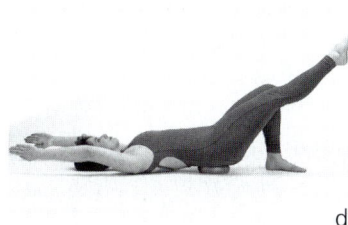
d

Fußpaddel (BC 5)

Legen Sie sich auf den Rücken, ziehen Sie die Beine an und stellen Sie die Füße parallel flach auf den Boden. Der Abstand zum Gesäß sollte sich bequem anfühlen; die Füße stehen hüftbreit auseinander. Heben Sie das Becken und legen Sie den Chi-Ball unter die Basis der Wirbelsäule (an den Punkt, wo unterer Rücken und Kreuzbein sich treffen). Achten Sie darauf, dass Ihr Becken gerade und das Schambein weder nach oben noch nach unten gekippt ist. Legen Sie die Arme mit den Handflächen nach unten neben den Körper (ohne Abbildung).

Atmen Sie ein, strecken Sie dabei den Nacken und heben Sie die Arme über und dann hinter den Kopf. Atmen Sie aus und lassen Sie den rechten Fuß etwa 5 Zentimeter über dem Boden schweben (Abbildung b). Atmen Sie ein und dann aus und strecken Sie beide Arme zur Zimmerdecke hin aus (Abbildung c). Atmen Sie ein und dann aus und strecken Sie dabei Ihr rechtes Bein, die Arme wandern wieder gestreckt hinter den Kopf (Abbildung d). Der Nacken bleibt gedehnt, das Becken gerade und die Schultern leicht in den Boden gedrückt. Atmen Sie ein, während Sie Ihr Knie beugen und die Arme wieder über die Schultern heben (Abbildung c). Atmen Sie aus und lassen Sie die Arme und den Fuß wieder zum Boden sinken.

Machen Sie die Übung nun mit der anderen Seite. Wiederholen Sie diese Übung 8-mal zu jeder Körperseite.

Wirkung

Trainiert die Stützmuskulatur und trägt so zur Stabilisierung der Wirbelsäule bei; baut die Stützmuskulatur nach Rückenproblemen oder -verletzungen wieder auf.

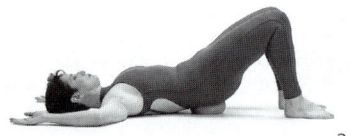 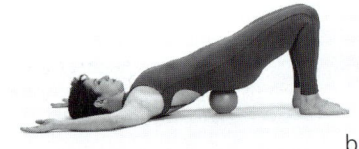

a   b

Schulterbrücke 1 (BC 6)

Legen Sie sich auf den Rücken und platzieren Sie den Chi-Ball unter dem Becken (an der Basis der Wirbelsäule, nicht unter dem unteren Rücken!). Heben Sie ganz leicht das Schambein an, so dass es sich in einer Linie mit Ihrem Nabel befindet. (Achten Sie darauf, dass Sie weder ein Hohlkreuz machen noch das Becken zu stark aufrichten – Ihr Becken ist in einer »neutralen Position«. Legen Sie die Hände entweder seitlich neben den Körper oder hinter dem Kopf auf den Boden. Die Schultern sinken nach unten in Richtung Hüften, der Brustkorb ebenfalls (Abbildung a).

Atmen Sie ein und aus, ziehen Sie den Nabel zur Wirbelsäule hin, heben Sie das Becken vom Schambein ausgehend nach oben, so dass Ihre Schultern und Ihr Körper einen Winkel von etwa 30 Grad zum Boden bilden. Atmen Sie in dieser Position 3-mal ein und aus und halten Sie den mittleren Rücken gestreckt. Atmen Sie ein und aus, während Sie sich wieder auf den Chi-Ball sinken lassen.

Wiederholen Sie die Übung noch 2-mal.

Wirkung

Kräftigt die Gesäßmuskeln, die Rückseiten der Beine (Kniesehnen), stärkt die gesamte Wirbelsäule und die Stützmuskulatur. Die Kraft im Bauch wird genutzt, um das Becken und die Wirbelsäule zu stabilisieren.

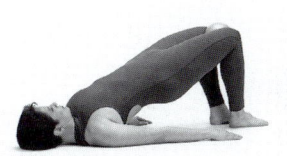

Schulterbrücke 2 (BC 7)

Beginnen Sie wie bei der Schulterbrücke 1, der Chi-Ball ist diesmal aber zwischen den Knien. Nehmen Sie Ihre Haltung genauso achtsam ein wie zuvor, die Arme liegen neben dem Körper.

Atmen Sie ein und aus, ziehen Sie den Nabel ein und heben Sie das Becken vom Boden ab. Achten Sie darauf, dass der Körper gestreckt bleibt und die Fersen auf den Boden gedrückt sind. Atmen Sie 3-mal kurz und schnell ein und aus, während Sie den Ball zwischen Ihren Beinen zusammenpressen.

Wiederholen Sie das Ganze noch 2-mal, bevor Sie die Wirbelsäule Wirbel für Wirbel wieder auf den Boden abrollen lassen. (Stellen Sie sich dabei vor, Ihre Wirbelsäule sei eine Perlenkette.)

Wirkung

Kräftigt die Gesäßmuskeln, die Rückseiten der Beine, die Innenseiten der Oberschenkel, stärkt die gesamte Wirbelsäule und die Stützmuskulatur. Das Becken und die Wirbelsäule werden durch die Kraft im Bauch stabilisiert.

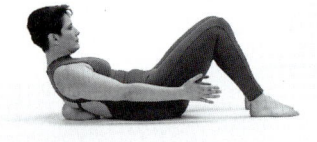 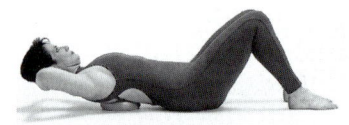

a   b

Den Oberkörper anheben (Bauchübung BC 8)

Legen Sie sich auf den Rücken und ziehen Sie die Beine an, die Füße stehen parallel auf dem Boden, etwa hüftbreit auseinander. Den Chi-Ball platzieren Sie zwischen Ihren oder direkt unterhalb Ihrer Schulterblätter, so dass die Schultern sich vom Boden heben. Das Becken ist in einer »neutralen Position«: Schambein und Nabel bilden eine Linie (achten Sie darauf, dass Sie weder zu sehr ins Hohlkreuz gehen, noch das Becken zu stark aufrichten. Das Becken bleibt in der »neutralen Position«, die Hüften sind auf gleicher Höhe.

Strecken Sie Ihre Hände zu beiden Seiten des Körpers in Richtung Knie aus, um die Schultern in Richtung Hüfte zu bewegen, so, als wollten Sie sie mit den Hüften verbinden (Abbildung a). Verschränken Sie die Hände hinter dem Kopf. Atmen Sie ein und aus, ziehen Sie den Nabel zur Wirbelsäule hin und heben Sie dann den Oberkörper leicht vom Chi-Ball ab. Atmen Sie ein, während Sie ihn noch ein bisschen weiter anheben, atmen Sie aus und lassen Sie den Oberkörper wieder sinken (Abbildung b). Ihr oberer Rücken dehnt sich nun leicht über dem Chi-Ball. Achten Sie darauf, dass kein Hohlkreuz entsteht. Das Becken bleibt weiterhin in der »neutralen Position«. Dehnen Sie den oberen Rücken nur so weit, wie Ihre Wirbelsäule es bequem erlaubt.

Wirkung

Kräftigt die Bauchmuskeln, erhöht die Beweglichkeit im Bereich des mittleren Rückens (Brustwirbelsäule), während die Stabilität im unteren Rücken und im Becken aufrechterhalten wird.

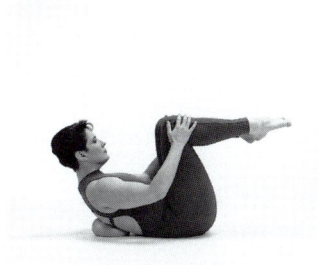 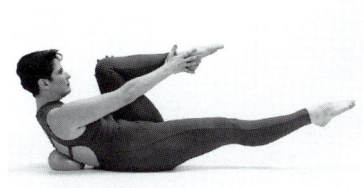

a b

Ein Bein strecken (BC 9)

Rollen Sie sich mit angezogenen Knien auf eine Seite und legen Sie den Chi-Ball zwischen Ihre Schulterblätter. Legen Sie sich nun auf den Rücken.

Ziehen Sie die Knie über die Hüfte in Richtung Oberkörper. Atmen Sie ein und aus, ziehen Sie den Bauch ein, heben Sie den Oberkörper leicht vom Ball ab und lassen Sie die Hände auf den Knien ruhen (Abbildung a). Achten Sie darauf, dass Nacken und Wirbelsäule eine Linie bilden und die Schultern während der ganzen Übung zu den Hüften hin sinken dürfen. Atmen Sie ein und dann aus, während Sie das rechte Bein ausstrecken und Ihre Hände an das linke Fußgelenk legen, das mit dem linken Knie eine Linie bilden sollte (Abbildung b). Atmen Sie ein und aus, während Sie das rechte Bein einziehen, das Fußgelenk berühren und das linke Bein strecken.

Wiederholen Sie die Übung 8- bis 10-mal mit jedem Bein.

Wirkung

Kräftigt und vitalisiert die Bauchmuskeln und die Hüften, streckt die Gesäß- und hinteren Beinmuskeln. Trainiert die oberen Stützmuskeln im Schultergürtel.

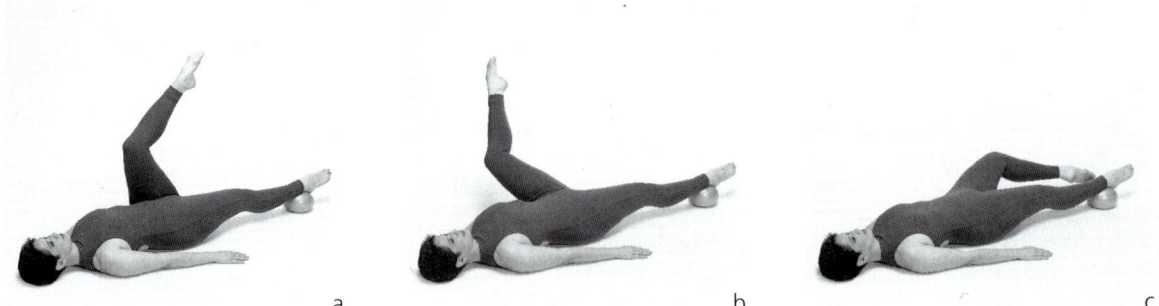

a   b   c

Ein Bein kreisen lassen (BC 10)

Legen Sie sich auf den Rücken und den Chi-Ball unter die rechte Ferse.

Atmen Sie ein und aus und beugen Sie das linke Knie über die Hüfte (Abbildung a). Drücken Sie die rechte Ferse fest in den Chi-Ball, ohne das Knie durchzudrücken. Achten Sie auch auf alle anderen wichtigen Aspekte der Haltung: »neutrale Position« des Beckens, Rippen sinken nach unten, Schultern in Richtung Hüften, der Nacken ist gedehnt. Atmen Sie ein und aus und lassen Sie nun das linke Bein langsam nach außen (linksherum) kreisen, ohne dass sich Ihre untere Wirbelsäule dabei verdreht oder die Hüften, der Brustkorb oder die Schultern sich heben.

Beschreiben Sie 4 Kreise gegen den Uhrzeigersinn und 4 im Uhrzeigersinn. Atmen Sie ein und aus und legen Sie das Bein wieder auf den Boden. Wiederholen Sie die Übung mit dem rechten Bein.

Wirkung

Kräftigt und vitalisiert die Bauchmuskeln und die Rückseiten der Beine. Aktiviert und kräftigt das die Hüftgelenke umgebende Muskelgewebe.

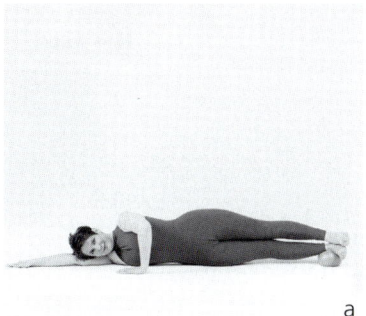
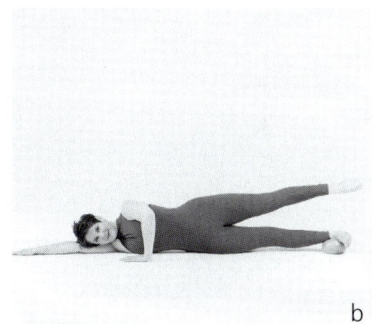

a   b

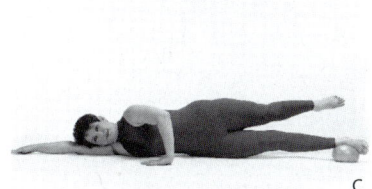
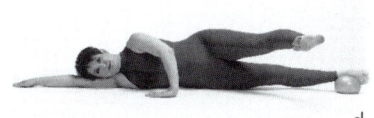

c   d

Fußtritt in Seitenlage (BC 11)

Legen Sie sich auf die rechte Seite, der Chi-Ball befindet sich unter dem Gelenk des rechten Fußes. Nun drücken Sie ihn mit beiden Beinen fest auf den Boden. Achten Sie darauf, dass Ihre Knie, Füße und Hüften nach vorn zeigen und eine Linie bilden (Abbildung a). Der Nabel ist eingezogen, die Taille liegt nicht auf dem Boden auf. Lassen Sie Brustkorb und Schultern nach unten in Richtung Hüften sinken. Atmen Sie ein und aus, während Sie das obere Bein mit ausgestrecktem Fuß anheben (Abbildung b). Atmen Sie ein und aus, während Sie das Bein nach hinten ausstrecken (Abbildung c). Atmen Sie ein, ziehen Sie den Fuß an und treten Sie mit dem Bein nach vorn aus (Abbildung d).

Wiederholen Sie die Übung 10-mal auf jeder Seite.

Bleiben Sie die ganze Zeit über auf der Seite liegen. Achten Sie darauf, dass Sie nicht von der Grundposition abweichen und sich nicht verspannen. Vermeiden Sie ein Hohlkreuz, nach vorn oder hinten fallende Schultern und Verspannungen in Nacken und Schultern.

Wirkung

Dehnt und kräftigt das ganze Bein, das Gesäß und die Hüften. Hilft eine stabile Haltung in der Seitenlage zu entwickeln.

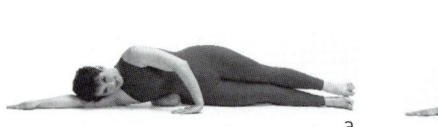 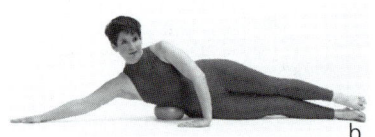

a   b

Bein heben in Seitenlage 1 (BC 12)

Legen Sie sich auf die rechte Seite und den Chi-Ball unter Ihren Brustkorb (Abbildung a). Achten Sie darauf, dass Ihre Knie, Füße und Hüften parallel liegen und eine Linie bilden.

Atmen Sie ein und aus und ziehen Sie den Nabel zur Wirbelsäule. Atmen Sie ein, heben Sie dabei den Oberkörper vom Boden ab und drücken Sie die Rippen in den Ball (Abbildung b). Atmen Sie aus, während Sie die Position wieder loslassen und den Körper über dem Chi-Ball entspannen und dehnen.

Wiederholen Sie die Übung 8- 10-mal auf jeder Seite.

Wirkung

Dehnt und entspannt den Brustkorb.

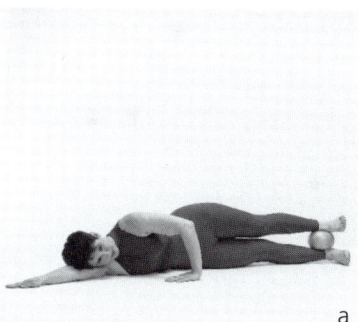 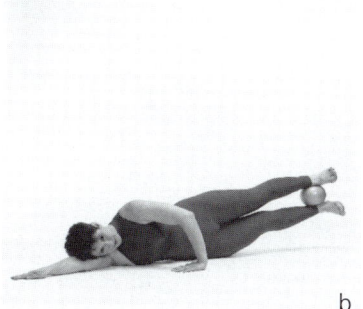 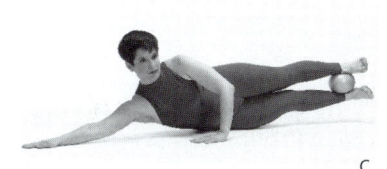

a
b
c

Bein heben in Seitenlage 2 (BC 13)

Legen Sie sich auf die rechte Seite und nehmen Sie den Chi-Ball zwischen die Fußgelenke. Achten Sie darauf, dass Ihre Knie, Füße
und Hüften parallel liegen und eine Linie bilden. Die Taille sollte den Boden nicht berühren.

Atmen Sie ein und aus und ziehen Sie den
Nabel zur Wirbelsäule, während Sie beide
Beine mit angewinkelten Füßen und nach
vorn gerichteten Knien vom Boden abheben
(Abbildung b). Konzentrieren Sie sich auf die
Dauer, nicht auf die Höhe – es ist wesentlich
effektiver, die Beine nur ein wenig vom Boden
abzuheben. Die linke Schulter strebt nach unten in Richtung Hüfte, alle Muskeln sind einbezogen und ausgerichtet. Atmen Sie ein,

wenn Sie die Beine senken, und aus, wenn Sie
sie heben.

Wiederholen Sie die Übung 6- bis 8-mal auf
jeder Seite.

Steigerung

Heben Sie beide Beine und den Oberkörper vom Boden ab, wie oben gezeigt (Abbildung c).

Wirkung

Alle Bein- und Stützmuskeln werden trai-
niert. Die Übung kräftigt und vitalisiert die
Innenseiten der Beine, die Hüfte und die
Taille.

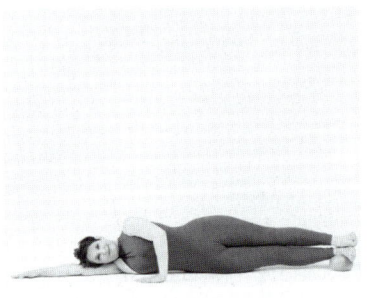
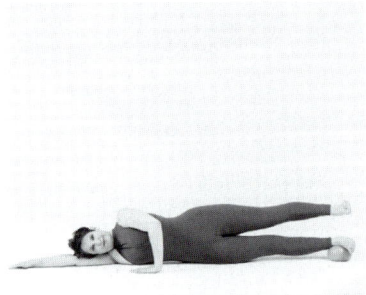
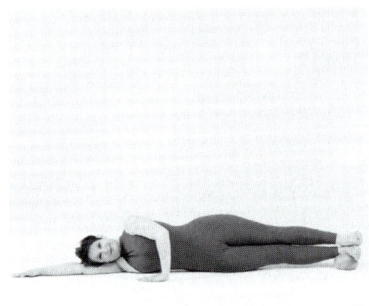

a b c

Ein Bein heben (BC 14)

Legen Sie sich auf die rechte Seite, platzieren Sie den Chi-Ball unter dem Gelenk Ihres rechten Fußes und drücken Sie ihn mit beiden Beinen fest in den Boden. Achten Sie darauf, dass Ihre Knie, Füße und das Becken nach vorn zeigen und eine Linie bilden. Die Taille berührt nicht den Boden, Rippen und Schultern streben nach unten in Richtung Hüften.

Atmen Sie ein und aus und ziehen Sie den Nabel zur Wirbelsäule. Atmen Sie ein, während Sie das oben liegende Bein mit angezogenem Fuß anheben. Atmen Sie aus,

strecken Sie dabei den Fuß aus und legen Sie das Bein wieder ab.

Wiederholen Sie dies 6- bis 8-mal. Achten Sie die ganze Zeit über auf Ihre Haltung: Der Körper sollte lang gestreckt und die Haltung stabil bleiben.

Wirkung

Streckt und kräftigt die Beine, das Gesäß und die Hüften. Ein gutes Training, wenn Sie Stabilität in der Seitenlage erreichen wollen.

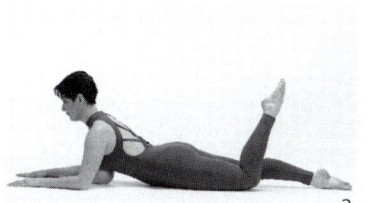 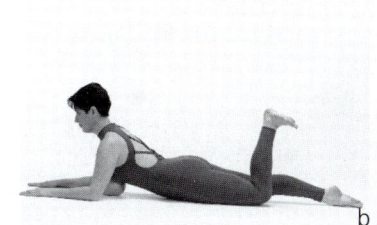 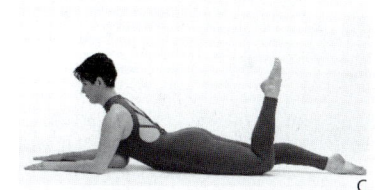

Mit einem Bein treten (BC 15)

Legen Sie sich auf den Bauch, der Chi-Ball liegt unter dem Brustbein. Die Ellbogen befinden sich unter den Schultern. Spüren Sie, wie Sie den Ball mit Ihrer Brust von sich weg drücken. Das streckt die Wirbelsäule und die Taille. Ziehen Sie die Schulterblätter in Richtung Taille hinunter, lassen Sie die Schultern nach hinten unten sinken. Strecken Sie die Beine aus (die Füße sind ebenfalls gestreckt). Atmen Sie ein und aus und ziehen Sie den Nabel in Richtung Wirbelsäule (ohne Abbildung).

Atmen Sie wieder ein und führen Sie folgende Bewegung aus, während Sie in drei kurzen Stößen ausatmen: Strecken Sie den Fuß, beugen Sie ihn, strecken Sie ihn wieder und lassen Sie dabei den Unterschenkel sanft zum Gesäß hin schwingen (Abbildung a, b und c).

Wiederholen Sie die Übung 8-mal auf jeder Seite.

Wirkung

Kräftigt die Rückseite der Beine und das Gesäß. Hilft, eine stabile Haltung in der Bauchlage zu entwickeln.

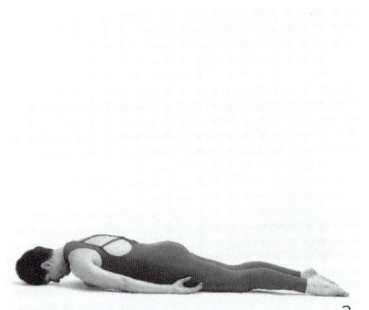 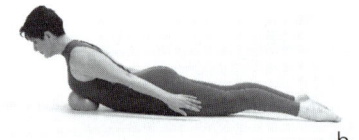 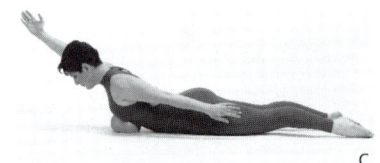

a   b   c

Schwimmen (BC 16)

Nehmen Sie die Bauchlage ein und legen Sie den Chi-Ball unter Ihr Brustbein. Umarmen Sie den Ball mit Ihrem Körper, während Sie den Kopf auf den Boden sinken lassen (Abbildung a).

Atmen Sie ein und aus und ziehen Sie den Nabel zur Wirbelsäule. Er sollte während der ganzen Übung in dieser Position bleiben. Atmen Sie wieder ein und heben Sie den Oberkörper (Abbildung b). Spüren Sie, wie Sie den Ball mit Ihrer Brust von sich weg drücken. Das streckt die Wirbelsäule und die Taille. Ziehen Sie die Schulterblätter nach unten zu den Hüften hin und die Schultern ebenfalls. Atmen Sie aus, während Sie den rechten Arm mit ausgestreckter Hand über Ihrem Kopf ausstrecken (Abbildung c). Atmen Sie ein, um sich in dieser Position noch weiter zu dehnen, und dann aus, während Sie den Arm wieder an Ihre Körperseite anlegen. Atmen Sie tief ein und dann aus und lassen Sie den Oberkörper dabei wieder sinken, entspannen Sie sich.

Machen Sie nun die Bewegung mit dem linken Arm. Wiederholen Sie die Übung 8-mal auf jeder Seite.

Wirkung

Kräftigt alle der Wirbelsäule zugeordneten Muskelgruppen, die Stützmuskeln des Schultergürtels, die Schultern und die Vorderseite der Hüften.

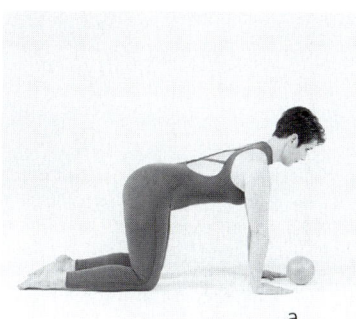 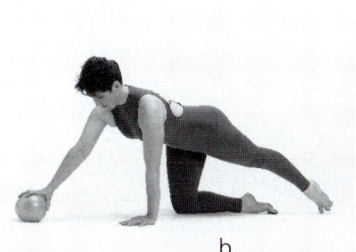 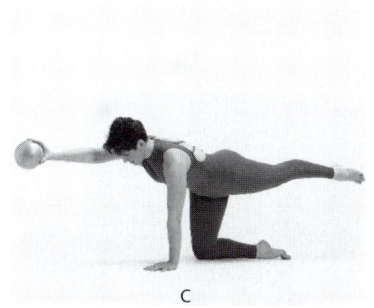

a   b   c

Halbes Brettchen (BC 17)

Knien Sie sich auf den Boden, finden Sie in der Katzenstellung zur »neutralen Position« der Wirbelsäule; achten Sie darauf, dass sich die Hände unter den Schultern und die Knie direkt unter der Hüfte befinden (Abbildung a, siehe auch Seite 70 ff.).

Atmen Sie ein und aus und ziehen Sie den Nabel zur Wirbelsäule, behalten Sie die neutrale Position der Wirbelsäule bei. Nehmen Sie den Chi-Ball in die rechte Hand, drücken Sie die linke Hand fest auf den Boden und atmen Sie aus, während Sie den rechten Arm und das linke Bein ausstrecken (Abbildung b und c). Atmen Sie ein, strecken und dehnen Sie den ganzen Körper zwischen Ball und Zehen; und atmen Sie aus, während Sie den Ball und den linken Fuß vom Boden abheben. Nehmen

Sie Ihre Haltung bewusst wahr. Ist Ihre Wirbelsäule noch in der »neutralen Position«, sind Becken und Schultern in einer Linie? Halten Sie diese Stellung 3 bis 5 Atemzüge lang. Atmen Sie beim Strecken ein, und atmen Sie aus, wenn Sie Arm und Bein wieder sinken lassen, um die Übung zur anderen Körperseite hin zu machen.

Wiederholen Sie die Übung 8-mal auf jeder Seite.

Wirkung

Kräftigt die Stützmuskulatur. Hilft, eine stabile Haltung zu entwickeln und die Wirbelsäule bewusst wahrzunehmen.

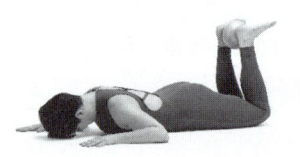 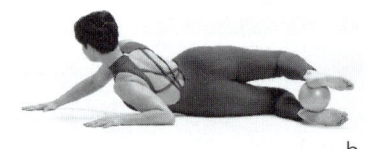 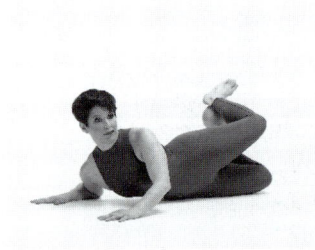

a   b   c

Die Eidechse (BC 18)

Nehmen Sie den Chi-Ball zwischen die Füße und liegen Sie mit dem Gesicht nach unten. Die Knie sind gebeugt und die Ellbogen vom Körper weggestreckt (Abbildung a).

Bewegen Sie Ihren Körper und die Schultern mit den Händen vorwärts (wie eine Eidechse!): Atmen Sie ein, drehen Sie den Körper in Richtung rechte Schulter, so dass der Brustkorb sich vom Boden hebt, und lassen Sie gleichzeitig die Füße mit dem Chi-Ball nach links auf den Boden sinken (Abbildung b). Atmen Sie aus, kehren Sie in die Ausgangsposition zurück und wiederholen Sie die Übung zur anderen Körperseite hin (Abbildung c).

Wiederholen Sie die Übung 8- bis 10-mal jeweils abwechselnd zur linken und zur rechten Körperseite hin. Diese Übung sollte so ausgeführt werden, dass sie lösend und entspannend wirkt.

Wirkung

Löst Verspannungen im unteren Rücken, macht die Schultergelenke, den Brustkorb und die mittlere Wirbelsäule beweglicher; dehnt die Lenden.

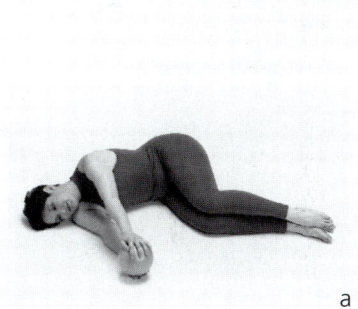
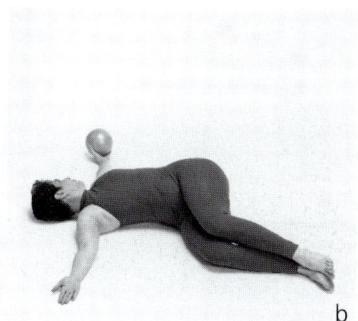

a   b

Den Rumpf dehnen (BC 19)

Legen Sie sich auf die rechte Seite, wobei die Oberschenkel einen 90-Grad-Winkel zum Körper bilden und die Arme ausgestreckt sind (Abbildung a). Nehmen Sie den Chi-Ball in die linke Hand und beschreiben Sie damit einen weiten Kreis am Boden entlang über Ihrem Kopf. Der Oberkörper dreht und öffnet sich (Abbildung b).

Wiederholen Sie diese Bewegung 8- bis 10- mal zu jeder Seite, um Verspannungen im unteren Rücken sowie im Schulter- und Nackenbereich zu lösen.

Wirkung

Gut gegen Schmerzen im unteren Rücken und Verspannungen in Schultern und oberem Rücken.

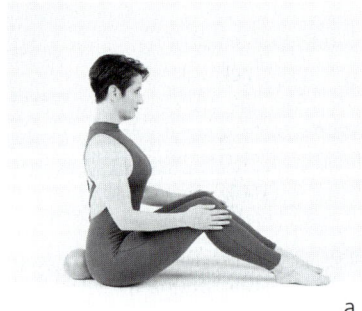
a
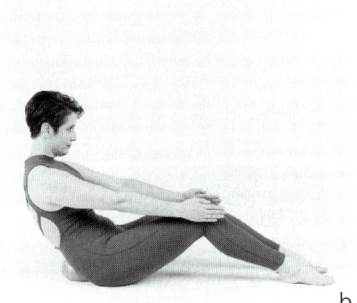
b
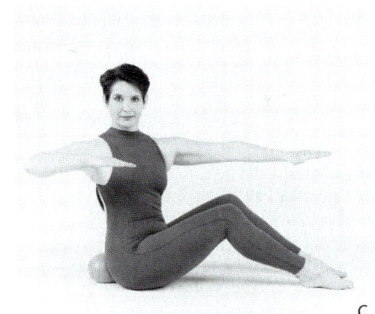
c

Sich nach hinten sinken lassen und sich drehen 1 (BC 20)

Setzen Sie sich aufrecht mit angezogenen Knien hin und legen Sie den Chi-Ball an die Basis der Wirbelsäule; die Hände berühren die Knie an beiden Seiten (Abbildung a).

Atmen Sie ein und aus, ziehen Sie den Nabel in Richtung Wirbelsäule und lassen Sie Ihren Körper dann nach hinten sinken, wobei Sie zuerst den unteren Rücken bewegen und so den hinter Ihnen liegenden Chi-Ball zusammendrücken (Abbildung b). Atmen Sie ein, während Sie wieder zur aufrechten Stellung zurückkehren und die Arme nach vorn ausstrecken (ohne Abbildung). Atmen Sie aus, beugen Sie den rechten Arm und drehen Sie den Oberkörper nach rechts (Abbildung c). Die Schultern bleiben die ganze Zeit über gesenkt. Drehen Sie den Oberkörper nur so weit, wie das Brustbein es erlaubt.

Wiederholen Sie diese Übung 8-mal zu jeder Seite.

Wirkung

Kräftigt und vitalisiert die Bauchmuskeln. Erhöht die Beweglichkeit im unteren und mittleren Rücken; stimuliert die Nerven der Wirbelsäule.

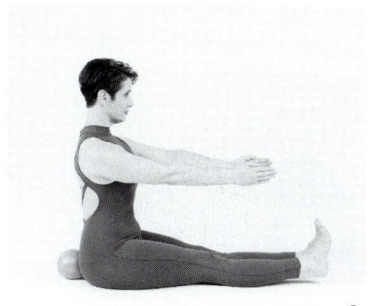 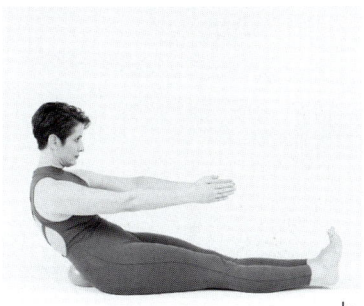 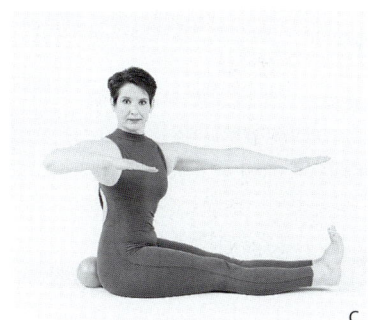

a · b · c

Sich nach hinten sinken lassen und sich drehen 2 (BC 21)

Steigerung

Bereiten Sie sich vor wie für die Übung BC 20. Führen Sie die Übung mit ausgestreckten Beinen und angezogenen Füßen durch; lassen Sie sich nach hinten sinken und drehen Sie danach den Oberkörper (Abbildung a, b und c).

Wiederholen Sie diese Übung 8-mal zu jeder Seite.

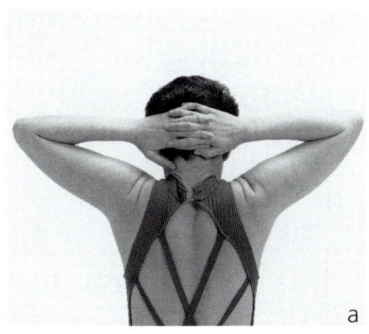 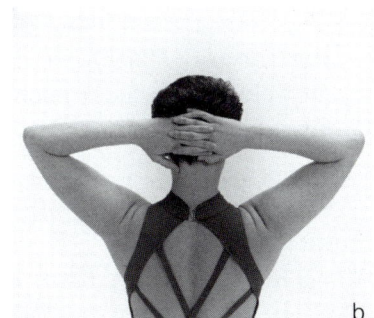

a · b

Schulterblätter heben und senken (BC 22)

Einzelheiten zu dieser Übung finden Sie auf Seite 71.

Neutrale Position der Wirbelsäule (BC 23)

Einzelheiten zu dieser Stellung finden Sie auf den Seiten 70 bis 71.

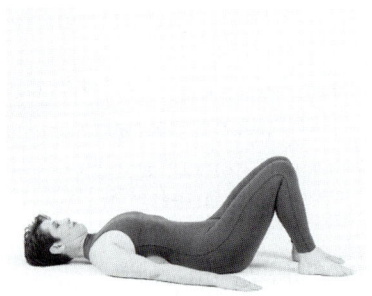

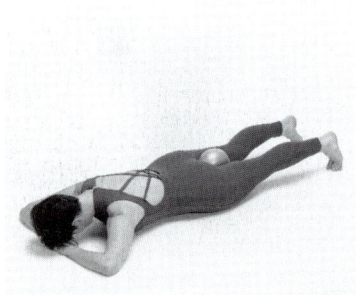

Chi-Ball-Drücken (BC 24)

Legen Sie sich auf den Bauch und nehmen Sie den Chi-Ball weit oben zwischen die Oberschenkel. Lassen Sie den Kopf auf Ihren Handrücken ruhen und ziehen Sie die Schultern nach unten. Lassen Sie die Füße entweder ausgestreckt liegen oder stellen Sie die Zehen auf (siehe Abbildung).

Atmen Sie ein und ziehen Sie beim Ausatmen den Nabel in Richtung Wirbelsäule, während Sie gleichzeitig den Chi-Ball mit den Oberschenkeln fest zusammendrücken. Versuchen Sie, dabei nur die unteren Gesäßmus-

keln und nicht die Rückseiten der Beine anzuspannen. Achten Sie darauf, dass Sie beim Zusammenpressen des Balls den Nabel nicht wieder nach unten fallen lassen.

Wiederholen Sie die Übung 8- bis 10-mal.

Wirkung

Gibt Kraft und verbessert die Haltung. Trainiert die Bauchmuskeln, um die Wirbelsäule zu stützen; sorgt für die richtige Aktivität des Bauches beim Atmen.

Feldenkrais mit dem Chi-Ball

Im Energiekreislauf repräsentiert Feldenkrais das ansteigende Yin und das Element Metall. Nach den Wärme erzeugenden, energetisierenden und kräftigenden Übungen (Tai Ji, Qi Gong und Chi-Ball-Dance) und der kräftigenden Muskelarbeit beim Yoga und Body-Conditioning ist der Körper jetzt warm und geschmeidig und somit gut auf die folgenden Dehnübungen vorbereitet. Bei diesem Teil der Chi-Ball-Arbeit entwickeln wir Flexibilität mit Hilfe der auf der Feldenkrais-Methode basierenden Übungen, wir entspannen uns und bereiten uns so auf den letzten Teil des Körpertrainings vor.

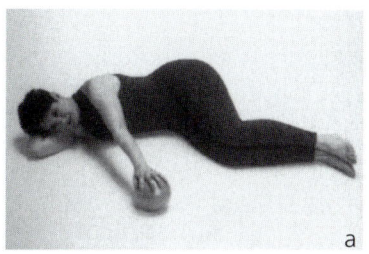 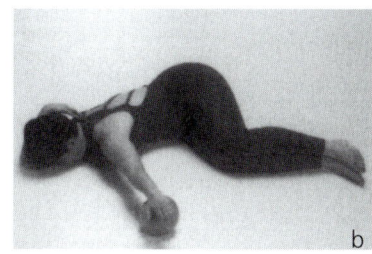 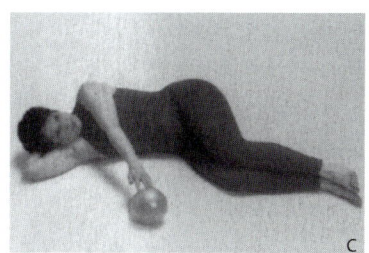

a b c

Schulterwiegen in Seitenlage (F 1)

Legen Sie sich auf die rechte Seite; die Oberschenkel bilden einen 90-Grad-Winkel zum Körper, und der Kopf liegt auf dem angewinkelten Arm (Abbildung a).

Schieben Sie den Chi-Ball mit der linken Hand und ganz ausgestrecktem Arm sanft vom Körper weg und ziehen Sie ihn dann wieder zu sich heran, ohne den Arm zu beugen oder im Handgelenk abzuknicken. Fahren Sie fort, den Ball sanft und in einer kontinuierlichen Bewegung wegzuschieben und wieder heranzuziehen. Nehmen Sie die Bewegung Ihrer Schulter und des Schulterblatts bewusst wahr.

Wechseln Sie die Seiten. Wiederholen Sie die Übung 10- bis 20-mal zu jeder Seite.

Wirkung

Löst Blockaden und Verspannungen in Schultern und Nacken. Lässt uns zu einem natürlichen Bewegungsmuster im oberen Rücken zurückkehren.

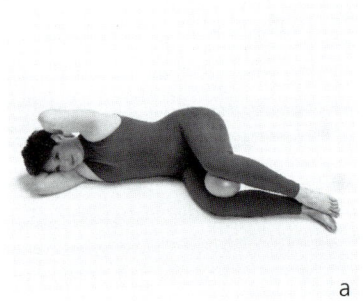
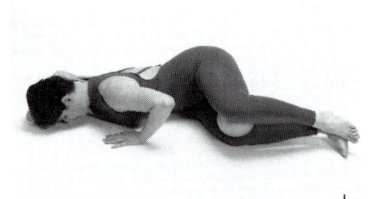
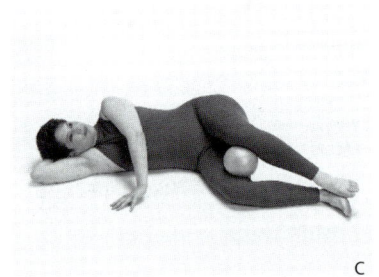

a   b   c

Hüftwiegen in Seitenlage (F 2)

Legen Sie sich auf die rechte Seite wie bei Übung F1; nehmen Sie den Chi-Ball diesmal zwischen die Knie (Abbildung a).

Versuchen Sie nun, den Ball aus der Hüfte heraus sanft vom Körper wegzuschieben. Dann ziehen Sie die Hüfte behutsam nach hinten, wobei Sie das linke Knie über den Chi-Ball bewegen.

Die Füße bleiben geschlossen; konzentrieren Sie sich auf die Bewegung im Becken, im unteren Rücken und im mittleren Rücken.

Achten Sie nach einigen Wiederholungen darauf, ob auch der Oberkörper in die Bewegung einbezogen ist.

Wechseln Sie nun die Seiten. Wiederholen Sie die Übung 10- bis 20-mal zu jeder Seite.

Wirkung

Lockert das Kreuzbein, wirkt gegen Verspannungen und Blockaden in der Muskulatur des unteren und mittleren Rückens.

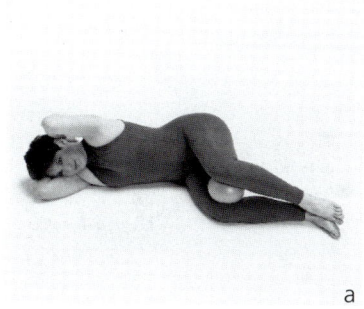 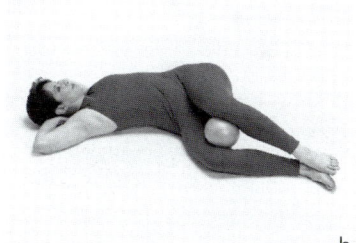

a   b

Schmetterlingsdrehung (F 3)

Legen Sie sich auf die rechte Seite wie bei Übung F 1. Nehmen Sie den Chi-Ball zwischen die Knie und verschränken Sie die Hände hinter dem Kopf (Abbildung a).

Atmen Sie ein, während Sie den linken Ellbogen zur linken Seite hin öffnen (Abbildung b), und aus, während Sie ihn wieder schließen. Wiederholen Sie diese sanfte Drehbewegung 10- bis 20-mal. Achten Sie darauf, dass Ihre Knie so weit angezogen sind, dass die Oberschenkel einen 90-Grad-Winkel zum Körper bilden. Vermeiden Sie eine Überdehnung des Arms; die Bewegung darf immer müheloser werden. Wenn Sie sich ganz in die Bewegung hinein entspannen, wird der Körper weich und geschmeidig und bewegt sich leicht und mühelos.

Wirkung

Diese sanfte Wirbelsäulendrehung regeneriert und nährt die Nerven der Wirbelsäule.

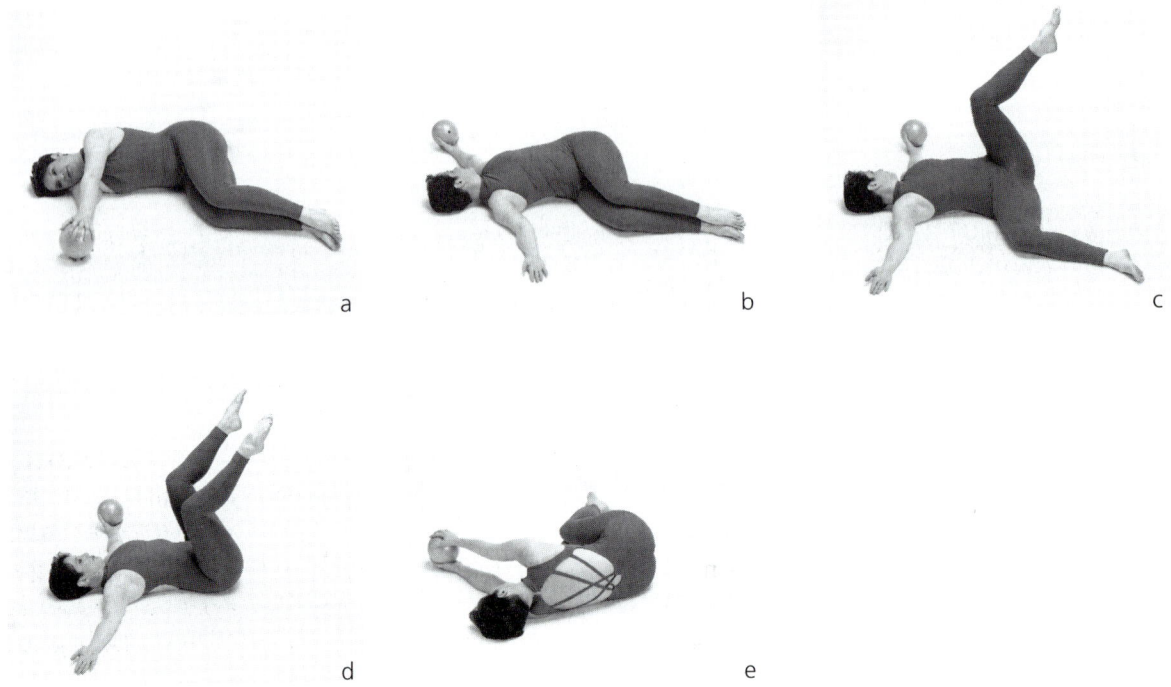

a b c

d e

Große Rolle (F 4)

Legen Sie sich auf die Seite wie bei Übung F1 (siehe Seite 173 ff.). Sie liegen auf der rechten Körperseite, die Oberschenkel bilden einen 90-Grad-Winkel zum Körper und Ihr Kopf ruht auf dem Boden oder auf einem kleinen Kissen. Sie halten den Chi-Ball mit beiden Händen, die Arme sind ganz ausgestreckt (Abbildung a).

Atmen Sie ein, und führen Sie den Ball durch die Luft zur linken Seite des Körpers (Abbildung b). Atmen Sie aus, und folgen Sie dem Chi-Ball zuerst mit dem linken, dann mit dem rechten Bein, lassen Sie Ihren Körper dabei sanft auf dem Boden herumrollen, bis Sie auf der linken Seite liegen (Abbildungen c, d

und e). Die Bewegungen sollen entspannt und spielerisch sein, sodass Sie ganz in den Boden hineinsinken.

Machen Sie die Bewegung nun in die andere Richtung. Wiederholen Sie die Übung 10- bis 20-mal zu jeder Seite.

Wirkung

Dieses Rollen massiert und belebt den ganzen Körper. Es wirkt gegen geistige und körperliche Erschöpfung und erhöht die Beweglichkeit der Schultern, des Brustkorbs, des unteren Rückens und der Hüften.

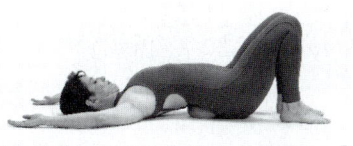 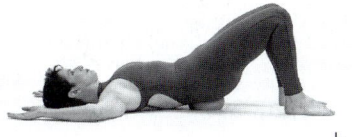 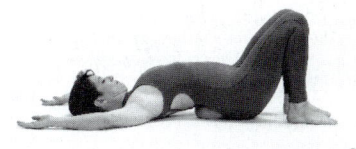

a   b   c

Beckenkippen 1 (F 5)

Legen Sie sich mit angezogenen Knien auf den Rücken (ohne Abbildung). Heben Sie das Becken ein wenig und legen Sie den Chi-Ball im Bereich des unteren Rückens unter das Becken. Legen Sie die Arme entweder nach oben neben den Kopf oder lassen Sie sie ausgestreckt neben dem Körper liegen.

Atmen Sie ein und lassen Sie das Gesäß über den Chi-Ball sinken, so dass der Rücken sich wölbt (Abbildung a). Atmen Sie aus und nehmen Sie die Füße zu Hilfe, um den mittleren Rücken in Richtung Boden zu drücken. Spüren Sie, wie der untere Rücken den Ball nun flach drückt (Abbildung b), und führen Sie die Bewegung wieder in die andere Richtung aus (Abbildung c). Gehen Sie bei dieser Übung nicht zu forsch vor, sondern behutsam und achtsam. Spielen Sie mit der Bewegung – Sie können schnelle, kleine Bewegungen bis hin zu langsamen, großzügigeren Bewegungen machen.

Wiederholen Sie die Übung 15- bis 20-mal.

Wirkung

Löst Verspannungen und Blockaden im Becken und der unteren Wirbelsäule.

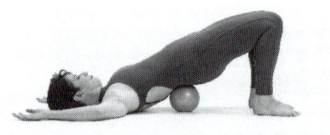
a

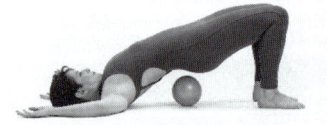
b

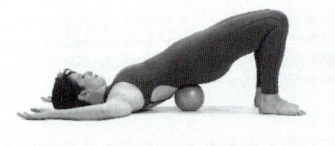
c

Beckenkippen 2 (F 6)

Nachdem Sie mit der Übung »Beckenkippen 1« (F 5) zunächst den unteren Rücken und das Becken gelockert und entspannt haben, heben Sie nun das Becken an und schweben quasi über dem Chi-Ball (Abbildung b). Schauen Sie, ob Sie den Rücken ganz leicht dehnen und gleichzeitig die leicht erhöhte Beckenstellung halten können.

Wiederholen Sie das Ganze 4- bis 6-mal, bevor Sie das Becken 8- bis 10-mal behutsam auf dem Ball kippen lassen. Lassen Sie das Becken dann wieder schweben. Achten Sie in dieser Stellung darauf, welche anderen Körperteile noch in die Bewegung einbezogen werden. Stellen Sie eine zunehmende Beteiligung anderer Muskelgruppen fest, während Sie entspannter werden?

Wirkung

Lockert allmählich unbeweglich gewordene Bereiche der Wirbelsäule und lässt Ihre Bewegungen dadurch geschmeidiger werden.

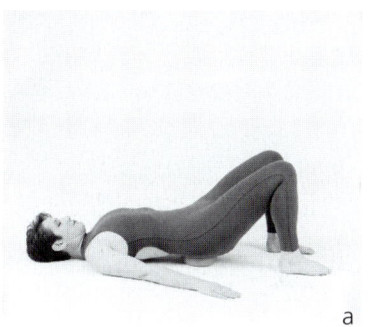 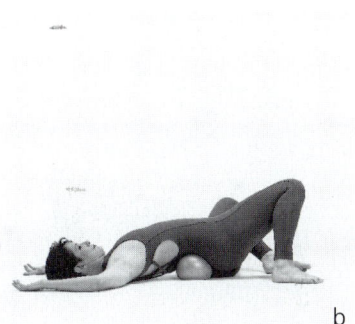

a   b

Beckenkreisen 1 (F 7)

Teil a – Mobilisierung: Sie liegen mit angezogenen Beinen auf dem Rücken und legen den Chi-Ball unter die Basis der Lendenwirbelsäule oberhalb des Kreuzbeins (Abbildung a).

Beginnen Sie nun, mit dem Becken im Uhrzeigersinn behutsam auf dem Ball zu kreisen. Versuchen Sie, die Knie während der gesamten Übung in einer stabilen, entspannten Position über den Fußgelenken zu halten, so dass die Kreise eher vom Becken als von den Beinen beschrieben werden. Gehen Sie nicht zu forsch vor und vermeiden Sie es, die Beckenmuskulatur und den unteren Rücken zu überanstrengen. Gehen Sie sanft und achtsam mit Ihrem Körper um.

Kreisen Sie 15- bis 20-mal im Uhrzeigersinn und dann genauso oft gegen den Uhrzeigersinn. Achten Sie auf Unterschiede bei der Bewegung. Ruhen Sie sich 1 bis 2 Minuten aus, bevor Sie mit der Übung »Beckenkreisen 2« (F 8) beginnen.

Teil b – Entspannung: Nehmen Sie die gleiche Stellung ein wie bei Teil a (Abbildung a). Beginnen Sie, mit dem Becken große Kreise zu beschreiben (etwa von der Größe eines Esstellers). Wiederholen Sie das einige Male, lassen Sie die Kreise dann immer kleiner werden (wie ein Kuchenteller, ein Untersetzer und schließlich eine Münze) und kreisen Sie zuletzt aus dem Nabelbereich heraus. Versuchen Sie wahrzunehmen, wie diese Bewegung aus dem innersten Zentrum Ihres Körpers heraus entsteht. Nachdem Sie die verschieden großen Kreise ein paar Mal beschrieben haben, kehren Sie zum ursprünglichen, größten Kreis zurück. Wie fühlt sich diese Bewegung nun im Vergleich zum ersten Mal an? Nehmen Sie die Veränderungen bewusst wahr und kreisen Sie dann erneut – diesmal entgegen dem Uhrzeigersinn.

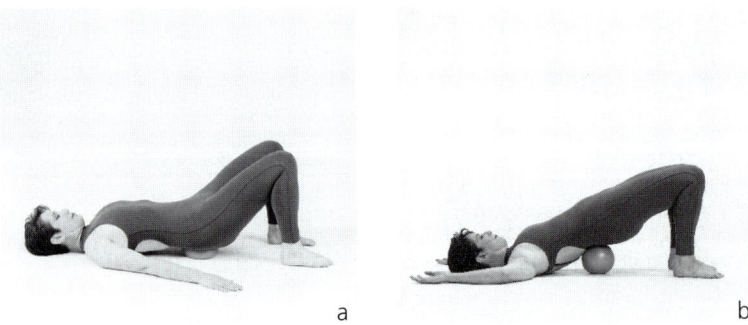

a   b

Beckenkreisen 2 (F 8)

Legen Sie sich wieder mit angezogenen Beinen auf den Rücken; der Chi-Ball liegt unter der Basis der Lendenwirbelsäule (Abbildung a).

Nachdem Sie das Becken nun mit Hilfe des Chi-Balls gelockert haben, drücken Sie die Fußsohlen fest auf den Boden und heben Sie das Becken an, so dass Sie direkt über dem Chi-Ball schweben. Fangen Sie an, mit Ihrem über dem Ball schwebenden Becken winzige Kreise zu beschreiben. Beschreiben Sie 4 bis 6 Kreise, senken Sie dann das Becken und lassen Sie es noch ein paar Mal entspannt auf dem Chi-Ball kreisen.

Wiederholen Sie diese Sequenz 3-mal, bevor Sie die Übung gegen den Uhrzeigersinn durchführen.

Bitte beachten!

Sind Ihre Füße zu weit von den Hüften entfernt, werden die Rückseiten der Beine überanstrengt. Achten Sie darauf, dass Ihre Füße nahe beim Gesäß auf dem Boden aufliegen.

Wirkung

Lockert und befreit allmählich jene Bereiche der Wirbelsäule und der sie umgebenden Muskulatur, die unbeweglich geworden waren. Erhöht die Flexibilität der Wirbelsäule. Wenn Sie sich bei dieser Übung erst einmal ganz entspannen können, werden auch Nacken und Schultern massiert, während Sie über dem Chi-Ball schweben.

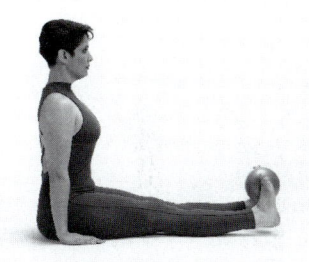 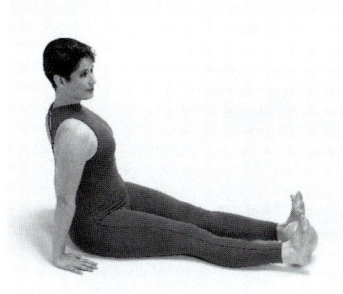

a   b

Aus dem Becken heraus gehen (F 9)

Setzen Sie sich aufrecht hin, nehmen Sie den Chi-Ball zwischen die Füße und legen Sie die Handflächen neben den Hüften auf den Boden (Abbildung a).

Lassen Sie nun das rechte Bein länger werden als das linke, indem Sie den rechten Fuß nach vorn schieben. Tun Sie das Gleiche mit dem linken Bein. Führen Sie die Bewegungen langsam und behutsam aus, und schauen Sie, ob Sie in dieser Stellung so mühelos wie möglich rhythmisches Gehen nachahmen können.

Erforschen Sie diese Bewegung 3 bis 5 Minuten lang.

Wirkung

Mobilisiert das Kreuzbein und löst Verspannungen im unteren Rücken. Eine gute Vorbereitung auf Bewegungen, bei denen man sich nach vorn beugt oder die Wirbelsäule dreht.

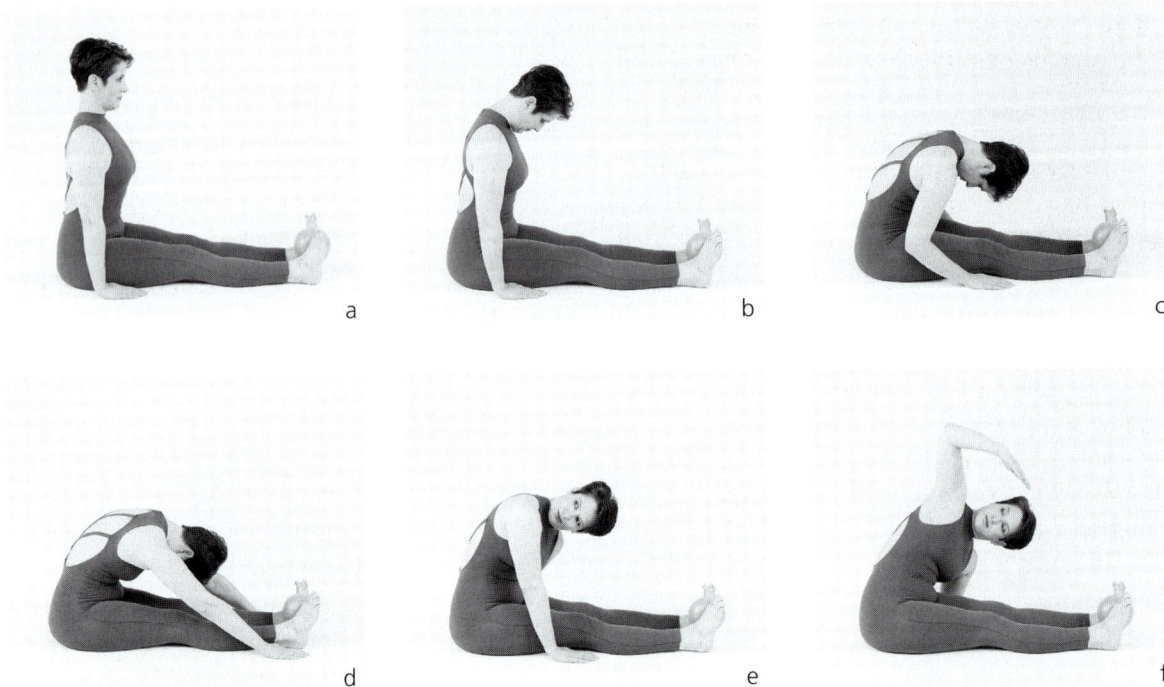

Sich neigen und schauen (F 10)

Bevor Sie mit der Übung beginnen, sollten Sie zunächst einmal ausprobieren, wie mühelos Sie sich in dieser Position strecken können, indem Sie sich nach vorn beugen. Führen Sie jeden der folgenden Schritte 10- bis 12-mal durch, und nehmen Sie nach jedem Schritt zunächst wieder die aufrechte Haltung ein.

Sitzen Sie aufrecht, den Chi-Ball zwischen den Füßen, und legen Sie die Handflächen neben den Hüften auf den Boden (Abbildung a). Lassen Sie nun den Kopf ganz behutsam, locker und natürlich nach vorn fallen und richten Sie ihn wieder auf (Abbildung b).

Wenn der Kopf wieder entspannt nach vorn fällt, lassen Sie den oberen Teil der Wirbelsäule ebenfalls rund werden (Abbildung c). Lassen Sie erneut den Kopf sinken und dabei die ganze Wirbelsäule rund werden, während Ihre Hände am Boden nach vorn in Richtung Füße gleiten (Abbildung d). Lassen Sie den Kopf nach vorn fallen, lassen Sie die Wirbelsäule rund werden und schauen Sie über Ihre rechte Schulter (Abbildung e). Lassen Sie wieder den Kopf sinken, lassen Sie die Wirbelsäule rund werden, Ihr Gewicht ruht auf Ihrer linken Hand, und heben Sie den rechten Ellbogen, um unter Ihrem Arm hindurchzuschauen (Abbildung f). Lassen Sie den Kopf noch einmal nach vorn fallen, machen Sie die Wirbelsäule rund, stützen Sie sich auf die linke Hand, strecken Sie den rechten Arm ganz nach oben aus, der Kopf folgt der Bewegung Ihrer Hand (ohne Abbildung).

Legen Sie sich auf den Rücken und ruhen Sie sich etwa eine Minute aus, bevor Sie die gesamte Übungssequenz zur linken Körperseite hin ausführen. Versuchen Sie in der Rückenlage wahrzunehmen, ob sich Ihr Rücken jetzt anders anfühlt als zuvor. Nachdem Sie die Übungssequenz zur linken Seite hin gemacht haben, lehnen Sie sich noch einmal nach vorn über Ihre Beine und prüfen Sie, ob Sie irgendeine Veränderung wahrnehmen. Legen Sie sich wieder hin und spüren Sie, wie sich Ihr Rücken anfühlt.

Wirkung

Diese Übungssequenz erlaubt es Ihnen, mühelos und ohne Anstrengung herauszufinden, wie es um Ihre Beweglichkeit bestellt ist, wenn sie sich nach vorn beugen, und diese Beweglichkeit zu verbessern. Sie hilft Ihnen auch, von gewohnten, einschränkenden Bewegungsmustern abzuweichen.

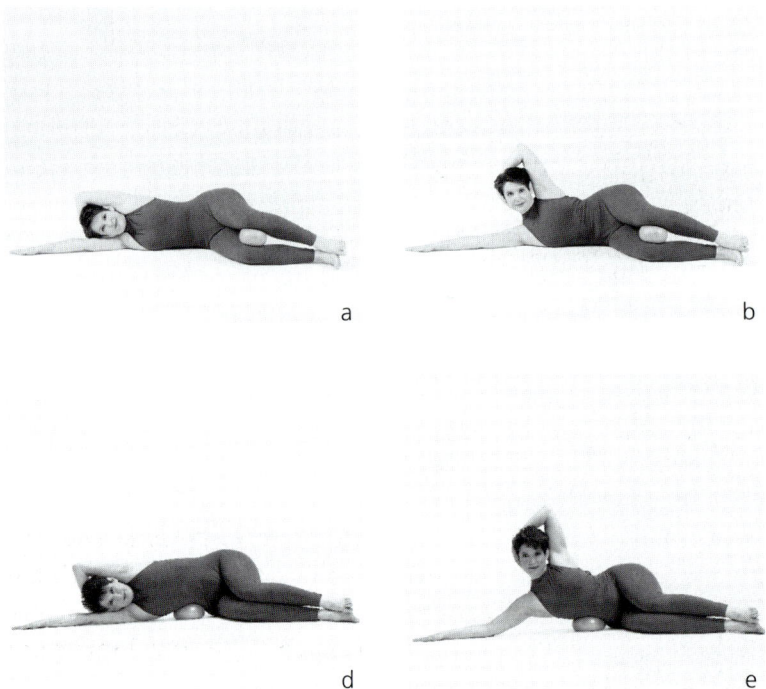

a

b

d   e

Den Kopf heben und schauen in Seitenlage (F 11)

Legen Sie sich auf den Rücken und nehmen Sie wahr, wie Sie atmen und wie Ihr Körper auf dem Boden aufliegt (ohne Abbildung).

Rollen Sie sich jetzt auf die rechte Seite und nehmen Sie den Chi-Ball zwischen die Knie (Abbildung a). Legen Sie die linke Hand an Ihr rechtes Ohr, atmen Sie ein und heben Sie den Kopf, ohne zu ziehen oder sich anzustrengen, in die Höhe (Abbildung b). Atmen Sie aus und lassen Sie den Kopf wieder auf den Arm sinken.

Wiederholen Sie diese Übung 10- bis 12-mal. Nehmen Sie dann circa 30 Sekunden lang die Rückenlage ein, bevor Sie die Übung auf der anderen Körperseite durchführen.

Anschließend platzieren Sie den Chi-Ball unter Ihrem Brustkorb (Abbildung c). Heben Sie wieder den Kopf und lassen Sie ihn dann sinken Tun Sie das 10- bis 12-mal auf jeder Körperseite (Abbildung d und c).

Legen Sie sich jetzt auf den Rücken und beobachten Sie Ihre Atmung. Hat sich irgendetwas verändert? Nehmen Sie ein anderes Gefühl im Rücken wahr?

Wirkung

Löst Blockaden und Verspannungen im Brustkorb, die die natürliche Atmung behindern. Fördert die Flexibilität und Beweglichkeit des Brustkorbs für Dehnübungen zur Seite.

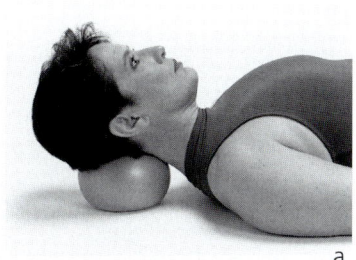 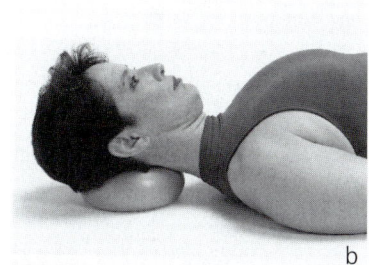

a b

Nackenentspannung (F 12)

Legen Sie den Chi-Ball unter die Basis Ihres Kopfes (Abbildung a).

Atmen Sie ein und aus und drücken Sie den Kopf fest in den Ball (das Kinn wird dabei angezogen, siehe Abbildung b). Atmen Sie ein, während Sie das Kinn loslassen, und aus, wenn Sie den Kopf wieder nach hinten ziehen.

Wiederholen Sie die Übung 6- bis 8-mal.

Wirkung

Nacken, Schultern und obere Rückenmuskulatur werden durchblutet. Stimuliert auch die Muskeln entlang der Wirbelsäule sowie bestimmte Akupunkturpunkte zur Linderung von Schlaflosigkeit.

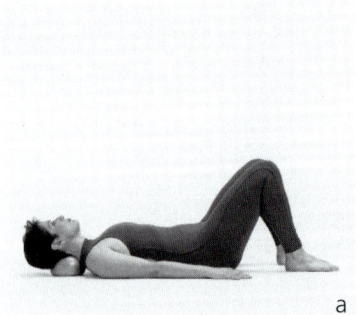

a

Nackenkreisen (F 13)

Sie liegen auf dem Rücken, Beine angezogen, Füße etwa hüftbreit auseinander, die Arme liegen neben dem Körper, Handrücken zeigen nach oben (ohne Abbildung).

Entspannen Sie Kopf und Nacken vollständig und schließen Sie die Augen. Lassen Sie den Unterkiefer locker hängen und öffnen Sie den Mund ein wenig. Beginnen Sie nun, mit dem Kinn im Uhrzeigersinn Kreise zu beschreiben (etwa so groß wie eine Orange). Beschreiben Sie dann (etwa pflaumengroße) Kreise mit Ihrer Nase. Zum Schluss beschreiben Sie mit der Fläche zwischen Ihren Augenbrauen winzige Kreise (etwa so groß wie eine Kirsche). Wiederholen Sie jede Übung 8- bis 10-mal. Zum Schluss machen Sie dann noch einmal den größten Kreis und prüfen Sie, wie sich das im Vergleich zum ersten Mal anfühlt.

Wiederholen Sie nun die gesamte Übungssequenz gegen den Uhrzeigersinn. Beobachten Sie: Sind die Kreise ganz rund oder ist die Bewegung an manchen Stellen wie abgeschnitten? Ist der kleinste Kreis, den Sie beschreiben, leicht verwackelt (was auf Verspannungen im betreffenden Bereich hinweist) oder gelingt er Ihnen ganz rund und entspannt? Achten Sie stets auf eine natürliche Atmung.

Wirkung

Macht Ihnen Verspannungen in den Nackenmuskeln bewusst. Eine gute Übung, um das Denken zur Ruhe zu bringen und mentalen Stress und Spannungen loszulassen.

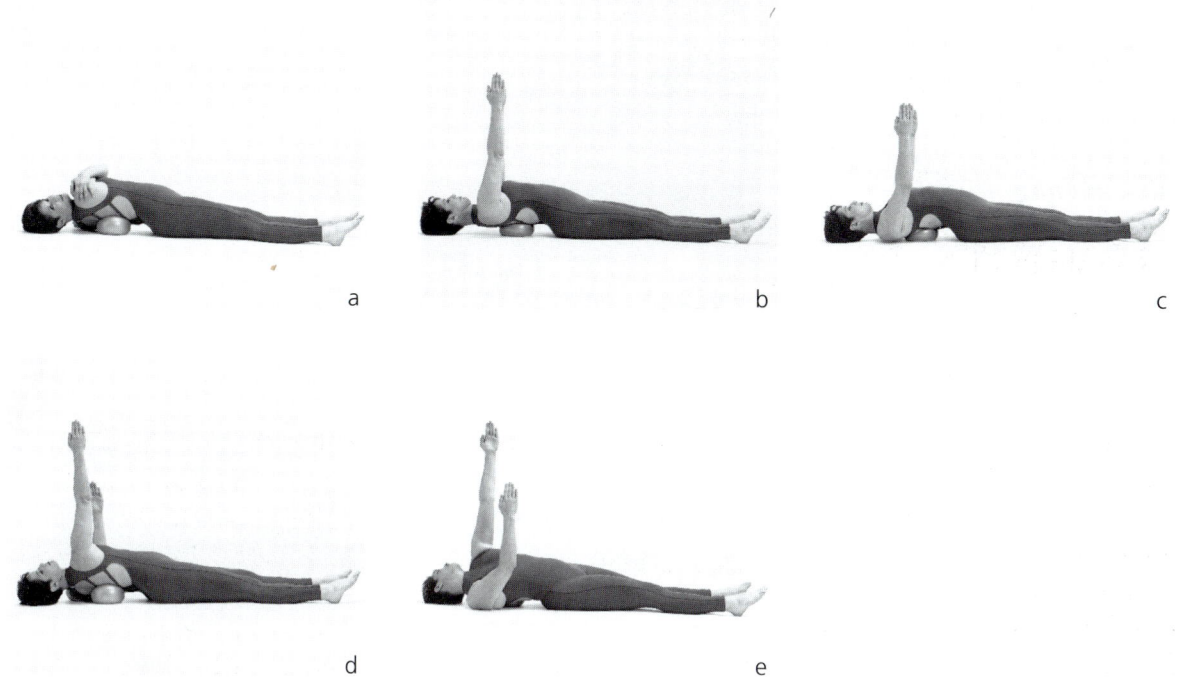

a

b

c

d

e

Abgewandelte Fisch-Position (F 14)

Legen Sie den Chi-Ball unter Ihre Brustwirbelsäule zwischen die Schulterblätter. Falls sich das zu unbequem anfühlt, können Sie etwas Luft aus dem Chi-Ball entweichen lassen, um ihn der Flexibilität Ihrer Wirbelsäule anzupassen.

Strecken Sie die Beine zu einem breiten V aus, schlingen Sie dann die Arme um Ihren Oberkörper und umarmen Sie sich selbst ganz fest. Beginnen Sie, mit dem Oberkörper sanft von einer Seite zur anderen zu wiegen (und damit vom Chi-Ball herunter). Lassen Sie den Kopf jeweils in die entgegengesetzte Richtung fallen (Abbildung a). Wiederholen Sie das mehrmals, atmen Sie ein, während Sie den Körper auf den Ball rollen, und aus, wenn Sie den Körper zu einer Seite hin vom Ball herunterrollen.

Strecken Sie dann die Arme und Hände senkrecht nach oben zur Zimmerdecke. Atmen Sie ein und heben Sie dabei beide Schultern (Abbildung b), und aus, wenn Sie die Schultern wieder auf den Boden sinken lassen (Abbildung c). Achten Sie darauf, dass Sie diese Bewegung behutsam und geschmeidig (nicht ruckartig) ausführen.

Spüren Sie beim Einatmen, wie der Körper sich mit Energie füllt und aktiviert wird. Nehmen Sie beim Ausatmen wahr, wie der ganze Körper sozusagen »seufzt« und alle Spannung loslässt.

Lassen Sie jetzt jeweils nur eine Schulter

sinken (Abbildungen d und e) und achten Sie dabei darauf, dass der Nacken völlig entspannt ist, damit die Bewegung des Oberkörpers natürlich und intuitiv geschieht.

Abwandlung

Sie können Ihren Nacken auch mit einem Kissen abstützen.

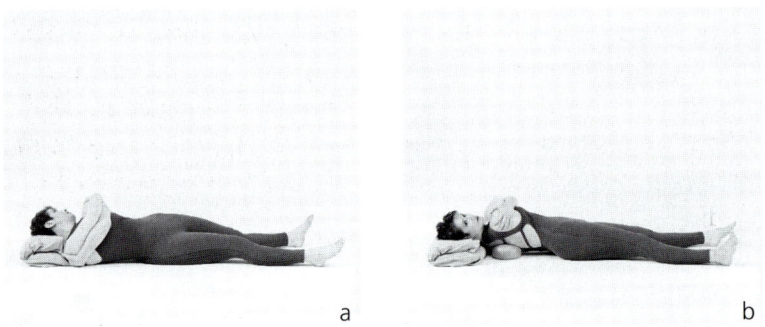

a   b

Wirkung

Löst chronische Verspannungen und Blockaden der Brustwirbelsäule. Indem Sie diesen Teil der Wirbelsäule lockern, werden auch Schmerzen in den Schultern, im Nacken und im unteren Rücken gelindert.

Atmung, Tiefenentspannung und Meditation

Die hinter der Traditionellen Chinesischen Medizin und dem Yoga stehenden Philosophien weisen immer wieder darauf hin, wie vorteilhaft es ist, jede Aktivität im Leben (sei sie körperlicher oder geistiger Natur) in einem völlig entspannten Zustand auszuführen. Wahre Stärke, Vitalität und Kraft erlangen wir, wenn wir aus einem völlig entspannten Zustand heraus denken, fühlen, handeln und uns bewegen. Dieser fünfte und letzte Teil eines Chi-Ball-Kurses repräsentiert das Element Wasser und die Phase des verdichteten Yin im Energiekreislauf, denn wir konzentrieren uns jetzt auf Entspannung, Reflexion und Stille.

Die ersten vier Phasen dienen dazu, so viel psychische und physische Spannungen wie möglich loszulassen, damit der Geist nicht durch Schmerzen, Blockaden oder Verspannungen beeinträchtigt wird – so dass er nun zu einem Ozean der Stille und des Friedens werden kann. Im Rahmen der Chi-Ball-Methode können wir uns in drei Stufen darin üben, das höchste Ziel – Frieden und Glück – durch Entspannung zu erreichen: mit Atemübungen, mit Tiefenentspannungs-Techniken aus dem Tai Ji, Qi Gong und Yoga und mit auf dem Zen-Stil basierenden Meditationsübungen.

Diese drei Stufen weisen uns den Weg zur Befreiung von Stress, Anspannung und Erschöpfung. Indem wir zu einem natürlichen Atemrhythmus zurückfinden, werden Körper, Geist und Seele von der ersten Schicht der Spannung befreit, so dass es uns leichter fällt, die Tiefenentspannung zu üben. Tiefenentspannung hilft uns, ganz zu entspannen und uns auf die Meditation vorzubereiten. Meditation ist die letzte Stufe auf dem Weg zu innerem Gleichgewicht und innerem Frieden.

Atmung

Die im Rahmen der Chi-Ball-Methode praktizierten Atemübungen regulieren unseren Atemrhythmus und führen uns wieder zur Bauchatmung (Zwerchfellatmung) hin – der ersten Phase der Entspannung. Wir können uns nicht entspannen, wenn unser Atem flach und unregelmäßig ist, und deshalb konzentrieren wir uns zunächst darauf, unser Atemmuster zu korrigieren. Dazu müssen wir die volle Bauchatmung erlernen, wobei uns die folgenden Übungen unterstützen.

Volle Bauchatmung

Setzen Sie sich entweder ganz aufrecht auf
einen Stuhl, der die Wirbelsäule abstützt,
oder legen Sie sich auf den Rücken.

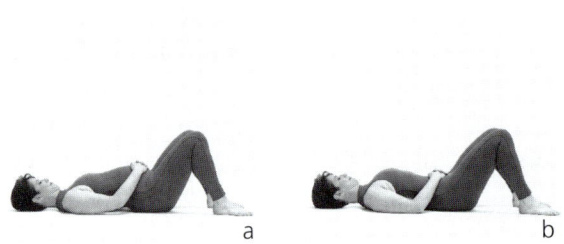

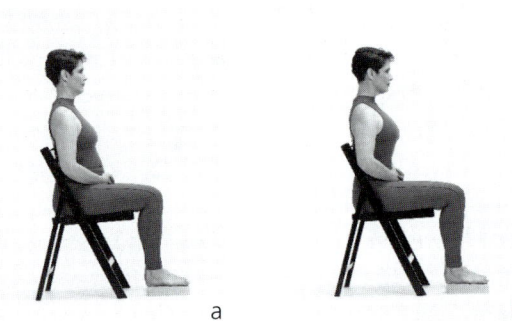

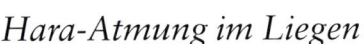

Hara-Atmung im Liegen

Hara-Atmung im Sitzen

Legen Sie eine Hand auf den Bauch und eine
auf die Brust. Werden Sie sich zunächst Ihrer
Atmung bewusst. Die Hand auf dem Brustkorb sollte sich nicht bewegen; konzentrieren
Sie sich dann auf die auf dem Bauch liegende
Hand: Spüren Sie, wie sie sich beim Einatmen
hebt . . . und beim Ausatmen senkt.

Wenn Sie das Gefühl haben, dass der Brustkorb ganz ruhig ist, legen Sie beide Hände direkt unter den Nabel und atmen ruhig und
gleichmäßig ein und aus, wobei die Phase des
Ausatmens allmählich verlängert werden
sollte: Zählen Sie beim Einatmen bis 4 und
beim Ausatmen bis 6 oder bis 8.

Das Zwerchfell strecken und dehnen

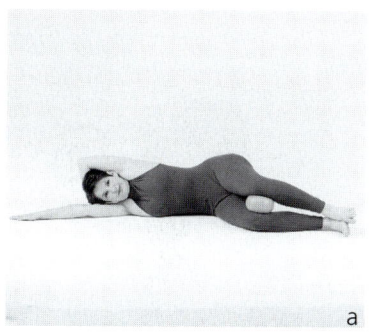 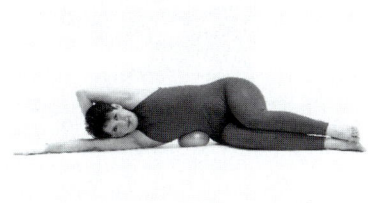

a   b

Hat sich das Gefühl in Ihrem Rücken verändert?

Legen Sie sich ganz flach auf den Rücken, und nehmen Sie die Stellen wahr, an denen Ihr Körper auf dem Boden aufliegt (ohne Abbildung). Drehen Sie sich nun auf Ihre rechte Seite und legen Sie den Kopf auf den nach oben ausgestreckten rechten Arm. Ihre linke Hand ruht auf dem Hinterkopf. Heben Sie jetzt den Kopf von Ihrem rechten Arm. Atmen Sie tief ein, und nehmen Sie wahr, wie Ihre Rippen gegen den Boden (Abbildung a) und dann gegen den Chi-Ball (Abbildung b) drücken.

Wiederholen Sie die Übung 10- bis 20-mal. Legen Sie sich nun wieder ganz flach hin und prüfen Sie, ob sich diese Seite Ihres Rückens jetzt anders anfühlt als zuvor. Wiederholen Sie die Übung auf der linken Körperseite.

Atmung in umgekehrter Stellung

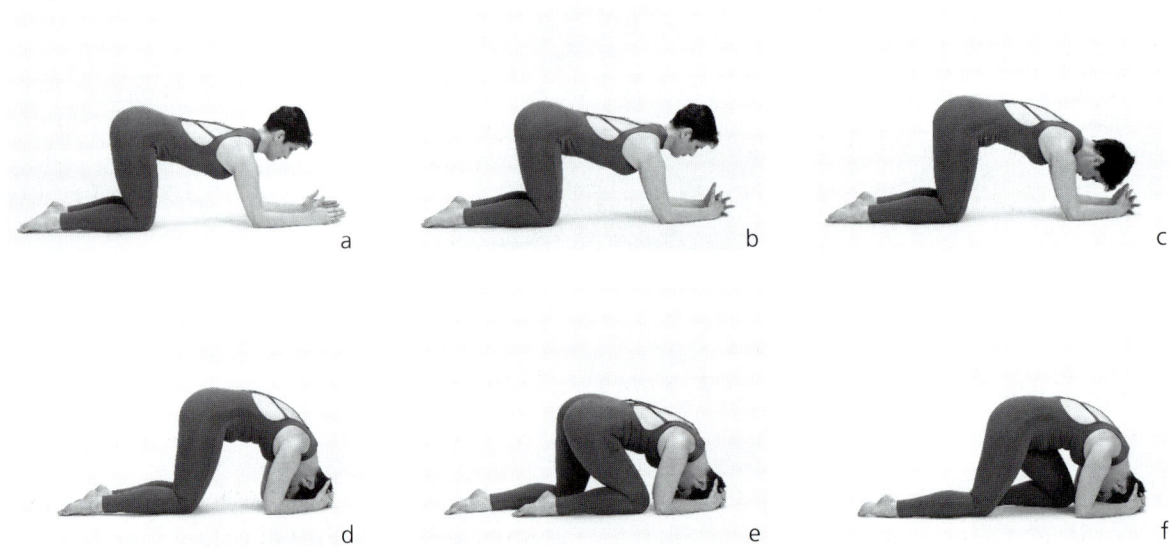

Hat sich Ihre Atmung verlangsamt?

Setzen Sie sich mit gekreuzten Beinen auf den Boden und zählen Sie, wie oft Sie in einer Minute ausatmen (ohne Abbildung). Der Zweck dieser Übung besteht darin, weniger oft auszuatmen. Da die Anzahl der Atemzüge pro Minute reduziert wird (Einatmen und Ausatmen = ein Atemzug), stellen Sie vielleicht fest, dass Sie auch im Geist ruhiger und entspannter werden.

Nehmen Sie nun die Katzenstellung ein (auf Knien und Ellbogen, Abbildung a); lassen Sie den Oberkörper zu den Ellbogen herabsinken, die schulterbreit voneinander entfernt sind und sich unter Ihren Schultern befinden. Falten Sie die Hände und lassen Sie dann den Kopf auf den Boden sinken, wobei Sie Ihren Hinterkopf mit den Handflächen abstützen (Abbildung b, c und d). Atmen Sie in dieser Position 10- bis 20-mal tief ein und aus. Welche Teile des Rückens werden jetzt vom Atem bewegt? Können Sie die Wellenbewegung im Becken und im unteren Rücken spüren?

Ziehen Sie jetzt das rechte Knie in Richtung Gesicht und atmen Sie 10-mal ein und aus (Abbildung e). Wiederholen Sie dasselbe mit dem linken Knie (Abbildung f). Atmen Sie dann noch 5-mal mit geschlossenen Knien ein und aus.

Setzen Sie sich nun wieder mit gekreuzten Beinen hin und zählen Sie noch einmal, wie oft Sie pro Minute ausatmen.

Strohhalm-Atmung

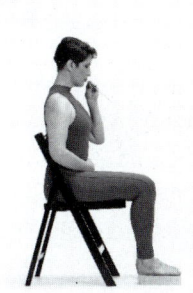

Sind Sie innerlich zur Ruhe gekommen?

Ziel dieser Übung ist es, länger auszuatmen, um dadurch zu innerer Ruhe und Entspannung zu finden. Zählen Sie, wie oft Sie pro Minute ausatmen, bevor Sie mit der Übung beginnen.

Setzen Sie sich dann bequem auf den Boden oder auf einen Stuhl, nehmen Sie einen langen Strohhalm (Trinkröhrchen) zur Hand und fahren Sie folgendermaßen fort: Atmen Sie ein und zählen Sie dabei bis 4; atmen Sie durch den Strohhalm aus, während Sie bis 8 zählen. Wiederholen Sie dies 4- bis 6-mal.

Zählen Sie beim Einatmen bis 4, halten Sie den Atem an, während Sie bis 2 zählen, zählen Sie beim Ausatmen bis 8 und halten Sie dann den Atem wieder an, während Sie

bis 2 zählen. Wiederholen Sie das Ganze 4- bis 6-mal.

Versuchen Sie anschließend, ohne Strohhalm mit der langsamen, tiefen Atmung fortzufahren. Schließen Sie die Augen und beobachten Sie weiterhin Ihren Atem. Kehren Sie jedes Mal, wenn Sie bemerken, dass Ihre Gedanken abschweifen, zu Ihrem Atem zurück.

Atmen Sie weitere 10 bis 15 Minuten auf diese Weise, öffnen Sie dann die Augen und nehmen Sie bewusst wahr, wie Sie sich jetzt körperlich und geistig fühlen. Versuchen Sie, dieses Gefühl so lange wie möglich aufrechtzuerhalten. Versuchen Sie auch, sich in Zeiten von Stress und Anspannung an dieses Gefühl zu erinnern.

Tiefenentspannung

Tiefenentspannung ist der zweite Schritt auf dem Weg zu innerem Frieden und Gelassenheit. Diese Methode, bei der Sie nach und nach jeden einzelnen Körperteil entspannen, zeigt Ihnen, wo vielleicht noch letzte Verspannungen in Muskeln und Gelenken oder im Nervensystem sitzen.

Yoga Nidra

Die Entspannungsmethode, bei der man sich in einem bequemen Sessel sitzend oder auf dem Boden liegend nacheinander auf jeden einzelnen Körperteil konzentriert, wird »Yoga Nidra« genannt. Falls man die Übung in einem Sessel oder auf einem Stuhl sitzend durchführt, sollten die Fußsohlen flach auf dem Boden aufliegen und die Beine nicht gekreuzt sein. Legen Sie die Hände, die eine Hand in die andere, mit den Handflächen nach oben entspannt in den Schoß. Falls Sie die Übung lieber im Liegen machen wollen, nehmen Sie die »Totenstellung« ein (siehe Seite 149), wobei die Hände mit nach oben gerichteten Handflächen ungefähr einen 30-Grad-Winkel zum Körper bilden. Die Beine sollten gerade ausgestreckt auf dem Boden aufliegen (falls der untere Rücken »zieht«, können Sie sich ein Kissen oder eine gefaltete Decke unter die Knie legen). Die folgende Übungssequenz können Sie entweder auf eine Kassette aufnehmen oder sich von einem Freund/einer Freundin vorlesen lassen. Achten Sie beim Aufnehmen oder Vorlesen darauf, dass Sie (oder Ihr Freund/Ihre Freundin) mit ruhiger und sanfter Stimme sprechen.

Rufen Sie sich einfach nacheinander jeden Körperteil ins Gedächtnis:

1. Rechter Daumen, Zeigefinger, Mittelfinger, Ringfinger, kleiner Finger, Handfläche, Handgelenk, Unterarm, Ellbogen, Oberarm, Schulter, Achselhöhle, Brustkorb, Taille, Hüfte, Oberschenkel, Knie, Schienbein und Wade, Fußgelenk, Fußsohle, großer Zeh, zweite Zehe, dritte Zehe, vierte Zehe, fünfte Zehe.
   Nehmen Sie nun die rechte Körperseite insgesamt wahr. Wiederholen Sie diese Sequenz mit der linken Körperseite.

2. Konzentrieren Sie sich jetzt auf die Rückseite des Körpers: rechtes Bein, linkes Bein, rechte Gesäßhälfte, linke Gesäßhälfte, Kreuzbein, rechte Seite des Rückens, linke Seite des Rückens, gesamte Wirbelsäule, Nacken und Kopf – ganzer Kopf.

3. Gehen Sie nun zur Vorderseite über: Stirn, rechte Augenbraue, linke Augenbraue, Raum zwischen den Augenbrauen. Rechte Schläfe, linke Schläfe – Nasenrücken. Rechte Wange, linke Wange – Nasenspitze. Kiefer, Hals. Rechte Seite der Brust, linke Seite der Brust – Brustbein. Oberbauch, Unterbauch – Nabel. Rechte Hüfte, linke Hüfte – Beckenmitte.

4. Spüren Sie jetzt Ihren ganzen Körper im Kontakt mit dem Boden. Das ganze rechte Bein, das ganze linke Bein, den ganzen rechten Arm, den ganzen linken Arm, Oberkörper und Kopf – den ganzen Kopf.

Diese Übungssequenz kann um weitere 5 bis 10 Minuten verlängert werden, in denen Sie sich noch tiefer in die Entspannung fallen lassen.

Mit Hilfe des Atems in die Mitte kommen

Legen Sie sich in der *shavasana*-Stellung (»Totenstellung«, siehe Seite 149) bequem auf den Boden.

1. Spüren Sie zunächst, wie die Luft beim Atmen durch beide Nasenlöcher ein- und wieder ausströmt.
2. Atmen Sie langsam ein . . . und nehmen Sie wahr, wie kühle Luft durch das linke Nasenloch ein- . . . und warme Luft durch das rechte Nasenloch ausströmt.
3. Wechseln Sie nun die Seiten: Atmen Sie langsam ein . . . und spüren Sie, wie kühle Luft durch das rechte Nasenloch ein- . . . und warme Luft durch das linke Nasenloch ausströmt.
4. Nehmen Sie nun wieder wahr, wie die Luft durch das linke Nasenloch eingezogen wird und durch das rechte Nasenloch ausströmt. Atmen Sie dann wieder durch das rechte Nasenloch ein und spüren Sie, wie der Atem den Körper durch das linke Nasenloch verlässt.
5. Atmen Sie wieder durch beide Nasenlöcher. Hat sich die Empfindung in den Nasenlöchern verändert oder verstärkt?
6. Ist Ihre Atmung jetzt langsamer oder tiefer?
7. Fühlen Sie sich entspannter?

Verweilen Sie noch circa 5 Minuten in diesem entspannten Zustand, um ganz bewusst wahrzunehmen, wie Sie sich jetzt fühlen.

Aus der Tiefenentspannung zurückkehren

1. Atmen Sie allmählich tiefer ein und aus.
2. Ziehen Sie langsam die Fersen Richtung Gesäß.
3. Rollen Sie sich auf die rechte Seite – vom Herzen weg – und lassen Sie die Stirn nach vorn auf den Boden sinken. Bleiben Sie 3 bis 4 Atemzüge lang in dieser Position.
4. Setzen Sie sich langsam auf und kreuzen Sie die Beine. Heben Sie die Arme langsam 3- bis 4-mal über den Kopf, um Körper und Geist aufzuwecken.
5. Nehmen Sie sich Zeit, um aufzustehen und in Ihren Alltag zurückzukehren.

Wenn Sie nach einer so tiefen Entspannung sofort aufspringen, wird die Erfahrung praktisch zunichte gemacht.

Stress erzeugende Muster werden abgebaut, wenn Sie die Erfahrung dieses tief entspannten Zustandes in Ihr Alltagsleben mitnehmen.

Meditation

Meditation kann der letzte und tiefgreifendste Schritt in Richtung Ausgeglichenheit, Verständnis, Mitgefühl und Glück sein – und zwar nicht nur für uns selbst, sondern auch für jene, mit denen wir unser Leben teilen:

Familienmitglieder, Freunde, Bekannte und Arbeitskollegen. Wenn wir selbst ausgeglichener und glücklicher sind, wird uns das gespiegelt durch die Menschen, denen wir begegnen, die Erfahrungen, die wir machen, und die Gelegenheiten, die sich uns bieten.

Machen Sie sich sorgfältig mit jeder Übungsstufe vertraut, um sich auf die Meditationspraxis vorzubereiten, und nehmen Sie sich fest vor, mindestens einmal am Tag zu meditieren. Die beste Zeit dafür ist am frühen Morgen oder am Abend nach getaner Arbeit. Wenn Sie zweimal täglich je zwanzig Minuten meditieren, wird Ihr Energiehaushalt sein Gleichgewicht finden. Betrachten Sie jeden Tag für sich. Führen Sie Tagebuch. So werden Sie sich der Gefühle, Einsichten und Erkenntnisse bewusst, die Sie während verschiedener Meditationen über sich selbst gewonnen haben.

Es ist immer ausgesprochen nützlich, sich professionelle Hilfe zu suchen. In den meisten Städten gibt es Yoga-Zentren oder buddhistische Meditationszentren, die Meditationssitzungen und/oder Wochenend-Retreats anbieten. Meditation ist etwas, womit Sie Ihre eigenen Erfahrungen machen müssen. Über die verschiedenen Meditationstechniken und ihre positiven Auswirkungen kann man ganze Bände füllen – und hat es bereits getan. Doch letztendlich müssen Sie sich einfach hinsetzen und es ausprobieren. Nichts, was Sie über Meditation lesen, wird Ihnen weiterhelfen, solange Sie nicht selbst meditieren. Im Folgenden stelle ich ihnen drei Meditationsmethoden vor: aus dem Tai Ji, dem Qi Gong und dem Zen.

Tai-Ji-Meditation im Stehen

Die Meditation im Stehen ist eine ausgezeichnete Entspannungsübung und kann überall praktiziert werden – während Sie auf den Bus oder Zug warten, vor einem wichtigen Bewerbungsgespräch oder Geschäftstermin, aber auch morgens, um sich auf den Tag einzustimmen, und zwischendurch, um die Konzentration zu verbessern und Stress abzubauen.

1. Stehen Sie gerade; die Füße stehen schulterbreit auseinander, die Knie bleiben locker. Richten Sie die Wirbelsäule auf und lassen Sie Ihr Körpergewicht dann auf die Fersen sinken.

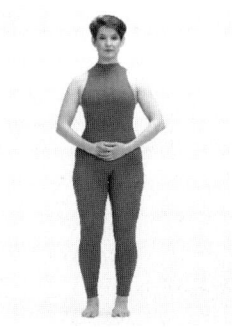

2. *Frauen* legen ihre rechte Hand direkt unter den Nabel und die linke darauf.
   Männer legen ihre linke Hand direkt unter den Nabel und die rechte Hand darauf.
3. Richten Sie Ihre Aufmerksamkeit nacheinander auf folgende Körperteile und entspannen Sie sie einen nach dem anderen: Nacken, Schultern, Arme, Rippen, unterer Rücken, Gesäß, Knie.
4. Schließen Sie die Augen jetzt halb und

konzentrieren Sie sich auf Ihren Atem. Spüren Sie, wie Ihre Hände, die immer noch an der gleichen Stelle liegen, sich beim Einatmen heben und beim Ausatmen senken. Atmen Sie mindestens 20-mal ruhig und entspannt ein und aus. Sie können diese Phase auf 10 oder 20 Minuten ausdehnen.

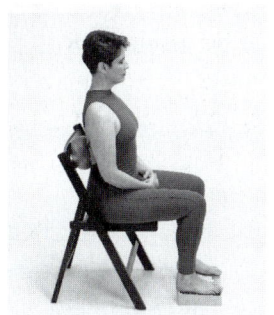

Qi-Gong-Meditation (Kleiner Energiekreislauf)

Diese Meditation wird im Sitzen durchgeführt und hilft, den Chi-Fluss durch die Meridiane des Lenkergefäßes und des Dienergefäßes (siehe Seite 38) zu verbessern, Yin und Yang ins Gleichgewicht zu bringen und Körper, Geist und Seele zu heilen und zu einen.

Durch Visualisation wird Chi vom Perineum (Damm: zwischen Anus und externen Genitalien) beim Einatmen die Wirbelsäule hinauf bis zur Schädeldecke gezogen und beim Ausatmen an der Vorderseite des Körpers entlang wieder nach unten gelenkt. Um einen steten Chi-Fluss zu gewährleisten, sollten Sie Ihre Zunge an den Gaumen legen.

Die Praxis des Kleinen Energiekreislaufs

1. Setzen Sie sich aufrecht bequem auf einen Stuhl, der Rücken wird durch ein Kissen gestützt, die Füße stehen flach auf dem Boden, etwa schulterbreit auseinander. Achten Sie darauf, dass Ihr Gesäß auf dem Sitz weit genug nach hinten gerückt ist und Ihre Oberschenkel einen 90-Grad-Winkel zum Oberkörper bilden.

2. Legen Sie den Daumen Ihrer rechten Hand in die Mitte der Handfläche Ihrer linken Hand und verschränken Sie die Hände dann leicht.

3. Schließen Sie die Augen und legen Sie Ihre Zunge sanft an den Gaumen (direkt hinter der oberen Zahnreihe).

4. Atmen Sie 5- oder 6-mal ein und aus und spüren Sie, wie sich Ihr Bauch beim Einatmen hebt . . . und beim Ausatmen senkt.

5. Atmen Sie ein und visualisieren Sie einen Energiestrahl, der vom Perineum über das Kreuzbein (Beckenrückseite) die Wirbelsäule entlang bis zum Kopf gezogen wird. Halten Sie die Energie auf dem Kopf, während Sie bis 2 zählen, atmen Sie dann langsam aus und lassen Sie den Energiestrahl über die Vorderseite Ihres Körpers, den Herzbereich und den Nabel wieder zum Perineum zurückkehren. Wiederholen Sie diese Übung 9-mal. Entspannen Sie sich nun und atmen Sie normal, während Sie die Zunge weiterhin gegen Ihren Gaumen gedrückt halten. Visualisieren Sie nun erneut den Chi-Kreislauf – die Wirbelsäule hinauf zum Kopf und dann entlang der Vorderseite des Körpers wieder nach unten. Tun Sie das einige Minuten lang.

6. Entspannen Sie sich und spüren Sie nach. Was fühlen Sie? Nehmen Sie Wärme oder Hitze im Körper wahr? Macht sich ein bestimmter Körperteil bemerkbar? Beobachten Sie den Atem, bleiben Sie entspannt und spüren Sie einfach in sich hinein.

7. Öffnen Sie langsam die Augen und nehmen Sie das während der Meditation entstandene Gefühl mit in Ihren Alltag.

Warnung

Falls Sie während der Atem- oder Visualisationsübung Schwindel oder Unbehagen verspüren, sollten Sie die Übung sofort abbrechen, normal weiteratmen und sich einfach entspannen. Solche Symptome können darauf zurückzuführen sein, dass Ihre Atmung immer noch ein wenig angespannt und unregelmäßig ist.

Durch langsames, regelmäßiges Praktizieren werden solche Anfangsschwierigkeiten überwunden. Sollte das nicht der Fall sein, ist es empfehlenswert, fachmännischen medizinischen Rat einzuholen.

Chi-Ball-Zen-Meditation

> *Der Atem ist ein Hilfsmittel zu spirituellem Erwachen und kann uns helfen, einen Zustand völliger Achtsamkeit aufrechtzuerhalten, so dass wir lange und genau hinschauen, die Natur aller Dinge erkennen und letztendlich Befreiung erlangen können.*
>
> Thich Nhat Hanh

Falls Sie noch nie meditiert haben, sollten Sie den Abschnitt »Meditation gleicht den Geist aus« noch einmal durchlesen (ab Seite 86).

Bei dieser Meditationspraxis orientieren wir uns weiterhin an den Prinzipien von Yin und Yang, indem wir das Sitzen (Yin) mit Bewegung (Yang) verbinden und so ein besonderes Element hinzufügen, das in formellen Meditationspraktiken normalerweise nicht enthalten ist. Der Körper ist ein Speicher unverarbeiteter Erinnerungen und Erfahrungen. Die im Folgenden beschriebene Meditationsmethode gibt uns Gelegenheit, alle aufsteigenden Gedanken und Gefühle loszulassen sowie Schmerzen und Verspannungen aufzulösen.

Diese Anleitungen dienen zur Vorbereitung auf eine Meditation im Sitzen:

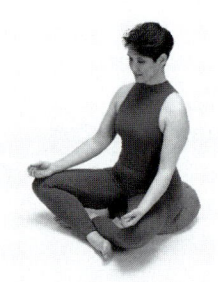 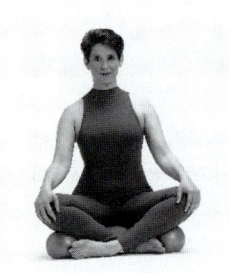

Haltung

Sorgen Sie dafür, dass Sie wirklich bequem sitzen. Sie können sich auf den Boden oder, falls Ihnen das zu unbequem ist, auf ein Sitzkissen setzen und, wenn nötig, Ihre Knie mit zusätzlichen Kissen unterstützen. Noch bequemer wird es, wenn Sie sich ein weiches Handtuch unter die Fußgelenke legen. Die Wirbelsäule sollte völlig gerade sein.

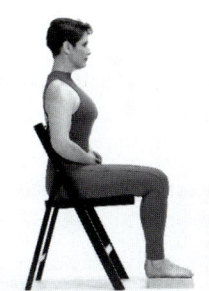 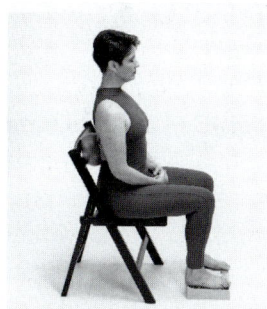

Sie können sich ebenso auf einen Stuhl setzen, zwischen den Füßen ist ein wenig Abstand und die Beine bilden einen 90-Grad-Winkel zum Boden. (Benutzen Sie einen niedrigen Stuhl oder legen Sie eventuell ein paar Telefonbücher unter Ihre Füße, siehe Abbildung.) Achten Sie darauf, dass Ihre Wirbelsäule gerade und abgestützt ist.

Sich des Atems bewusst werden

Schließen Sie die Augen und führen Sie folgende Atemübung durch, um sich Ihrer Ausatemphasen bewusst zu werden und diese zu verlängern:

- Zählen Sie beim Einatmen bis 4 ... und beim Ausatmen bis 4.
- Zählen Sie beim Einatmen bis 4 ... halten Sie den Atem an, während Sie bis 2 zählen ... zählen Sie beim Ausatmen bis 4 ... und halten Sie den Atem wieder an, während Sie bis 2 zählen.
- Zählen Sie beim Einatmen bis 4 ... halten Sie den Atem an und zählen Sie bis 2 ... zählen Sie beim Ausatmen bis 6 ... und halten Sie den Atem an, während Sie wieder bis 2 zählen.
- Zählen Sie beim Einatmen bis 4 ... halten

Sie den Atem an und zählen Sie bis 2 ... zählen Sie beim Ausatmen bis 8 ... und halten Sie den Atem an, während Sie bis 4 zählen.
- Atmen Sie wieder normal und entspannen Sie sich. Falls Ihre Gedanken abschweifen, richten Sie Ihre Aufmerksamkeit erneut auf den ausströmenden Atem.

Den Geist beobachten

Lassen Sie alle Gedanken, die Ihnen in den Sinn kommen, einfach vorüberziehen. Sobald Sie feststellen, dass Sie an Alltagspflichten denken, konzentrieren Sie sich wieder auf den ausströmenden Atem.

Loslassen

Konzentrieren Sie sich nicht auf Ihre Gefühle, nehmen Sie sie einfach wahr. Haben Sie den Mut, verletzlich zu sein, bleiben Sie bei Ihrem Atem.

Beim Atem bleiben

Es kann sein, dass irritierende Gedanken und Gefühle aufsteigen und die Atmung beeinträchtigen. Nehmen Sie wahr, wenn Sie die Verbindung zu Ihrem ausströmenden Atem verlieren. Konzentrieren Sie sich wieder und seufzen Sie fast beim *Ausatmen*, denn das ist die natürliche Reaktion auf starke Gefühle und hilft Ihnen, diese loszulassen.

Erwarten Sie nichts

Die sechs emotionalen Schichten, über die wir bereits gesprochen haben (siehe Seite 91 ff.), können nicht alle auf einmal abgeschält werden. Es ist eher so, dass sie sich nach einiger Zeit des Praktizierens nach und nach enthüllen. Manchmal werden Sie sich ganz ruhig, entspannt und zentriert, dann wieder angespannt oder unruhig fühlen. Wir machen täglich Veränderungen auf der physischen, mentalen und emotionalen Ebene durch. Meditation lehrt uns, alles, was uns an einem bestimmten Tag begegnet, zu konfrontieren und zu akzeptieren.

Beobachten Sie einfach und atmen Sie.

Die Meditation beenden

Anfangs ist es vielleicht hilfreich, sich einen Wecker zu stellen, der daran erinnert, dass die Meditation zu Ende ist. Doch irgendwann werden Sie in der Lage sein, einfach so lange zu sitzen, wie die Meditation es erfordert. Wenn Ihr Wecker klingelt, schalten Sie ihn aus und bleiben noch zwei bis drei Minuten still sitzen. Lösen Sie die Beine langsam aus dem Schneidersitz und warten Sie einen Moment. Falls Sie auf dem Boden sitzen, begeben Sie sich dann auf Hände und Knie, stehen langsam auf und strecken sich. Sitzen Sie auf einem Stuhl, stehen Sie auf, strecken die Arme über den Kopf und dehnen den ganzen Körper.

Die Praxis

Es folgen nun vier Stufen oder Versionen der Chi-Ball-Zen-Meditation, die dazu dienen sollen, Körper und Geist ins Gleichgewicht zu bringen. Dieser ungewöhnliche Meditationsstil, bei dem Sitzen (Yin) mit Bewegung (Yang) kombiniert wird, ermöglicht es Ihnen, Körper, Geist und Seele in Einklang zu bringen. Beachten Sie folgende Punkte, bevor Sie beginnen:

- Machen Sie sich zunächst mit jeder der vorgeschlagenen Chi-Ball-Übungen ganz vertraut, bevor Sie mit der von Ihnen gewählten Meditationspraxis beginnen, und prägen Sie sich die Übung genau ein.
- Vermeiden Sie es zu sprechen, konzentrieren Sie sich beim Sitzen auf Ihren ausströmenden Atem und versuchen Sie, nichts zum inneren Geplapper beizutragen.
- Bleiben Sie während der ganzen Meditation still. Versuchen Sie sowohl in der Meditationsphase als auch in der Bewegungsphase wach und achtsam zu bleiben.
- Verwenden Sie ausschließlich Instrumentalmusik während der Bewegungsphase.
- Bereiten Sie den Körper auf die im Sitzen durchgeführte Meditation vor, indem Sie ihn sanft strecken und beispielsweise mit Hilfe von Tai-Ji-Übungen wie »Der Schmetterling«, »Die Sonne umkreisen« oder »Den Mond umkreisen« (Seite 103 ff.) eventuell noch vorhandene Verspannungen lösen. Auch die folgenden Übungen eignen sich gut zur Vorbereitung auf die stille Meditation: die Qi-Gong-Übungen »In den Himmel drücken«, »Drehen und

schauen«, und »Himmel und Erde« (Seite
112 ff.); die Yoga-Übungen »Das Dreieck«, »Vorwärtsbeuge im Sitzen«, »Kopf
zum Knie«, »Die Kobra« und »Wirbelsäulendrehung« (Seite 132 ff.) sowie die
Feldenkrais-Übungen »Nackenentspannung«, »Nackenkreisen« und »Abgewandelte Fisch-Position« (Seite 185 ff.).

Alternativen für die tägliche Meditationspraxis

Beginnen Sie mit	gefolgt von	Sequenz wiederholen
1 A: Sitzen Sie 5 Minuten lang still und beobachten Sie Ihren Atem.	B: Üben Sie Tai-Ji-Bewegungen im Stehen (TJ 1, 2, 3) 5 Minuten lang zur linken und zur rechten Körperseite.	Praktizieren Sie A und B 2-mal.
2 A: Sitzen Sie 10 Minuten lang still und beobachten Sie Ihren Atem.	B: Üben Sie Tai-Ji-Bewegungen im Stehen (TJ 1, 6, 7) 10 Minuten lang zur linken und zur rechten Körperseite.	Praktizieren Sie A und B 2-mal.
3 A: Sitzen Sie 15 Minuten lang still und beobachten Sie Ihren Atem.	B: Führen Sie 5 Minuten lang die Übungen QG 1 bis 4 der »Acht Brokate« aus dem Qi Gong aus (Seite 111–114).	Praktizieren Sie A und B 2-mal.
4 A: Sitzen Sie 20 Minuten lang still und beobachten Sie Ihren Atem.	B: Führen Sie 10 Minuten lang die Übungen QG 1 bis 8 der »Acht Brokate« aus dem Qi Gong aus (Seite 111–118).	Praktizieren Sie A und B 2-mal.

Alternativen für die
Meditationspraxis am Abend
oder am Wochenende

Beginnen Sie mit	gefolgt von	Sequenz wiederholen
1 A: Sitzen Sie 10 Minuten lang still und beobachten Sie Ihren Atem.	B: Stellen Sie sich hin und üben Sie Tai-Ji-Bewegungen im Stehen (TJ 7, 8, 9) 10 Minuten lang zur linken und zur rechten Körperseite.	Praktizieren Sie A und B 3-mal.
2 A: Sitzen Sie 15 Minuten lang still und beobachten Sie Ihren Atem.	B: Stellen Sie sich hin und üben Sie die »Acht Kostbaren Übungen des Qi Gong« (QG 1 bis 8) 5 Minuten lang	Praktizieren Sie A und B 4-mal.
3 A: Sitzen Sie 20 Minuten lang still und beobachten Sie Ihren Atem.	B: Stellen Sie sich hin und üben Sie die »Acht Kostbaren Übungen des Qi Gong« (QG 1 bis 8) 10 Minuten lang.	Praktizieren Sie A und B 3-mal.
4 A: Sitzen Sie 30 Minuten lang still und beobachten Sie Ihren Atem.	B: Machen Sie 10 Minuten lang Tai-Ji-Bewegungen (TJ 1, 8, 3, 4, 7), gefolgt von einer Reihe von Yoga-Übungen, um den Körper beweglich zu machen und zu strecken (Y 1, 3, 10, 4, 13, 14, 15, 16, 18), 20 Minuten lang.	Praktizieren Sie A und B 3-mal.

Halbtagespraxis
für erfahrene Meditierende

Beginnen Sie mit	gefolgt von	Sequenz wiederholen
1 A: Sitzen Sie 20 Minuten lang still und beobachten Sie Ihren Atem.	B: Stellen Sie sich hin und üben Sie 10 Minuten QG 1 bis 8 (»Acht Kostbare Übungen des Qi Gong«, Seite 111–118 ff.).	Wiederholen Sie A und B 4-mal.
2 A: Sitzen Sie 30 Minuten lang still und beobachten Sie Ihren Atem.	B: Stellen Sie sich hin und üben Sie Tai-Ji-Bewegungen (TJ 1, 8, 6, 5 gefolgt von 30 Minuten Yoga – im Stehen: Y 1, 2, 3, 4, 5, 6, 7, 9 und im Sitzen: Y 12, 13, 15, 14, 16, 18, 20–10 Minuten lang zur linken und zur rechten Körperseite.	Praktizieren Sie A, B, C und D als laufende Sequenz.
C: Sitzen Sie 30 Minuten lang still und beobachten Sie Ihren Atem.	D: Praktizieren Sie 30 Minuten Yoga. Im Stehen: Y 1, 2, 3, 4, 5, 6, 7, 9 und im Sitzen: Y 12, 13, 15, 14, 16, 18, 20, 21.	

Kapitel 4

Die Chi-Ball-Methode und die natürlichen Körperrhythmen

Die Chi-Ball-Methode bedient sich der Fünf-Elemente-Theorie, um die Jahresrhythmen in ausgewogenem Gleichgewicht darzustellen. Auf der Basis dieser Elemente, der Theorie über sich gegenseitig erzeugende und sich gegenseitig kontrollierende Zyklen sowie verschiedener Übungsdisziplinen können wir eine eigene, einzigartige Grundlage für unsere Gesundheit schaffen. Die Arbeit mit dem Körper trägt darüber hinaus dazu bei, dass wir uns geistig und emotional ins Gleichgewicht bringen.

Im Folgenden zeige ich beispielhaft, wie die Chi-Ball-Methode in jeder Jahreszeit in etwa zehnwöchigen Zyklen die verschiedenen Energieformen der Übungsdisziplinen entsprechend der Fünf-Elemente-Theorie nutzt. Letztere kann natürlich auch auf andere Übungsformate übertragen werden. Ich gebe Beispiele für Menschen, die den Chi-Ball benutzen wollen, aber auch für diejenigen, die ohne Ball trainieren möchten.

Zunächst einmal müssen wir die zweiundfünfzig Wochen des Kalenderjahres in fünf Jahreszeiten unterteilen. Und da sich die Jahreszeiten ändern, verändern wir auch die Art und Intensität unserer Übungsprogramme. Unabhängig von der Jahreszeit bezieht die Übungspraxis jedoch stets den Yin-Yang-Energiekreislauf ein. Jede Trainingseinheit beginnt mit einem ansteigenden Yang-Aspekt und endet mit dem verdichteten Yin – das für Ausgewogenheit und Regeneration sorgt.

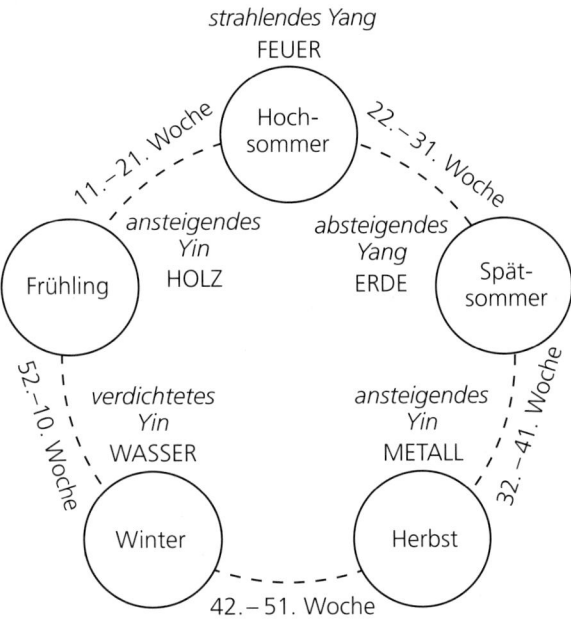

Energiekreislauf der gegenseitigen Erzeugung im Lauf der Jahreszeiten von Element zu Element: nördliche Hemisphäre

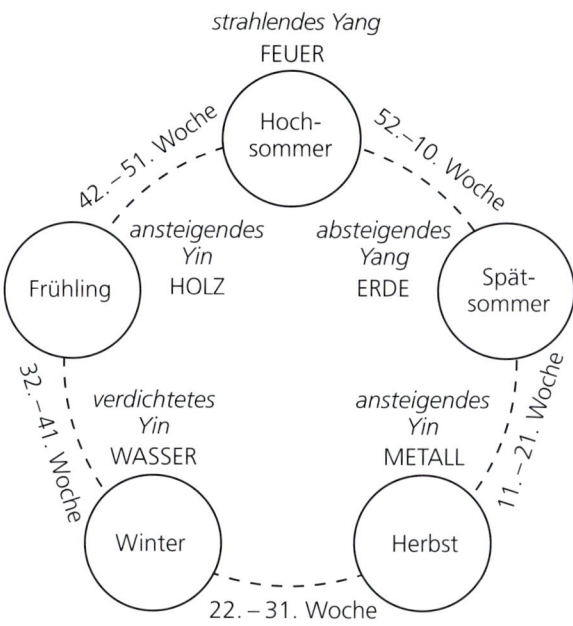

Energiekreislauf der gegenseitigen Erzeugung
im Lauf der Jahreszeiten von Element zu Element:
südliche Hemisphäre

Yoga- und Pilates-Techniken. Im Herbst basieren die Bewegungen hauptsächlich auf der Feldenkrais-Methode und im Winter arbeiten wir mit wärmenden Yoga-Übungen, Body-Conditioning und Meditation, um uns dem allgemeinen Rückzug und der Stille des Winters anzupassen und wieder Kraft für den kommenden Frühling zu sammeln.

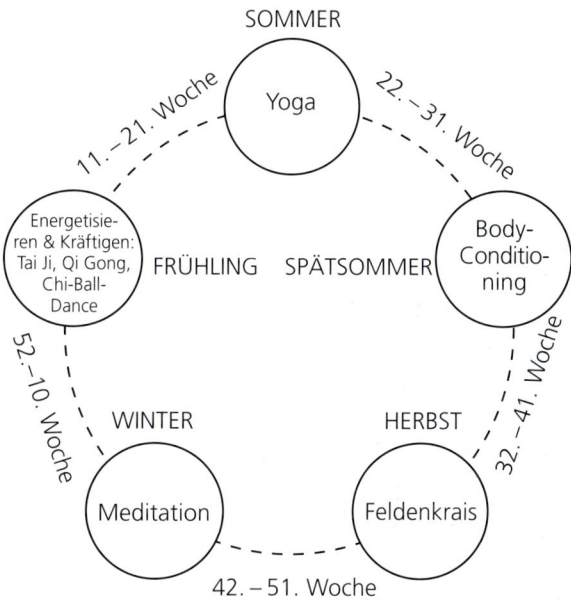

Energiekreislauf der gegenseitigen Erzeugung
im Lauf der Jahreszeiten von Element zu Element:
nördliche Hemisphäre

Sie werden feststellen, dass es im Laufe des Jahres Zeiten gibt, in denen man sanfter und behutsamer an die Übungspraxis herangehen sollte, während sich andere Zeiten gut für ein intensives, kraftvolles Körpertraining eignen.

Im Frühling sind die Meridiane das Hauptthema der Chi-Ball-Übungspraxis, das somit das Element Holz widerspiegelt. Zu dieser Jahreszeit konzentrieren wir uns also auf die drei Aspekte des Energetisierens und Kräftigens: Tai Ji, Qi Gong und die sanften Bewegungen des Chi-Ball-Dance. Im Sommer stehen dynamischere Energetisierungs- und Kräftigungs-Sequenzen und Yoga-Übungen auf dem Programm. Im Spätsommer konzentrieren wir uns auf aufbauende, stärkende

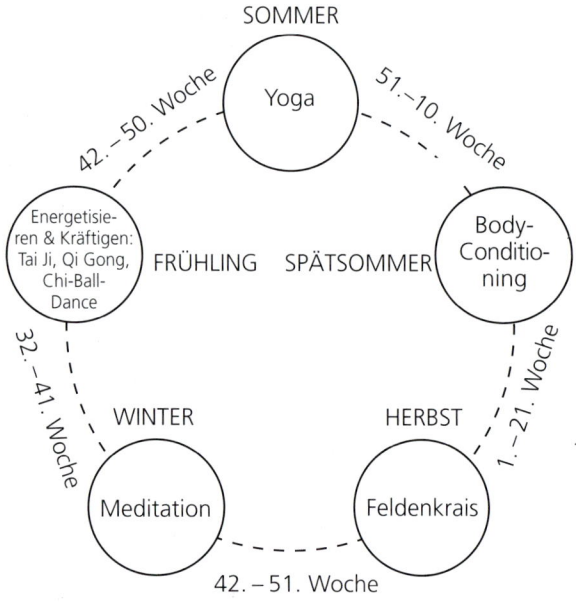

Energiekreislauf der gegenseitigen Erzeugung
im Lauf der Jahreszeiten von Element zu Element:
südliche Hemisphäre

Für diejenigen, die lieber ohne Chi-Ball trainieren, biete ich Alternativen an, die sich an den klassischeren Formen des Tai Ji, Qi Gong, Yoga und Pilates® orientieren, sowie moderne Übungseinheiten mit kräftigenden, streckenden und entspannenden Übungen für Bauch und Rücken. Diese anderen Disziplinen beschreibe ich hier nicht im Einzelnen; im hinteren Teil des Buches (Seite 230 ff.) finden Sie eine Liste von Büchern, deren Lektüre ich Ihnen empfehlen möchte, wenn Sie mehr und detailliertere Informationen über diese Übungsdisziplinen wünschen. Es kann sehr nützlich sein, mehr darüber zu wissen. Ich selbst greife oft auf Qi-Gong-Übungen und Yoga-Grundstellungen zurück, wenn mein Rücken nach

einer langen Reise schmerzt, und ich habe festgestellt, dass sanfte Tai-Ji-Bewegungen und Yoga-Übungen sehr hilfreich sind, um sich schneller von einer Erkältung zu erholen.

Denken Sie aber daran, dass dies nur allgemeine Hinweise sind. Es ist wichtig, sich immer auf das eigene Energieniveau einzustimmen, bevor man mit seinem Übungsprogramm beginnt. Falls Sie erschöpft sind oder an einer schweren Gesundheitsstörung leiden, sollten Sie besonders darauf achten, Ihren Körper respektvoll zu behandeln. Weniger kann manchmal wirklich mehr sein, und bereits ein zehnminütiges tägliches Training summiert sich im Laufe des Jahres auf sechzig Übungsstunden – ein großartiger Beitrag zur Gesunderhaltung des Körpers. Seien Sie geduldig, denn die besten Resultate sind gewöhnlich jene, die sich nach längerem, kontinuierlichem Körpertraining einstellen.

Frühling – das Element Holz

Element	Holz
Farbe	Grün
Jahreszeit	Frühling
Aspekte des Zyklus der gegenseitigen Erzeugung	Wasser, Holz, Feuer
Aspekte des Zyklus der gegenseitigen Kontrolle	Erde, Metall
Elemente der Chi-Ball-Arbeit	Meditation im Stehen, Energetisieren und Kräftigen (Tai Ji, Qi Gong, Chi-Ball-Dance),

	Yoga, Body-Conditioning, Feldenkrais, Tiefenentspannung
moderne Übungs-einheiten	Atemübungen, sanftes bis rasches Gehen, Yoga, Kräftigungs-übungen, Widerstandstraining, Body-Conditioning, Stretching

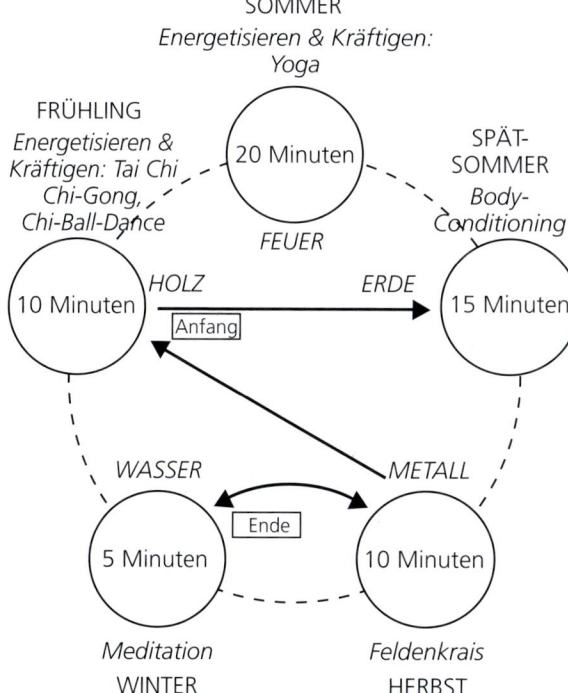

Trainings-Energiekreislauf der Jahreszeiten: Frühling

Wenn im Frühling die Tage länger werden und die Temperaturen steigen (ansteigendes Yang), fällt es uns leicht, unseren Übungsplan an den Entwicklungsplan der Natur anzupassen. Knospen, Blüten und frisches Grün motivieren uns, unseren Körper zu bewegen. Zu dieser Jahreszeit würde ein einstündiges Chi-Ball-Training mit zehn Minuten sanftem Atmen oder einer im Stehen ausgeführten Meditation beginnen, worauf Energetisierungs- und Kräftigungs-Übungen aus dem Tai Ji oder Qi Gong sowie sanfte Chi-Ball-Dance-Sequenzen folgen (ansteigendes Yang). Danach würden wir zwanzig Minuten lang Yoga-Stellungen im Stehen üben, um den Chi-Fluss anzuregen und Wärme im Körper zu erzeugen (strahlendes Yang). Anschließend würde uns ein fünfzehnminütiges Body-Conditioning helfen, den Körper allmählich wieder etwas abzukühlen und Chi zu stabilisieren (absteigendes Yang). Zum Schluss würden wir zehn Minuten lang mit auf der Feldenkrais-Methode basierenden Übungen arbeiten, um letzte Verspannungen loszulassen, und dann noch fünf Minuten oder länger ruhen.

Alternatives Übungsprogramm für den Frühling

Man muss nicht unbedingt einen Chi-Ball besitzen, um mit diesen Übungen arbeiten zu können. Sie können sich ein Übungsprogramm zusammenstellen, das mit einem zehnminütigen Training klassischer Tai-Ji-Bewegungen beginnt, gefolgt von einem gemütlichen Spaziergang im Freien (vorzugsweise in einem Park oder in der freien Natur). Machen Sie einfache Yoga-Übungen, um die Kraft und Standfestigkeit der Beine zu steigern, und machen Sie anschließend auch solche Übungen, die die Vorder- und Rückseite des Körpers stärken. Schließen Sie Ihr Programm mit sanften Dehnübungen und einer fünfminütigen Meditation im Stehen ab (siehe Seite 196).

Sommer – das Element Feuer

Element	Feuer
Farbe	Rot
Jahreszeit	Sommer
Aspekte des Zyklus der gegenseitigen Erzeugung	Holz, Feuer, Erde
Aspekte des Zyklus der gegenseitigen Kontrolle	Metall, Wasser
Elemente der Chi-Ball-Arbeit	Energetisieren und Kräftigen (Qi Gong, Chi-Ball-Dance), Yoga oder Body-Conditioning, Feldenkrais, Tiefenentspannung
moderne Übungseinheiten	Qi Gong, dynamisches Gehen oder Yoga, Übungen für den Bauchbereich oder Body-Conditioning, Stretching, Tiefenentspannung

Da der Sommer die Jahreszeit der Fülle, Leidenschaft und überschäumenden Energie ist, sollten wir körperlich, geistig und seelisch auf der Höhe sein. Jetzt beginnt eine Chi-Ball-Trainingsstunde mit einer fünfminütigen Übungssequenz, die auf Qi Gong basiert (ansteigendes Yang), um die Atmung und

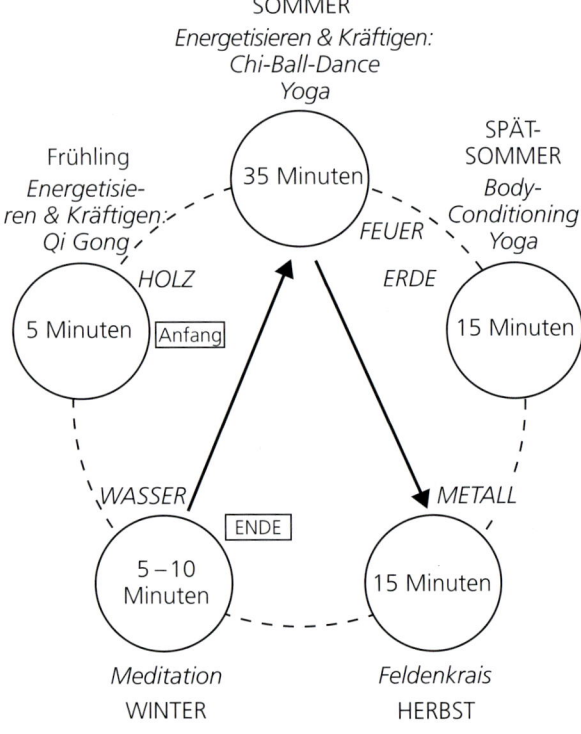

Trainings-Energiekreislauf der Jahreszeiten: Sommer

den Chi-Fluss anzuregen und sich so auf die anschließenden, körperlich anstrengenderen Aerobic-Übungen vorzubereiten, die das Atmungs- und Herz-Kreislauf-System (das Herz und die Lungen) trainieren. Wir tanzen und bewegen uns im Rahmen von energetisierenden und kräftigenden Übungen mindestens fünfundzwanzig Minuten lang, was im Körper eine große Hitze erzeugt. So werden der Blutfluss durch die Muskeln und der Chi-Fluss durch die Meridiane enorm erhöht. Danach führen wir zehn Minuten lang Yoga-Stellungen im Stehen aus, die eine Bewegungseinheit bilden, um die Atmung zu kontrollieren und die Hitze im Körper zu halten (strahlendes Yang).

Hierauf folgen fünfzehn Minuten Yoga und Body-Conditioning auf dem Boden, um die Ergebnisse der Aerobic-Übungen – die verbesserte Atmung und die Lösung von Verspannungen – zu festigen. Weitere fünfzehn Minuten mit auf der Feldenkrais-Methode basierenden Bewegungen steigern zusätzlich die Beweglichkeit, über die unser aufgewärmter, geschmeidiger Körper jetzt verfügt (ansteigendes Yin). Wir beschließen die Trainingssitzung stets mit einer fünf bis zehn Minuten dauernden Tiefenentspannung (Meditation), um uns wieder etwas abzukühlen und zur Ruhe zu kommen (verdichtetes Yin).

Alternatives Übungsprogramm für den Sommer

In Übungsprogramme ohne Chi-Ball würde man die »Acht Brokate« des Qi Gong integrieren (eine Sequenz von acht Bewegungen, die alle Meridiane im Körper dehnen und stimulieren, siehe Seite 111 ff.). Dann würde man mit Ashtanga-Yoga-Übungen zur Stärkung des Bauchbereichs oder mit Body-Conditioning auf der Matte fortfahren. Eine anschließende fünfzehnminütige Feldenkrais-Übungsphase lockert Wirbelsäule und Hüfte. Sie könnten aber auch Yoga-Dehnübungen auf dem Boden ausführen, um dem Metall-Aspekt dieser Jahreszeit Rechnung zu tragen. Zum Schluss empfiehlt sich eine Ruhephase von zehn Minuten, bei der man ganz still in der Yoga-Totenstellung daliegt.

Spätsommer – das Element Erde

Element	Erde
Farbe	Gelb
Jahreszeit	Spätsommer
Aspekte des Zyklus der gegenseitigen Erzeugung	Feuer, Erde, Metall
Aspekte des Zyklus der gegenseitigen Kontrolle	Holz, Wasser
Elemente der Chi-Ball-Arbeit	Energetisieren und Kräftigen (Qi Gong) Yoga, Body-Conditioning, Feldenkrais, Tiefenentspannung
moderne Übungseinheiten	Qi Gong, Yoga oder dynamisches Gehen, Kräftigungsübungen oder Body-Conditioning, sanfte Dehnübungen

Im Spätsommer fühlen wir uns energiegeladen, stark und zuversichtlich, weil die Natur den Höhepunkt des Wachstums erreicht hat, sich entspannt und der absteigenden Yang-Energie nachgibt. In dieser Jahreszeit beginnen wir eine Chi-Ball-Trainingsstunde mit einer fünfzehnminütigen Phase von Qi-Gong-Atemübungen (ansteigendes Yang) in Verbindung mit einer Yoga-Übungssequenz im Stehen (strahlendes Yang), um Wärme zu erzeugen und die Atmung anzuregen. Danach führen wir dreißig Minuten lang Yoga-Übungen und Body-Conditioning auf der Matte

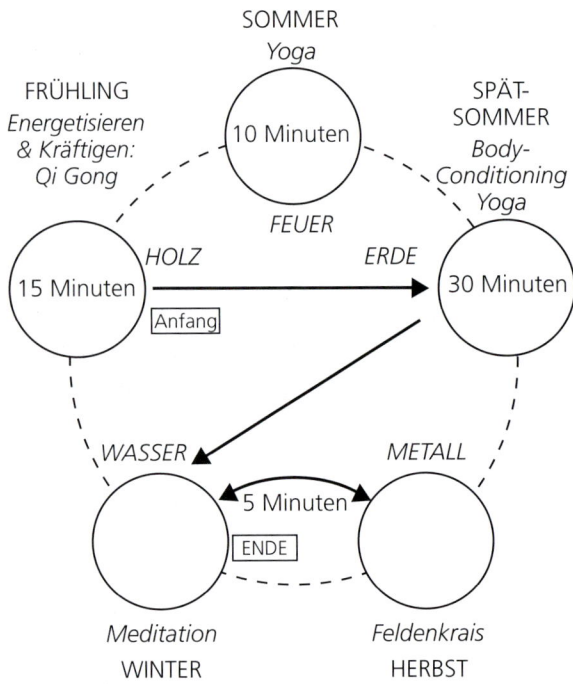

SOMMER
Yoga

FRÜHLING
*Energetisieren
& Kräftigen:
Qi Gong*

SPÄT-
SOMMER
*Body-
Conditioning
Yoga*

10 Minuten

FEUER

HOLZ   *ERDE*

15 Minuten   30 Minuten

Anfang

WASSER   *METALL*

5 Minuten

ENDE

Meditation   *Feldenkrais*
WINTER   HERBST

Trainings-Energiekreislauf der Jahreszeiten:
Spätsommer

aus, um den Rücken und die Bauchmuskeln zu kräftigen (absteigendes Yang). Anschließende Feldenkrais-Übungen lösen Spannungen im Becken, der Wirbelsäule und im Nacken (ansteigendes Yin). Wir beschließen das Training mit einer kurzen Entspannungsphase (verdichtetes Yin).

Alternatives Übungsprogramm für den Spätsommer

Die »Acht Kostbaren Übungen des Qi Gong« (siehe Seite 111 ff.) und das »Sonnengebet« aus dem Yoga sind ideal für den Spätsommer. Anschließende Arbeit auf der Matte (Body-Conditioning) gleicht die Yoga- und Qi-Gong-Sequenz auf wundervolle Weise aus und sorgt dafür, dass die Atmung im Fluss bleibt. Als Alternative zu Feldenkrais-Übungen können Sie sanfte Dehnübungen (kombiniert mit Atemübungen) für Nacken, Rücken und Beine machen. Vergessen Sie nicht, den Körper ganz zu entspannen und zu lockern, nachdem Sie ihn so gefordert haben.

Herbst – das Element Metall

Element	Metall
Farbe	Grau oder Metallic
Jahreszeit	Herbst
Aspekte des Zyklus der gegenseitigen Erzeugung	Erde, Metall, Wasser
Aspekte des Zyklus der gegenseitigen Kontrolle	Feuer, Holz
Elemente der Chi-Ball-Arbeit	Energetisieren und Kräftigen (Tai Ji), Yoga, Body-Conditioning/Feldenkrais, Tiefenentspannung
moderne Übungseinheiten	Tai Ji, Qi Gong oder das »Sonnengebet« aus dem Yoga, Body-Conditioning/

sanftes Stretching
oder Tiefenent-
spannung

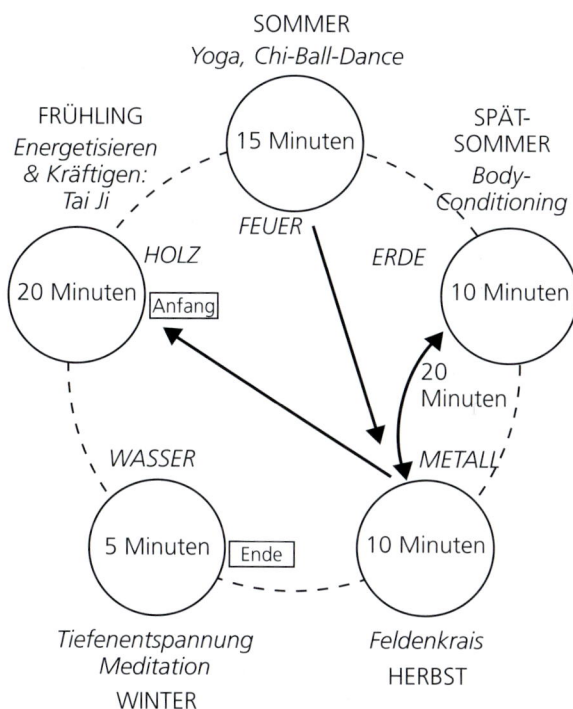

Trainings-Energiekreislauf der Jahreszeiten: Herbst

dieser fünfzehn Minuten dauernden Phase werden die Muskeln gedehnt und die Gelenke gelockert. Dann folgt der Schwerpunkt der Trainingsstunde mit zwanzig Minuten Body-Conditioning und Feldenkrais (absteigendes Yang und ansteigendes Yin). Wir beschließen die Stunde mit einer fünfminütigen Entspannungsübung. Denken Sie daran, dass das Training langsamer und sanfter wird, je mehr wir uns dem Winter nähern, denn wir wollen uns ja den natürlichen Rhythmen anpassen.

Alternatives Übungsprogramm für den Herbst

Obwohl es im Allgemeinen empfehlenswert ist, Tai Ji und Qi Gong im Freien zu üben, raten Tai-Ji- und Qi-Gong-Meister davon ab, das bei schlechten Wetterbedingungen zu tun. Setzen wir uns im Herbst nach der Wärme des Sommers zu oft und zu lange der Kälte aus, wird unsere Lungenenergie geschwächt, was uns anfällig für Erkältungen und Grippe macht. Deshalb sollten Sie Ihr Training zu dieser Jahreszeit ins Haus verlegen. Beginnen Sie mit Tai Ji und fahren Sie mit den »Acht Brokaten« des Qi Gong (siehe Seite 111 ff.) oder einer kurzen Sequenz aus dem »Sonnengebet« fort. Lassen Sie darauf einige Bauch- oder Body-Conditioning-Übungen folgen, die Sie mit sanften Dehnübungen oder Yoga-Übungen am Boden kombinieren können. Entspannen Sie sich zum Schluss mindestens fünf Minuten.

Wenn die Temperaturen fallen und es früher dunkel wird, lässt unsere Motivation, den Körper zu trainieren, deutlich nach. Wir müssen ihn auf jeden Fall zuerst einmal aufwärmen und deshalb regen wir den Kreislauf mit Tai-Ji-Bewegungen an (ansteigendes Yang). Nach etwa zwanzig Minuten gehen wir zu sanften, fließenden Yoga-Übungen über, kombiniert mit Chi-Ball-Dance, die Hitze erzeugen sollen (strahlendes Yang). Während

Winter – das Element Wasser

Element	Wasser
Farbe	Dunkelblau
Jahreszeit	Winter
Aspekte des Zyklus der gegenseitigen Erzeugung	Metall, Wasser, Holz
Aspekte des Zyklus der gegenseitigen Kontrolle	Feuer, Erde
Elemente der Chi-Ball-Arbeit	Energetisieren und Kräftigen (Tai Ji, sanfter Chi-Ball-Dance), Yoga, Body-Conditioning, Atemübungen und Meditation
moderne Übungseinheiten	Tai Ji, Qi Gong oder Yoga-Übungen im Stehen, bzw. auf dem Boden/Body-Conditioning, Atemübungen und Meditation

Obwohl der Winter eine Zeit der Ruhe und Regeneration ist, braucht der Körper auch in dieser Jahreszeit Wärme. Dieses Bedürfnis spiegelt sich auch in unserem Chi-Ball-Training wider. Wir verbringen die ersten zwanzig Minuten mit Tai-Ji-Bewegungen (ansteigendes Yang) und die darauf folgenden fünfzehn Minuten mit sanften, bewegten Yoga-Stellungen (strahlendes Yang). Am Boden durchgeführte Yoga-Übungen tragen dazu bei, Wärme in den Nieren zu erzeugen – jenen Organen, die in dieser Jahreszeit mit am anfälligsten sind. Anschließend machen wir zehn Minuten lang

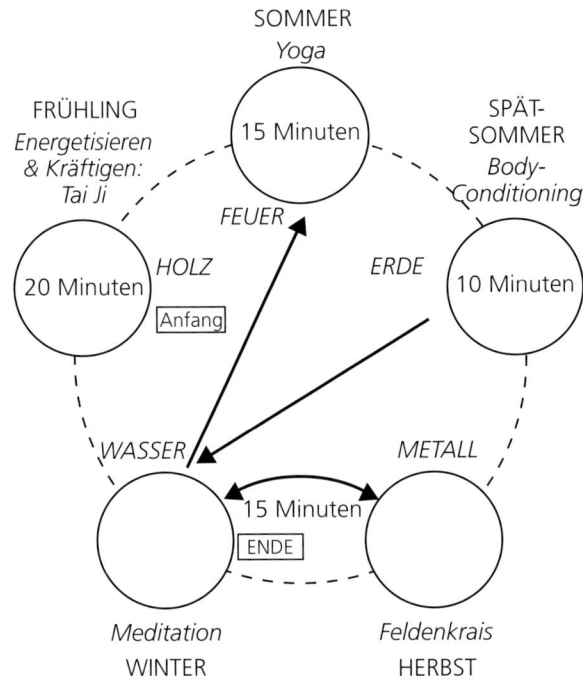

Trainings-Energiekreislauf der Jahreszeiten: Winter

Body-Conditioning-Übungen für den Rücken (absteigendes Yang und ansteigendes Yin). Anstelle einer Entspannungsübung im Liegen führen wir zum Abschluss noch ein paar Atemübungen durch, gefolgt von einer Meditation im Sitzen oder einer Bewegungsmeditation. Letztere spiegeln perfekt das im Winter vorhandene Bedürfnis nach Stille und Ruhe wider (verdichtetes Yin).

Alternatives Übungsprogramm für den Winter

Beginnen sie mit Tai Ji und lassen Sie eine Sequenz aus vier oder fünf Yoga-Stellungen folgen (im Stehen). Fahren Sie dann am Boden mit einigen, auf Yoga basierenden Dehnübungen für den Rücken fort (zum Beispiel »Die Brücke« oder »Die Kobra«). Sie können stattdessen aber auch einige Body-Conditioning-Übungen machen, die besonders die Bauch- und Rückenmuskeln trainieren (im Grunde eignen sich alle der in den meisten modernen Trainingsprogrammen gelehrten Übungen für Bauch und Rücken). Fahren Sie dann mit der Strohhalm-Atmung fort (siehe Seite 193) und schließen Sie die Trainingsstunde mit einer Meditation im Sitzen ab.

Nehmen Sie in dieser Jahreszeit hauptsächlich wärmende Nahrung wie Eintöpfe, Suppen und gedünstetes Gemüse zu sich.

Im Einklang mit den Jahreszeiten trainieren – eine einfache Methode

Wenn Sie möchten, können Sie auch einfach nur eine der fünf Übungsdisziplinen entsprechend der Jahreszeit praktizieren – beispielsweise Tai Ji oder Qi Gong im Frühling, Yoga im Sommer, Body-Conditioning im Spätsommer, Feldenkrais im Herbst und Meditation im Winter. Falls Sie sich für diese Übungsform entscheiden, finden Sie es vielleicht nützlich, Bücher über die einzelnen Disziplinen zu lesen oder an einem Einführungskurs teilzunehmen.

Trainingselemente der Jahreszeiten

Jahreszeit	Natur	Energieform	Chi-Ball-Trainingselement
Frühling	neues Wachstum	ansteigende Energie	Qi Gong
Sommer	volles Erblühen	Energie-Höhepunkt	Ashtanga- oder Iyengar-Yoga
Spätsommer	Erntezeit	Verfestigung	Body-Conditioning
Herbst	Rückzug	abnehmende Energie	Feldenkrais/stärkendes Yoga
Winter	Ruhephase	langsame, stille Energie	Tai Ji/Meditation

Wie bereits erwähnt, ist der Yin-Yang-Energiekreislauf Teil jeder Übungsdisziplin. So können beispielsweise Yoga-Stellungen sowohl wärmend und energetisierend als auch kühlend und regenerierend wirken. Auf diese Weise ist – ganz gleich für welches Übungsprogramm Sie sich entscheiden – stets für ein Gleichgewicht gesorgt.

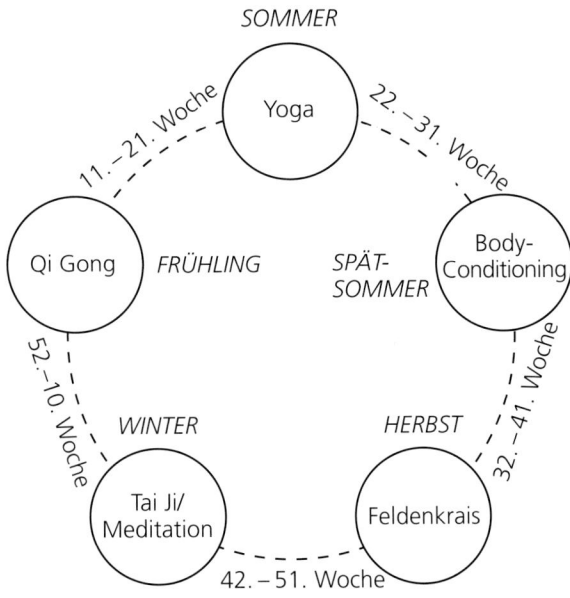

Trainings-Energiekreislauf der Jahreszeiten:
nördliche Hemisphäre

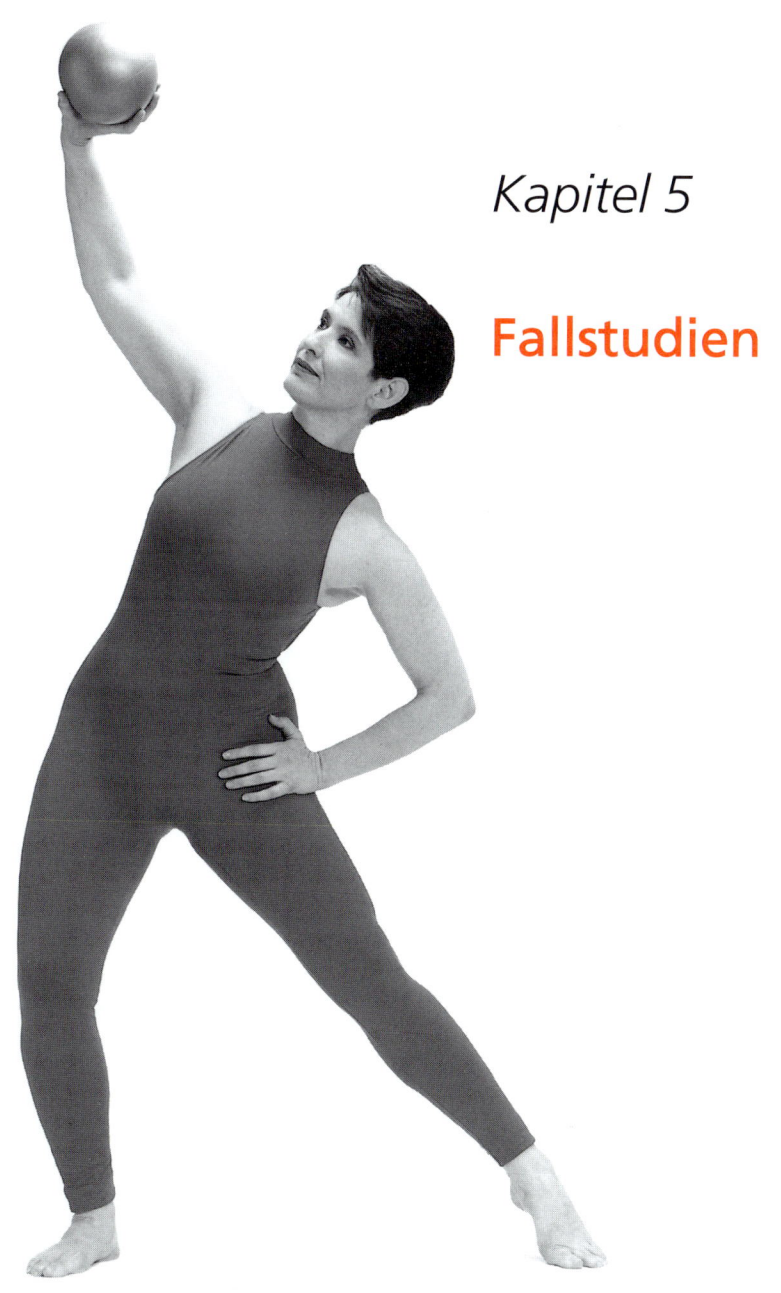

Kapitel 5

Fallstudien

Mavis – starke Nacken- und Schulterschmerzen

Mavis war Krankenschwester, Mitte fünfzig und litt seit über zwanzig Jahren an kräftezehrenden Nackenschmerzen. Der Schmerz war so stark, dass er ihr, wie sie mir erzählte, am Ende jedes Arbeitstages ihre gesamte Energie geraubt hatte und es ihr unmöglich machte, nachts die dringend benötigte, erholsame Ruhe zu finden. Mavis versuchte angestrengt zu lächeln, als sie mir ihre Geschichte erzählte, aber ihre Augen und ihr Gesicht sagten mir deutlich, dass sie unter großen körperlichen Schmerzen litt.

Wie wir wissen, bewegen wir im ersten Teil einer Chi-Ball-Trainingsstunde hauptsächlich die Arme und den Oberkörper. Der Körper wird warm, während wir uns schneller bewegen und mit dem Ball in der Hand verschiedene Formen in die Luft zeichnen. Mavis sagte, sie glaube nicht, dass sie in der Lage sein würde, diese Bewegungen korrekt auszuführen, aber zu ihrer Überraschung gelangen sie ihr alle. Und je mehr ihre Verspannung sich durch die Bewegung der Arme löste, desto leichter fielen ihr die Bewegungen und desto höher konnte sie die Arme heben. Nach einer Weile begann sie zu lächeln, die Sache machte ihr offensichtlich Spaß.

Im letzten Teil der Trainingseinheit arbeiteten wir mit den auf der Feldenkrais-Methode basierenden Übungen, um Bewegungen nachzuahmen, die uns in der Kindheit vertraut waren – und um die Lust am Spiel wiederzuerwecken. Diese Übungen lösen Verspannungen und Blockaden, besonders im oberen Rücken, in den Schultern und im Nacken. Wir begannen mit dem »Schulterwiegen in Seitenlage«, »Hüftwiegen in Seitenlage«, fuhren mit »Schmetterlingsdrehungen« und der »Großen Rolle« fort und beendeten die Sitzung mit der »Nackenentspannung« und dem »Nackenkreisen« (siehe Seite 173 ff.). Darauf folgte eine zehnminütige Tiefenentspannung in der »Totenstellung« (Seite 149).

Mavis kam zweimal pro Woche zum Kurs und übte in der Zwischenzeit auch zu Hause. Nach sechs Wochen erzählte sie mir, dass sie zum ersten Mal seit zwanzig Jahren wieder durchgeschlafen hatte. Das erstaunte sie ebenso sehr wie ihren Physiotherapeuten, der ihr riet, mit dem fortzufahren, was ihr so große Erleichterung verschaffte, was auch immer es sei. Mavis' offensichtliche Veränderung entging niemandem, der sie kannte. Ihre Ausstrahlung hatte sich vollkommen verändert: Aus einer Person mit stumpfem Blick, herabgezogenen Mundwinkeln und hängenden Schultern war eine Frau mit strahlenden Augen geworden, die ihren Kopf hoch trug. Sie war ein anderer Mensch geworden und strahlte Selbstvertrauen aus.

Irgendwann kaufte sich Mavis ihren eigenen Chi-Ball und fuhr fort, regelmäßig zu Hause und am Arbeitsplatz zu üben. Sie ist ein herausragendes Beispiel für einen Menschen, der Verantwortung für seine eigene Heilung übernimmt. Die Erkenntnis, dass das in unserer Macht steht, ist der erste Schritt dahin, zu akzeptieren, dass wir auf irgendeine Weise auch zu unserer Erkrankung beigetragen haben. Dann brauchen wir nichts weiter zu tun, als unsere Wahl rückgängig zu machen: Anstatt krank zu sein und Schmerzen zu leiden, können wir wählen, gesund und stark zu sein.

Suzanne – Gewichtsprobleme

Suzanne, eine talentierte Sängerin und Musikerin, litt seit ihrer Teenagerzeit unter erheblichen Gewichtsschwankungen. Als ich ihr zum ersten Mal begegnete, war sie Anfang dreißig. Sie hatte alle möglichen Diäten, Ernährungsprogramme, Trainingsprogramme und Therapien ausprobiert, aber ihre Gewichtsschwankungen waren so chaotisch wie eh und je. Sie war wütend und frustriert über ihr ständiges »Versagen« und überzeugt davon, »viel zu fett« zu sein, um von anderen akzeptiert zu werden.

Gewichtsprobleme sind eine komplexe Angelegenheit, und ich kann aus eigener Erfahrung sagen, dass unsere Gefühle in Bezug auf unsere Unfähigkeit, das gewünschte Gewicht zu erreichen, eine genauso große Rolle spielen wie jede Art von Diät, der wir uns unterziehen. Der Satz: »Alles, worauf du dich konzentrierst, wird größer«, scheint zumindest auf unseren Taillenumfang zuzutreffen. Bei uns im Westen grenzt die Beschäftigung mit Körpergröße, Figur und Gewicht schon an Besessenheit, aber auch die von den Medien seit rund dreißig Jahren verbreitete Botschaft »dünn ist immer besser« konnte nichts daran ändern, dass die Zahl der übergewichtigen Menschen immer mehr zunahm. Bei Mädchen und Jungen, die kaum das Teenageralter erreicht haben, ist die Botschaft bereits fest im Unterbewusstsein verankert: »Wenn du nicht dünn wie ein Bleistift bist, wirst du von der Gesellschaft nicht akzeptiert.« Die körperlichen und seelischen Folgen dieser Botschaft sind nur schwer rückgängig zu machen.

Ich willigte ein, Suzanne eine Zeit lang als persönliche Trainerin zur Seite zu stehen, und wir vereinbarten, die Körpertherapie-Sitzungen zu ihrem »Wohlfühl-Programm« zu machen und uns keinerlei Gedanken darüber zu machen, wie sie danach aussehen würde. Eine positive innere Veränderung, wie die Konzentration auf das eigene Wohlbefinden, spiegelt sich gewöhnlich alsbald auch im Äußeren. So kann es passieren, dass wir plötzlich »aus Versehen« gut aussehen. Wie oft trug schon ein unerwartetes Ereignis wie eine neue Liebe, ein neuer Job oder eine Gehaltserhöhung dazu bei, dass jemand auf einfache und unschädliche Weise Gewicht verlor. Das geschieht dann oft einfach deshalb, weil wir ein besseres Gefühl zu uns selbst haben – aber auch, weil wir mit einem Mal weniger auf das Aussehen unseres Körpers fixiert sind und mehr darauf achten, wie er sich *anfühlt*.

Positive Gefühle heben unsere Stimmung und entspannen uns mental, so dass es uns möglich wird, loszulassen, woran wir uns bisher klammerten, um zu überleben – in Suzannes Fall zusätzliches Fett. Wenn wir unseren Körper ständig übermäßig selbstkritisch betrachten, hält er automatisch an dem fest, was er hat, weil er nicht sicher ist, welche Art von Behandlung er zu erwarten hat. Zusätzliches Fett wird gespeichert, die Verdauung wird ebenso beeinträchtigt wie die Funktion unserer inneren Organe und unser Stoffwechsel verlangsamt sich. Ein Teufelskreis ist entstanden.

Während ich Suzanne beibrachte, wie sie die Übungen nutzen konnte, um sich gut zu fühlen, zeigte sich allmählich das Ausmaß ihrer Verspannungen, die ihren Körper zwangen, an den überflüssigen Pfunden festzuhalten. Ich empfahl ihr, sich zusätzlich mit chinesischer Kräutermedizin behandeln zu lassen und eine Ernährungsberatung mitzumachen, die sie bei der Umstellung ihrer Ernährung unterstützen konnte. Nach der Traditionellen Chinesischen Medizin haben alle Nahrungsmittel ihre eigene Energiequalität, die als heiß, kalt, kühl, warm oder neutral beschrieben wird. Mangos, Melonen und Tomaten sind beispielsweise kalte Nahrungsmittel, die vorzugsweise bei warmem Wetter verzehrt werden, während wir im Winter eher wärmende Nahrungsmittel wie Lauch, Zwiebeln, Pastinaken, Brombeeren und Kirschen zu uns nehmen sollten. Die genaue Diagnose ihres inneren Ungleichgewichts und die Ernährungsberatung halfen Suzanne zusätzlich, wieder in ihre Mitte zu kommen. Nahrung ist auch Medizin für den Körper und jeder von uns reagiert unterschiedlich auf bestimmte Ernährungsweisen. Ernährungsformen wie Vegetarismus, Rohkost oder Makrobiotik sind nicht unbedingt für alle Menschen geeignet.

Eine »feuchte Konstitution«, wie es in der Traditionellen Chinesischen Medizin heißt, kann zu einem Energiemangel in der Milz führen, der bei Menschen mit Gewichtsproblemen recht häufig ist. Die Milz ist ja eigentlich ein Feuer-Organ, das zur Kompensierung der Feuchtigkeit im Körper beiträgt, aber durch übermäßige Nahrungszufuhr, zu viel »Fast Food«, wenn wir zu viel Kaltes trinken und zu schnell essen, kann es zu einer »feuchten Milz« kommen, wie die Traditionelle Chinesische Medizin es ausdrückt. In diesem Fall kann der Verzehr von kalten oder rohen Nahrungsmitteln (auch Früchten) die Situation verschlimmern und den Stoffwechsel noch weiter verlangsamen. Eine individuelle Ernährungsberatung ist also sehr wichtig. Ich habe festgestellt, dass sowohl die Traditionelle Chinesische Medizin als auch die Ayurvedische Medizin (Ayurveda ist eine uralte indische Gesundheitslehre, nach deren Prinzipien Yoga-Schüler leben) sehr effektiv im Diagnostizieren und Korrigieren schwerer und chronischer Gesundheitsstörungen sind.

Anfangs fiel es Suzanne schwer, ihre Frustration über die vermeintlich zu langsame Gewichtsabnahme loszulassen. (Ja, wer würde nicht gern innerhalb von drei Wochen Größe 38 erreichen!) Ich verbot ihr, sich zu wiegen, und nach sechs Monaten begann sich ihre Figur zu verändern. Als sie ein Jahr später nach Melbourne zog, hatte sie nicht nur über vierzehn Kilo abgenommen, sondern auch ihre ursprüngliche Vitalität, Energie und Begeisterungsfähigkeit wiedergewonnen. Sie strotzte vor Gesundheit.

Am Ende des Trainings räumte sie ein, dass sie nicht geglaubt hatte, dass es möglich sei, auf so entspannte, natürliche und leichte Art und Weise abzunehmen. Den meisten von uns geht es wie Suzanne vor der Behandlung: Wir glauben, wir müssten kämpfen und leiden, um irgendetwas zu erreichen, selbst wenn es nur um den Verlust von ein paar zusätzlichen Pfunden geht. Ihr Beispiel zeigt, dass das nicht der Fall ist.

Leonie – chronisches Müdigkeitssyndrom

Als die damals zweiundzwanzig Jahre alte Leonie 1994 in meinen Kurs kam, litt sie bereits seit vier Jahren am chronischen Müdigkeitssyndrom, das sie auf den Stress zurückführte, unter dem sie aufgrund ihrer Doktorarbeit stand. Nachdem sie drei Monate lang dreimal wöchentlich zum Chi-Ball-Training gekommen war, hatte Leonie das Prinzip des Energiekreislaufs von Yin und Yang verstanden und konnte es zu ihrem eigenen Zustand in Beziehung setzen: Auf »seltene« Tage, in denen sie viel Energie hatte, folgten viele Tage mit wenig Energie.

Wie ich bereits an anderer Stelle dieses Buches erklärt habe, kommt es zum chronischen Müdigkeitssyndrom, wenn wir unsere Yang-Energie geistig, körperlich oder seelisch überstrapaziert oder zu stark ausgedrückt haben – das heißt, wenn wir zu lange hart gearbeitet, uns zu lange oder zu intensiv konzentriert oder unseren Körper durch exzessive körperliche Aktivitäten erschöpft haben. Obwohl die an diesem Syndrom Leidenden sich völlig ausgelaugt fühlen, besteht die einzig wirksame Hilfe in einem richtig ausgewählten Körpertraining. Das stagnierende Chi, welches das Gefühl der Erschöpfung hervorruft, muss in Fluss gebracht werden, damit der Betreffende aus dem Zustand der Erschlaffung in eine tiefe Entspannung geführt werden kann.

Nachdem Leonie sich daran gewöhnt hatte, ihre Energie während der drei Phasen einer Chi-Ball-Trainingseinheit aufzubauen (durch Energetisieren und Kräftigen – Tai Ji, Qi Gong, sanfte Chi-Ball-Dance-Bewegungen – und Yoga-Stellungen) und das Energieniveau danach durch eine zwanzigminütige Tiefenentspannung wieder zu senken, begann sie, ihre Grenzen viel sensibler wahrzunehmen.

Ich riet ihr, täglich niederzuschreiben, wie viel Energie sie verbraucht hatte, das heißt, wie viele Stunden sie mit Denken, Essen und allgemeinen Aktivitäten zugebracht hatte. Zum Ausgleich empfahl ich ihr, sich täglich mindestens zwanzig Minuten lang tief zu entspannen. Sie gewöhnte sich schließlich an, sich jedes Mal zu entspannen, wenn sie anfing, sich erschöpft oder müde zu fühlen.

Bei der ersten Übung legte sie sich mit angezogenen Knien auf den Rücken und rollte auf dem Chi-Ball (der lag unter ihrem Nacken) hin und her, um die drei wichtigsten Energiezentren entlang der Wirbelsäule zu lösen: das Kreuzbein (Wirbelsäulenbasis), die Brustwirbelsäule (direkt zwischen und unter den Schulterblättern) und die Halswirbelsäule (am oberen Ende). Darauf folgte eine fünf- bis zehnminütige Phase, in der sie flach und bewegungslos auf dem Boden lag, um den Körper vollkommen zu entspannen. Nachdem die durch Stress, Verspannungen, schlechte Haltung und emotionale Faktoren verursachte Chi-Blockade in der Wirbelsäule aufgelöst war, konnte Leonie sich viel freier bewegen. Sie schloss ihr Training stets mit einer zehn bis zwanzig Minuten dauernden Atemübung ab und lag dann noch fünf Minuten absolut still (»Totenstellung« aus dem Yoga).

Ich sagte Leonie, dass ihre völlige Genesung Zeit brauchen würde. Für jedes Jahr, das eine Krankheit bereits andauerte, brauchen wir einen Monat der Hilfe oder Behandlung, um unsere Gesundheit wiederzuerlangen. Das sagen zumindest die Anhänger der Traditionellen Chinesischen Medizin. Etwa achtzehn Monate nach Beendigung unserer Sitzungen rief mich Leonies Mutter an, um mir mitzuteilen, dass Leonie beständige Fortschritte machte, sehr bewusst mit sich umging, um zu vermeiden, dass sich ihr Zustand wieder verschlechterte, und sich mehr Zeit zum Heilwerden ließ.

Verdauungsstörungen bei Bewohnern eines Pflegeheims

In einem Pflegeheim in Australien litten viele Patienten häufig an Verdauungsstörungen und Sodbrennen. Nachdem eine der Schwestern ein paar Übungsstunden mit dem Chi-Ball abgehalten hatte, teilte eine Bewohnerin mit, dass ihre Verdauungsstörungen deutlich nachgelassen hatten.

Daraufhin gab die Krankenschwester allen, die an den Übungsstunden teilgenommen hatten, einen Chi-Ball, den sie während der Mahlzeiten zwischen Rücken und Stuhllehne platzieren sollten. Es dauerte nicht lange, bis auch andere vom Rückgang ihrer Beschwerden berichteten. Da sich der Brustkorb durch den in der Mitte des Rückens (Brustwirbelsäule) platzierten Chi-Ball hebt, wurde der Druck vom Zwerchfell genommen, so dass die Patienten während des Essens richtig atmeten und auf diese Weise ihren Verdauungsprozess unterstützten.

Anne-Marie – Rückenschmerzen

Die beste Möglichkeit, Anne-Maries Geschichte wiederzugeben, besteht darin, die redigierte Fassung des Briefes abzudrucken (mit Anne-Maries Erlaubnis), den sie mir am 8. Oktober 1999 von Victoria, Australien, schickte. Nachdem sie jahrelang bei ihrer Arbeit Patienten gehoben hatte und schließlich unter chronischen Rückenschmerzen litt, hatten die Ärzte ihr zu einer Bandscheibenoperation geraten. Doch nach dem chirurgischen Eingriff hielten die starken Schmerzen an, die sie nicht nur körperlich, sondern auch psychisch sehr belasteten.

Liebe Monica,

mit diesem Brief möchte ich Ihnen dafür danken, dass Sie eine so wohltuende Form des Körpertrainings entwickelt haben, die dazu noch angenehm ist und Spaß macht. Ich bin Krankenschwester und arbeite seit vielen Jahren in der Notfallmedizin, was natürlich körperlich sehr anstrengend ist. Ich musste mich zwei Operationen unterziehen, bei denen insgesamt vier Bandscheiben entfernt wurden. Ich habe versucht, mit Schwimmen und anderen Bewegungsformen im Wasser meine Beschwerden zu lindern.

Vor einiger Zeit begann ich, regelmäßig an einem Körpertraining teilzunehmen, in welchem die Übungsleiterin uns mit dem Chi-Ball vertraut machte. Ich fand diese Methode sehr hilfreich und stellte nach einiger Zeit fest, dass sich der Zustand meiner Wirbelsäule verbesserte. Ich beschloss, mir einige dieser Bälle zu kaufen, um auch zu Hause üben zu können, und entdeckte dann Ihre Videos. Ich übe jetzt jeden Tag nach Ihrer Methode und genieße insbesondere die Yoga-Übungen mit dem Chi-Ball, die ich entweder direkt vor dem Zubettgehen oder als Erstes nach dem Aufstehen mache. Durch Ihr Übungsprogramm hat sich der Zustand meiner Wirbelsäule so sehr verbessert, dass ich wieder richtig beweglich geworden bin und kaum Schmerzen habe. Nach und nach stelle ich auch noch andere positive Auswirkungen fest: Meine Depressionen sind verschwunden, mein Selbstver-

trauen ist zurückgekehrt, und es fällt mir sehr viel leichter, mich im Alltag zu bewegen. Ich fühle mich auf allen Ebenen wohler.

Ich bin so überzeugt von Ihrer Methode, dass ich den Chi-Ball vielen meiner Bekannten empfohlen habe, und inzwischen sind drei meiner Freundinnen stolze Besitzerinnen eines Chi-Balls.

Was mich betrifft, so haben Sie mein Leben völlig verändert. Und das meine ich wirklich. Ich wollte Sie einfach wissen lassen, dass Sie mit Ihrer Methode bestimmt noch viel mehr Menschen helfen.

Herzliche Grüße, Anne-Marie

Kapitel 6

Auf den Körper hören und lange leben

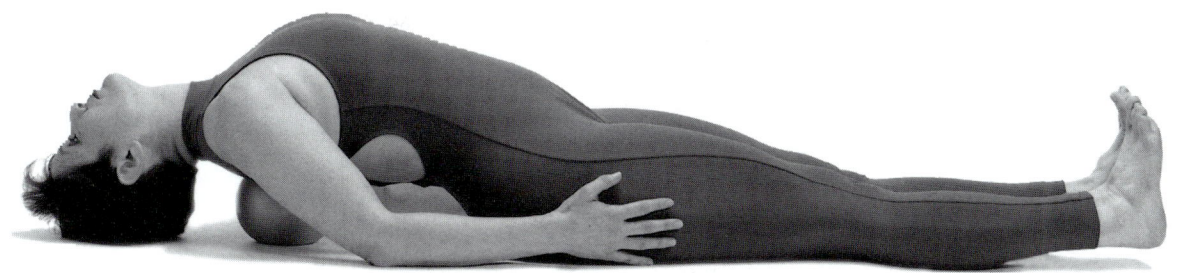

Sich mit der eigenen Gesundheit beschäftigen

Die meisten von uns betrachten ihre Gesundheit so lange als etwas Selbstverständliches, bis irgendeine Störung auftritt. Erst dann beginnen wir uns zu fragen, ob vielleicht ein Aspekt unserer Lebensweise zur Verschlechterung unseres Gesundheitszustandes beigetragen hat. Inwieweit wir diese Angelegenheit untersuchen und unseren Lebensstil ändern, hängt davon ab, wie krank wir geworden sind. In den meisten Fällen gehen wir zum Arzt, nehmen irgendein Medikament und kehren, sobald das Problem verschwunden ist, zur Tagesordnung, das heißt zu unseren Gewohnheiten zurück.

Die Körperwahrnehmung schulen

Irgendjemand erklärte mir einmal beiläufig den Unterschied zwischen Bewusstheit und Unbewusstheit an folgendem Beispiel: Bewusstheit ist, wenn man am Freitagabend drei Flaschen Rotwein trinkt und weiß, dass man sich am nächsten Tag grauenhaft fühlen wird; Unbewusstheit ist, wenn man die drei Flaschen Rotwein trinkt und keine Vorstellung davon hat, wie man sich am nächsten Tag fühlen wird. Wenn wir uns die Auswirkungen unseres Verhaltens auf unsere Gesundheit nicht bewusst machen, können wir nie wirklich rundum gesund werden.

Der östliche und der westliche Ansatz

Übungsdisziplinen wie Tai Ji, Qi Gong, Yoga und Meditation werden im Westen immer populärer, was meiner Meinung nach darauf zurückzuführen ist, dass wir instinktiv zunehmend nach einem Gleichgewicht in unserem Leben verlangen. Bei denjenigen, welche versuchen, die hinter diesen Übungsdisziplinen stehende Philosophie in ihr Leben zu integrieren, machen sich nach einiger Zeit echte Fortschritte in Bezug auf ihre körperliche, geistige und emotionale Gesundheit bemerkbar. Solche Fortschritte sind im Allgemeinen mit keiner westlichen Übungsdisziplin zu erreichen.

Der Hauptunterschied zwischen östlichen und westlichen Übungsformen ist der *Schwerpunkt:* Im Westen konzentrieren wir uns auf die medizinischen und wissenschaftlichen Gründe für das Körpertraining und darauf, wie sich regelmäßiges Üben auf unser Aussehen auswirkt. Wir strecken und dehnen uns zu Beginn und am Ende einer Trainingseinheit, um Verletzungen zu vermeiden, aber nicht, weil wir wissen, dass davon auch unsere inneren Organe, unser Gehirn und das Lymphsystem enorm profitieren und der gesamte Organismus zur Ruhe gebracht wird.

Wie die moderne Medizin betrachtet auch die moderne Fitness-Industrie den Körper als eine Maschine mit bestimmten Funktionseinheiten, die dann einzeln trainiert werden. Wir werden nur selten daran erinnert oder aufgefordert, unseren Körper so zu benutzen, wie er gedacht ist: als *organische Einheit.* Wenn wir anfangen, das zu tun, gewinnen wir tiefe Einsichten über uns selbst und die Auswirkungen unserer Übungspraxis gehen viel tiefer.

Dem Körper zuhören

Viele Menschen, die Traditionelle Chinesische Medizin praktizieren, weisen uns darauf hin, dass wir oft schon sechs bis neun Monate vor Ausbruch einer Krankheit Warnsignale erhalten. Meistens ignorieren wir diese lästigen Symptome allerdings, die ziemlich oft die ersten Hinweise auf ernsthafte medizinische Probleme sind. Es gibt unzählige Beispiele, bei denen jemand einen Knoten, Brustschmerzen oder Bauchkrämpfe ignorierte und schließlich im Krankenhaus landete.

Selbst eine Erkältung gibt uns Gelegenheit, über unseren allgemeinen Gesundheitszustand nachzudenken.

Wie konnte es geschehen, dass unser Immunsystem so geschwächt ist, dass unser Körper anfällig für Erkältungen oder Grippeviren ist? Die normalerweise gut funktionierende Körperabwehr kann durch Überarbeitung, zu viel industriell verarbeitete Nahrung, Luftverschmutzung, übermäßigen Alkoholgenuss oder einen Mangel an Ruhe oder Schlaf geschwächt werden. Ein Forscherteam in Sydney fand kürzlich heraus, dass heutzutage viele Erwachsene und Kinder an Schlafmangel leiden, den die Wissenschaftler auf Stress, Depressionen und einen allgemein schlechten Gesundheitszustand zurückführen. Bekamen die Versuchspersonen dann vier bis fünf Tage lang ausreichend Schlaf, hatten sie deutlich mehr Energie, konnten sich besser konzentrieren und waren weniger reizbar.

Doch die Verbindung zwischen körperlicher und geistiger Gesundheit wird auch heute noch von vielen Medizinern ignoriert. Sie behandeln ihre Patienten oft wie eine aus verschiedenen Einzelteilen bestehende Maschine, anstatt einen Zusammenhang zwischen diesen Teilen herzustellen und die Person als Ganzes zu behandeln. In bestimmten medizinischen Bereichen gibt es allerdings Hinweise darauf, dass diese Haltung sich zu ändern beginnt. Manche Ärzte und im Gesundheitswesen tätige Menschen erkennen allmählich, dass östliche und westliche Medizin sich ergänzen können. Ich glaube, dass man das auch auf das körperliche Training übertragen kann.

Westliche Übungsformen können »östlich« erfahren werden, indem man anfängt, sich darauf zu konzentrieren, wie man sich *fühlt*, anstatt das Hauptaugenmerk darauf zu richten, wie man aussieht. In vielen Trainingsräumen und Fitnessstudios könnte man dies dadurch unterstützen, dass man zunächst einmal die Spiegel abhängt! Wenn wir unseren Körper ständig beobachten und uns mit anderen Kursteilnehmern vergleichen, gibt das unserer Körperfixierung Nahrung und verlagert den Schwerpunkt einer Übungspraxis, die von unserem inneren Befinden geleitet sein sollte, nach außen. Wenn wir eine moderne Aerobic-Trainingseinheit mit bewusster Atmung kombinieren, größeren Wert auf das Dehnen und Strecken legen, Yoga-Übungen einbauen und uns langsamer bewegen, könnten wir aus einer

modernen Übungseinheit ähnlichen Nutzen ziehen wie aus den östlichen Disziplinen.

Als Richtlinie für Ihr eigenes wöchentliches »Ost-West-Fitnessprogramm für Körper, Geist und Seele« könnte Ihnen folgender Plan dienen:

Montag	sanftes Aerobic
Dienstag und	
Mittwoch	Kräftigungsübungen
Donnerstag	Power-Yoga
Freitag	Body-Conditioning
Samstag	Dehnen und
	Entspannen
Sonntag	Ausruhen

Auf Warnsignale des Körpers reagieren

Die moderne Welt scheint von uns zu fordern, dass wir immer schneller leben. Irgendwie gelingt es uns, Schritt zu halten, aber viele von uns bezahlen in Bezug auf ihre Gesundheit einen hohen Preis. Wollen wir uns einer besseren Gesundheit erfreuen und selbstbestimmter leben, müssen wir sensibler für unsere individuellen Bedürfnisse werden und auf sie Rücksicht nehmen. Das heißt, uns ausruhen, wenn wir müde sind, uns hin und wieder mit etwas Besonderem verwöhnen und uns zumindest ein wenig Zeit für Dinge nehmen, die uns Spaß machen.

Um all das mit möglichst großer Wirkung tun zu können, müssen wir lernen, auf die Bedürfnisse unseres Körpers zu reagieren. Einer Erkältung oder Grippe gehen oft mehrere stressreiche oder sorgenvolle Tage voraus. Anstatt uns dann weiter anzutreiben, können wir ein wohltuendes Bad nehmen, uns eine ayurvedische Massage gönnen, meditieren oder eine Tiefenentspannungsübung machen. Kopfschmerzen können verschiedene Ursachen haben wie etwa Muskelverspannungen im Nacken und in den Schultern, emotionalen und mentalen Stress oder eine Funktionsstörung der Leber oder des Dickdarms. Hier können Yoga-Stellungen hilfreich sein, um die betreffenden Organe zu reinigen und Spannungen in bestimmten Muskelgruppen zu lösen.

Die nützlichsten und wichtigsten Warnsignale sind wahrscheinlich die, welche mit Erschöpfungszuständen einhergehen. Dazu gehören Konzentrationsschwäche, häufige Gefühlsausbrüche, Schlaflosigkeit, Appetitverlust, verzögerte Erholung nach körperlicher Anstrengung und allgemeine Kraftlosigkeit. Jedes Problem erscheint uns größer, wenn wir müde oder erschöpft sind, weil wir dann weder über die geistige noch die physische Energie verfügen, um Probleme bewältigen zu können. Indem Sie regelmäßige Ruhe- und Entspannungsphasen in Ihren Alltag einbauen, können Sie Übermüdungszuständen vorbeugen und erhöhen so Ihre Chancen, seelisch, geistig und körperlich gesund zu bleiben. Würden Sie Ihren besten Freund hungern lassen, vernachlässigen oder mit Arbeit überlasten? Warum sollten Sie sich das also selbst antun?

Unser natürlicher Seinszustand – Losgelöstheit

Manchmal sind mehrere Jahre disziplinierter Praxis nötig, bis wir erkennen können, welche Auswirkung regelmäßige Meditation auf unser Leben hat. Aber im Laufe der Zeit kann sie jeden von uns lehren, zu unserem natürlichen mentalen und emotionalen Zustand der Losgelöstheit zurückzukehren.

Das bedeutet, dass wir uns nicht emotional in den Herausforderungen, vor die uns das Leben stellt, verlieren, sondern innerlich einen Schritt zurücktreten und Schwierigkeiten oder Probleme aus allen Blickwinkeln betrachten, bevor wir handeln. Wenn wir darüber nachgedacht haben, wie wir reagieren möchten, verändern sich das Problem und unsere Einschätzung desselben oft dramatisch. Wie anders reagieren wir nun, als wir vielleicht noch vor Stunden oder Tagen automatisch reagiert hätten!

Wir alle neigen dazu, die einfachen Freuden des Lebens zu übersehen. Wenn wir jeden einzelnen Augenblick annehmen und würdigen, bereitet uns das darauf vor, auch die kleinsten Überraschungen ganz auszukosten und wertzuschätzen. Wenn wir so viel inneren Frieden haben, dass wir zufrieden und glücklich mit den Dingen sind, wie sie eben sind, erleben wir Wunder in unserem Leben.

Literaturempfehlungen und Quellen

Östliche Medizin

Beinfield, Harriet und Korngold, Efrem: *Between Heaven and Earth – A Guide to Chinese Medicine.* Ballantyne Publishing o. J.

Gascoigne, Dr. Stephen: *The Oriental Way To Health – A Self-help Guide to Traditional Chinese Medicine.* Simon & Schuster o. J.

Harper, Jennifer: *Chinesische Heilgeheimnisse. Gesund durch sanfte und natürliche Therapien.* Lübbe 1999

Kaptchuk, Ted: *Das große Buch der chinesischen Medizin. Die Medizin von Yin und Yang in Theorie u. Praxis.* O.W. Barth 1999

Kushi, Michio: *Handbuch der fernöstlichen Diagnose. Wie Sie Ihre Gesundheit durch Betrachtung Ihres Körpers erkennen. Gesammelte Vorträge.* Ost-West-Bund-Verlag 1995

Leggett, Daverick: *Helping Ourselves: A Guide to Traditional Chinese Food Energetics.* Meridian Press o. J.

Masunaga, Shitsuto: *Meridian Dehnübungen.* Hübner 2000

Ni, Maoshing Ph.D.: The Yellow Emperor's Classic of Medicine. *Shambala o. J.*

Ohashi, Wataru: *Ohashi's Neues Buch der Körperarbeit. Im Gleichgewicht der Energien.* Verlag Hermann Bauer 1997

Palmer, Martin: *Geheimes, heiliges China. Ein Führer zu den Mysterien des Reichs der Mitte.* Atlantis, Archaische Kulturen o. J.

Porkert, Manfred: *Die chinesische Medizin.* Econ 1986

Porkert, Manfred: *Die theoretischen Grundlagen der chinesischen Medizin.* Hirzel 1982

Pitchford, Paul: *Healing with Food: Oriental Traditions and Modern Nutrition.* North Atlantic Books o. J.

Radolfi, Ray: *Shiatsu-Du.* British School of Shiatsu o. J.

Reed Gach, Michael: *Heilende Punkte. Akupressur zur Selbstbehandlung von Krankheiten.* Droemer Knaur 2000

Teeguarden, Iona Marsaa: *The Joy of Feeling.* Japan Publications Inc. o. J.

Veith, Ilza (Hrsg.): *The Yellow Emperor's Classic of Internal Medicine.* University of California Press o. J.

Tai Ji

Brecher, Paul: *Principles of Tai Chi.* Thorsons o. J.

Chaline, Eric: *Die Kunst des Tai Chi.* Bassomann 2000

Chia, Mantak: *Tao Yoga, Inneres Tai Chi.* Ludwig 1998

Parry, Robert: *Tai Chi. Eine praktische Einführung.* Urania 1997

Qi Gong

Cohen, Kenneth S.: *Qigong. Grundlagen, Methoden, Anwendung.* Krüger o. J.

Cohen, Kenneth S.: The Way of Qi Gong: *The Art and Science on Chinese Energy Healing.* Ballantine & Random o. J.

Hong, Liu: *Qi-Gong-Wunder. Unterweisungen in der Kunst des heilenden Qi Gong durch einen chinesischen Meister.* Droemer Knaur 2000

Reid, Daniel: *Chi-Gung (Qi Gong). Nutzen Sie die Kraft des Universums.* Econ 2000

Wong Kiew, Kit: *The Art of Chi Kung.* Element Books o. J.

Östliche Philosophie

Laotse: *Tao Te Ching. (Daodejing)* Theseus 1995

Laotse: *Tao te King.* Diderichs 2000

Lao-tse: *Tao Te King.* Barth 1999

Yoga

Carrico, Mara: *Yoga Journal's Yoga Basics.* Owl Books o. J.

Devereux, Godfrey: *Dynamic Yoga.* Thorsons o. J.

Douillard, John: *Body, Mind and Sport: The Mind-Body Guide to Lifelong Fitness and Your Personal Best.* Crown Publishing & Random House

Schiffmann, Eric: *The Spirit and Practice of Moving into Stillness.* Pocket Books o. J.

Silva, Mira, und Shyam, Mehta: *Yogagymnastik für Entspannung, Energie und Wohlbefinden.* Christian 2000

Stewart, Mary: *Yoga über Fünfzig.* Kösel 1995

Swami, Shivapremananda: *Yoga gegen Stress.* Rowohlt 2000

Pilates®

Kelly, Emily: *Körpertraining nach Pilates.* Neuer Honos 2001

Menezes, Allan: *The Complete Guide to the Pilates Method.* Ahead in Marketing o. J.

Norris, Christopher M.: »Spinal Stabilisation«, in: *Physiotherapy: The Journal of the Chartered Society of Physiotherapy.* Februar/März 1995

Pilates, Joseph H., und Miller, William John: *Pilates' Return to Life Through Contrology.* Presentation Dynamics Inc. O. J.

Robinson, Lynne, und Fisher, Helge: *The Mind/Body Workout with Pilates and Alexander Technique.* Pan Books o. J.

Robinson, Lynne, und Thompson, Gordon: *Body Control The Pilates Way.* Box Tree o. J.

Stott Pilates – Kanada

Moira Stott, *www.stottconditioning.com*

Feldenkrais

Alon, Ruthy: *Leben ohne Rückenschmerzen.* Junfermann 2000

Feldenkrais, Moshé: *Bewusstheit durch Bewegung.* Suhrkamp 1996

Feldenkrais, Moshé: *Das starke Selbst.* Suhrkamp 2000

Feldenkrais, Moshé: *Der Weg zum reifen Selbst.* Junfermann 1999

Keleman, Stanley: *Verkörperte Gefühle.* Kösel 1999

Knaster, Mirka: *Discovering the Body's Wisdom.* Bantam o. J.

Shafarman, Steven: *Die Feldenkrais-Schule.* Heyne 1998

Atmung, Tiefenentspannung und Meditation

Beck, Charlotte: *Zen im Alltag.* Droemer Knaur 2000

Chia, Mantak: *Gesundheit, Vitalität und langes Leben.* Econ Ullstein List 2001

Domeyko-Rowland, Michael: Absolute Happiness – The Way to a Life of Complete Fulfilment. *Hay House o. J.*

Farhi, Donna: *The Breathing Book.* Owl Books o. J.

Pàlos, Stephan: *Atem und Meditation – Chinesische Atemtherapie.* O. W. Barth 1968

Rinpoche Tulku, Thondup: *Die heilende Kraft des Geistes.* Droemer Knaur 2001

Thich, Nhat Hanh: *Das Wunder des Bewussten Atmens.* Theseus 2000

Thich, Nhat Hanh: *Worte der Achtsamkeit.* Herder 1999

Informationen zur Chi-Ball-Methode, zu Kursen und, wenn Sie Chi-Bälle bestellen wollen

The Chi Ball Method Worldwide
International Fitness Promotions PT Ltd.
P.O. Box 542
South Australia 5062
Australien
E-Mail: *info@chiball.com*
www.chiball.com

The Chi Ball Method
(Schweiz, Deutschland, Österreich)
Lucia Schmidt – body, mind & spirit
Winterhaldenstr. 14a
3627 Heimberg
Schweiz
E-Mail: info@lucia-schmidt.ch
www.chiball.ch

Stichwortverzeichnis

Abgewandelte Fisch-Position
187, 188
Acht Brokate (Acht Kostbare
Übungen des Qi Gong) 58, 59,
111
Aerobic-Tanz, *siehe* Chi-Ball-Dance
Angst 16, 40
und Atmung 82
und Meditation 91, 93, 95
und Meridiane 39
Asanas 64
Atmung 80–83, 228
bei der stillen Meditation 55
beim Body-Conditioning 69, 71
beim Chi-Ball-Dance 63
beim Qi Gong 54–56
beim Tai Ji 49, 50
in der Meditation 96
in der Tiefenentspannung 80–83
in der Trainingseinheit 32,
189-193
in umgekehrter Stellung 192
und Herz-Kreislauf-System, im
Yoga 66
Aufgehende Sonne 111
Aufwärmübung
Das Becken kippen 153
Den Nacken strecken151
Die Schulterblätter
wahrnehmen 152
Aus der Tiefenentspannung
zurückkehren 195
Aus dem Becken heraus gehen 181

Austausch 61
äußeres Chi 43
Ayurveda, Konstitutionstypen 18

Bauchdrehung in der Rückenlage
(*jathara parivartanasana*) 146
Beckenkippen 1 177
Beckenkippen 2 178
Beckenkreisen 1 179
Beckenkreisen 2 180
Becken-Uhr, im Body-Conditio-
ning 72
Bein heben in Seitenlage 1 162
Bein heben in Seitenlage 2 163
Beine, Arme und Hände kreuzen
75
Bewusste Wahrnehmung alter Be-
wegungsmuster 75–77
des Chi 58, 59
entwickeln 84–86
im Tai Ji 50
Blase 33–35, 38–41, 45, 61
Blitz 61, 121
Body-Conditioning 37, 68–72
in der Trainingseinheit 31, 32,
101, 150–172
Konzentration und Koordination
71
neutrale Position der Wirbelsäule
70
Präzision 72
und Chi-Ball 72, 150–172
Chakras 65

Chi 42–46
Atem-Chi 42
äußeres Chi 43
bewusst wahrnehmen 58, 59
im Qi Gong 53, 54
im Tai Ji 51, 52
inneres Chi 43
lenken, spüren 52
nährendes Chi 43
Nahrungs-Chi 42
rebellisches Chi 44
schützendes Chi 44
stagnierendes Chi 44
und die 24-Stunden-Körperuhr
44, 45
und Körpertraining 46
ursprüngliches Chi 43
Chi schöpfen 109
Chi-Ball-Dance 59–62
Atmung 63
Haltung und Übungsform 62
im Kurs 32, 119–128
Rhythmus und Fluss 63
Chi-Ball-Drücken 172
Chi-Ball-Zen-Meditation
198–203
chronisches Müdigkeitssyndrom
19–22, 221

Das Becken kippen (Aufwärm-
übung) 153
Das Dreieck (*trikonasana*) 132
Das Pendel 62

Das Zwerchfell strecken und dehnen 191
Den Bogen spannen 113
Den Kopf heben und schauen in Seitenlage 184
Den Körper entspannen und bewegen 52, 53
Den Körper erden und bewegen 52
Den Mond umkreisen 106
Den Nacken strecken (Aufwärmübung) 151
Den Oberkörper anheben (Bauchübung) 158
Den Rumpf dehnen 169
Den Rumpf stabilisieren 70, 71
Den Wind schieben 104
Der Baum (*vrkasana*) 131
Der Berg (*tadasana*) 129
Der Horizont 61
Der Mistral 62
Der Schmetterling 103
Der Stock (*dandasana*) 139
Der Sturm 61, 124
Der Wind 62, 110
Dhyana 64
Die Acht Kostbaren Übungen des Qi Gong 59
Die Brise 62
Die Brücke (*setu bandha sarvangasana*) 144
Die Eidechse 168
Die Kobra (*bhujangasana*) 142
Die Praxis des Kleinen Energiekreislaufs 197, 198
Die Pyramide (*parsvottanasana*) 137
Die Schulterblätter wahrnehmen (Aufwärmübung) 152
Die Schwalbe 61, 123
Die Seiten aufdehnen 76, 77
Die Sonne umkreisen 105
Die Tänzerin (*natarajasana*) 138
Die Wirbelsäule dehnen (*supta konasana*) 147
Die Wirbelsäule aufdehnen 154
Dienergefäß 38
Djarana 64
Donner 62
Drehen 67, 68, 76

Drehen und loslassen 115
Drehen und schauen 114
Drehungen, im Yoga 67, 68
Dreifacher Erwärmer 38–41, 61, 62
Dünndarm 33–35, 37, 39–41, 44, 45, 61

Ein Bein heben 164
Ein Bein kreisen lassen 160
Ein Bein strecken 159
Einmal um die Welt 60, 61, 119
Emotionen, die sechs emotionalen Schichten 90–96
    emotionale Spannungen lösen 84–86
    Erfahrungen, blockierte 88
    im Yoga 65, 66
    und Atemmuster 81–83
Endokrines System, im Yoga 66
Energetisieren und Kräftigen 37, 48, 102
Energie, Bewegung, im Qi Gong 55, 56
Energiekreis 108
Energiesprung 118
Energiestoß 117
Entspannen und Bewegen des Körpers, beim Tai Ji 52, 53
Entspannung, *siehe auch* Tiefenentspannung 229
Erde 33–35
    als Element im Körpertraining 36, 37
    Übungsprogramme 206–208, 211, 212
Erden und Bewegen des Körpers, beim Tai Ji 52
Erschöpfung 228, 229
Erzeugung, Kreislauf der gegenseitigen 34

Feldenkrais, Moshé 73
    und Chi-Ball 78, 173–188
Feldenkrais-Methode 37, 73–77
    in der Trainingseinheit 31, 101, 173–188
Feuer 33–36
    als Element im Körpertraining 36, 37

Freude 40
Freuden, einfache 229
Frühling, Entsprechungen 33
    alternatives Übungsprogramm für den 208–210
    Trainings-Energiekreislauf der Jahreszeiten 207, 208
Frustration 17, 82
Fünf Elemente 18, 24, 32–37
    beim Körpertraining 36, 37
    und Trainings-Energiekreislauf 206–216
Fußpaddel 155
Fußtritt in Seitenlage 161

Gallenblase 33–35, 37, 39–41, 44, 45, 61, 62
Gehen 75
Geist
    befreien, im Qi Gong 55
    Reise in den eigenen 91
    und Seele, im Yoga 66
    und Meditation 90
Gekippter Horizont 62
Gestützte Fisch-Position (*arda marsyasana*) 145
Gesundheit 226–229
    und Yin und Yang 28, 29
Gesundheitszustand und Gefühle 39, 40
Gewichtsprobleme (Fallbeispiel) 219, 220
Gleichgewicht, im Tai Ji 53
    den Körper ins – bringen 53
    geistiges und emotionales 54
    im Yoga 65
    inneres durch Tiefenentspannung 22
    körperliches 84
    Mangel an, Gründe für 88
    und Yin und Yang 26–28
Große Rolle 176
Grundstellung
    im Tai Ji 51–53
    im Qi Gong 56

Halbes Brettchen 167
Halbmond 61, 127
Haltung, beim Chi-Ball-Dance 62

beim Qi Gong 56–58
beim Tai Ji 51, 52
und Feldenkrais-Technik 73, 74, 77
Hara-Atmung, im Liegen 190
im Sitzen 190
Hatha-Yoga 67
Herbst, Entsprechungen 33
alternatives Übungsprogramm für den 212, 213
Trainings-Energiekreislauf der Jahreszeiten 207, 208
Yin-Yang-Energiekreislauf 27, 29, 33–37
Herz 33–41, 43–45, 61, 62
Herzbeutel 38–41, 61, 62
Herz-Kreislauf-System, im Yoga 66
Himmel und Erde 116
Holz 33–35
als Element im Körpertraining 36, 37
Übungsprogramme 206–210
Hüftwiegen in Seitenlage 174

Immunsystem, im Yoga 66
In den Himmel drücken 112
inneres Chi 43

Jahreszeiten, Entsprechungen 33
Trainingselemente der 207, 208
Trainings-Energiekreislauf 206–216

Karma-Yoga 91
Konstitutionstypen Vata, Pitta, Kapha 18
Kontrolle, Kreislauf der gegenseitigen 34, 35
Kopf zum Knie (*janu sirasana*) 141
Kopfschmerzen 229
Kopfstand 66, 68
Körperbewusstsein entwickeln 84
Körper-Geist-Verbindung 227, 228
Körpertraining und Chi 46
und gesund bleiben 17, 18
Kreislauf der gegenseitigen Erzeugung 34

Kreislauf der gegenseitigen Kontrolle 34, 35
Krieger 1 (*virarbhadrasana*) 134
Krieger 2 (*virarbhadrasana*) 135

Langeweile
und Meditation 91, 92, 94
Lärm, Reaktion auf 87, 88
Leber 33–35, 37–41, 44, 45, 61, 62
Lenkergefäß 38
Liebe
und Meditation 91, 93–96
Losgelöstheit 229
Lunge 33–35, 37–41, 44, 45, 61, 62
Lymphsystem, im Yoga 66

Magen 33–35, 37–41, 44, 45, 61, 62
Meditation, Atmung während der 55, 56, 96
auf der Basis des Zen 90–97
in der Trainingseinheit 22, 91–96, 101, 189
im Yoga 64
in den Alltag integrieren 96
und Losgelöstheit 229
Zen 90–97
zum Erreichen eines inneren Gleichgewichts 80, 86–90
Meditationspraxis, Alternativen für die – am Abend oder am Wochenende 202
für die tägliche 201
Halbtagspraxis für erfahrene Meditierende 203
Meereswelle 61, 120
Meridiane 37–40, 48
Chi-Ball und 40
Metall 33–35
als Element im Körpertraining 36, 37
Übungsprogramme 206–213
Milz 33–35, 37–41, 44, 45, 61, 62
Mit einem Bein treten 165
Mit Hilfe des Atems in die Mitte kommen 195
Muskeln, im Yoga 65

Nacken- u. Schulterschmerzen 228
Fallbeispiel 218
Nackenentspannung 185
Nackenkreisen 186
Nadis 64, 65
nährendes Chi 43
Nahrungs-Chi 42
Nerven, im Yoga 65
neuromuskuläre Rhythmen 69
neutrale Position der Wirbelsäule 70, 71, 172
Nieren 33–35, 37–41, 44, 45, 61, 62

Organe, Entsprechungen 33
im Kreislauf der gegenseitigen Erzeugung 33, 34
im Kreislauf der gegenseitigen Kontrolle 34, 35
und die 24-Stunden-Körperuhr 44, 45
und Meridiane 39–41

Persönlichkeit
und Meditation 91–96
Pilates, Joseph 23, 68, 150
Porter, Michael 20–22, 88
Prana, *siehe auch* Chi 64
Pranayama 64
Pratyhara 64

Qi Gong 37, 54–59
den Geist einstimmen 54
Grundstellung 56
Haltung 56–58
in der Trainingseinheit 31, 111, 119–128
und Chi-Ball 59–63, 111–118
Qi-Gong-Meditation (*Kleiner Energiekreislauf*) 197, 198

Raum, im Chi-Ball-Dance 63
rebellisches Chi 44
Regenbogen 61, 122
Reiterposition 56
breite 56, 111
Rowland, Michael 90, 94
Rückenschmerzen, Fallbsp. 222, 223
Ruhe 229

Samadhi 64
Schichten, sechs emotionale 90–96
Schirokko 62
Schmerz, seelischer
    und Atmung 82
Schmetterlingsdrehung 175
Schnüffelatmung 56
Schreiben 75
Schulterblätter heben und senken
    70, 71, 171
Schulterbrücke 1 156
Schulterbrücke 2 157
Schulterstand 66, 68
Schulterwiegen in Seitenlage 173
schützendes Chi 44
Schwerpunkt 227
    im Tai Ji 50–53
Schwierige Stellung (uttkatasana)
    130
Schwimmen 166
Sich nach hinten sinken lassen und
    sich drehen 1 170
Sich nach hinten sinken lassen und
    sich drehen 2 171
Sich nach hinten strecken 68
Sich nach vorn beugen 66, 67, 76
Sich neigen und schauen 182, 183
Skelett, im Yoga 65
Sommer, Entsprechungen 33
    alternatives Übungsprogramm
    für den 210, 211
    Trainings-Energiekreislauf der
    Jahreszeiten 207, 208
    Yin-Yang-Energiekreislauf 27,
    29, 33–37
    siehe auch Spätsommer
Sonnenaufgang 60, 61, 126
Sonnenuntergang 61, 125
Sorge 40
Spätsommer, Trainings-Energie-
    kreislauf der Jahreszeiten 207,
    208
    alternatives Übungsprogramm
    für den 211–213
stagnierendes Chi 44
stehen, im Yoga 67
Stellung, siehe Grundstellung
Stellungen (Positionen), im Yoga,
    Wirkungen 66–68

Strecken und Dehnen des
    Zwerchfells 191
Stress 80–83
    und Qi Gong 54, 55
    und Yoga 65
Strohhalm-Atmung 193

Tai Ji 38, 50–55
    Atmung 49, 50
    Grundstellung 51
    Haltung 51, 52
    in der Trainingseinheit 31,
    102–110
    und Chi-Ball 53, 102–110
Tai-Ji-Meditation im Stehen 196,
    197
Tao 26, 27, 32
Taoismus 26
Tiefenentspannung 79, 80, 84–86
    in der Trainingseinheit 32, 101,
    194, 195
    und die Fünf-Elemente-Theorie
    37
    und inneres Gleichgewicht 22
Totenstellung (shavasana) 149
Traditionelle Chinesische Medizin
    18, 22, 24, 26–46
Trainingselemente der Jahreszeiten
    206–216
Trauer 40
    und Atmung 82
    und Meridiane 40
    und Meditation 91–93, 95

Umgekehrtes Dreieck (parivrtta
    trikonasana) 136
Umkehrposition (vipareta karani)
    148
Umkehrstellungen 68
Ungleichgewicht, siehe Gleich-
    gewicht
ursprüngliches Chi 43

Verdauungsstörungen (Fallbeispiel)
    222
Volle Bauchatmung 190
Vollmond 61, 128
Vorwärtsbeuge im Sitzen
    (paschimottanasana) 140

Wasser 33–36
    beim Körpertraining 36, 37
    Übungsprogramme 206–208,
    214, 215
Wasser schöpfen 107
Winkelposition (utthita parsva-
    konasana) 133
Winter, Entsprechungen 33
    alternatives Übungsprogramm
    für den 206–208, 214, 215
    Trainings-Energiekreislauf der
    Jahreszeiten 207, 208
    Yin-Yang-Energiekreislauf
    27, 29, 33–37
Wirbelsäule
    beim Body-Conditioning
    70–72, 172
    blockierte Energiezentren 84
    Drehungen der 65, 67, 68, 76
Wirbelsäulendrehung
    (matsyendrasana) 143
Wut 17
    und Atmung 82
    und Meditation 88, 91, 92, 94
    und Meridiane 40

Yin und Yang 18, 24, 26–32, 37,
    38, 206–216
    Polarität von – in der Gesund-
    heit 28
Yin-Yang-Energiekreislauf 26–31,
    37, 206–216
    Yin-Yang-Kreislauf
    24-stündiger 30
    wöchentlicher 31
Yoga (14, 41-6) 37, 63–68
    in der Trainingseinheit 31, 32,
    101, 129–149
    und Chi-Ball 68
Yoga Nidra 194, 195
Yogapraxis, Grundlagen der 64, 65

Zähneputzen 75
Zazen 91